阿茲海默症預防、逆轉全書

【ReCODE療法終極版】

第一個擁有最多實證，
能成功逆轉阿茲海默症，提高認知能力的整體療法

The End of Alzheimer's Program

The First Protocol to Enhance Cognition and
Reverse Decline at Any Age

Dale E. Bredesen, MD
戴爾．布萊迪森 著　王心宇 譯

獻給茱莉．葛瑞格里（Julie Gregory）與 ApoE4.Info 的三千多位會員，感謝他們擁抱二十一世紀的健康與養生方式，共同為全球超過十億罹患阿茲海默症的高危險群，提供希望的曙光。

目　次

Part Three
手冊 II：更多銀霰彈

本書註解相關參考資料，請見 endofalzheimersprogram.com。

中文版審閱序

本書是布萊迪森醫師出版的第二本如何以 ReCODE（Reversal of Cognitive decline）療程來逆轉阿茲海默症的書籍。誠如本書原文推薦者大衛・博瑪特醫師所稱，以藥理學上的簡化論來治療阿茲海默症，似乎已經走入死胡同。

至少已經有將近二十年沒有可以治療阿茲海默的新藥上市，直到去年好不容易在美國上市的 aducanumab（Aduhelm®，百健公司製造）。而 aducanumab 雖是第一個號稱可以減緩阿茲海默症的藥物，但是因為兩個臨床試驗之中的一個研究結果，並沒有達到治療的主要目標。因此，此藥的上市充滿了爭議，甚至有幾個大型的醫療集團公開表示，拒絕使用此藥來治療 AD。

本人臨床治療失智症問題，有以下三個原則：

1. 確定診斷：失智症原因很多，有些可以預防，有些可以治癒。因此需要透過各種努力找出會引起認知障礙之所有原因。
2. 正確治療目標：失智症原因，往往多重（尤其是高齡者），設定好正確治療目標，不偏廢，病情可以改善，惡化可以減緩。治療的目標需要包括「非藥物治療」，最重要的是健康的生活形態。
3. 照顧者加力：失智者因為認知障礙，無法處理自己的多重共病，可能加重病情，因此需要幫助照顧者使他們具備照顧之能力，也才能讓上述的治療落實。

因此，以治療方式而言，我與布萊迪森醫師都符合以下之觀念，而兩個觀點需相輔相成，共同朝向「精準醫學」（precision medicine）之路而走。

1. 多重治療，亦即治療所有可以治療的問題；尤其是關於腦部健康、認知功能、阿茲海默症預防或減緩的因素與共病控制等。此點重在廣泛性（broad spectrum）。
2. 個別化，舉凡基因、營養、生活形態、飲食，都影響我們腦部的健康，應當按照每個人的差異、需要，尋求不同之介入措施。此點重在針對性（pinpointing）。

在閱讀此書時，有幾個讓人混淆的觀點，我必須指出，以便讀者參考：

1. 作者把阿茲海默症與失智症混用。失智症是因為腦部問題引起認知障礙之綜合症候群，而阿茲海默症是其中一個疾病，是造成失智症主要原因。面對認知障礙問題時，若只論及阿茲海默症，有可能遺漏重要的原因而失去治療的契機。
2. 作者對於阿茲海默症的診斷沒有明確定義，作者更沒有言明筆下的「阿茲海默症」患者是否合乎傳統的 NINCDS-ADRDA 標準或是較新穎的 NIA-AA 標準。舉例來說，一位因為 B_{12} 缺乏的失智者（不一定是阿茲海默症）給予 B_{12} 當然是有效的。

3. 作者所提的治療目標，許多都只是在實驗室發現與阿茲海默症之致病機轉可能有關，但是否造成阿茲海默症，或者，甚至治療後之效益如何，並沒有太多研究數據來支持。他更以中醫之治療目標為圭臬，因此在書中提到很多治療成功的案例。然而，對於崇尚科學之現代醫學，這些結果可以複製之機率有多高，可能才是取信普羅大眾的重要因素。

我需要強調，審定本書，並不代表我同意此書的見解。但就如面對任何人的看法與發現一樣，都有其可以取法與借鏡之處。期待讀者朋友們善用思辨能力來學習。

徐文俊 醫師
（長庚北院區失智症中心主任、瑞智社會福利基金會執行長、台灣失智症協會理事長）

推薦序

「在每一條通往未來的交叉路口上，一個先進的靈魂，
會被一千個捍衛過去的人阻攔。」
——莫里斯．梅特林克（Maurice Maeterlinck）

現今與阿茲海默症有關的療程，已分裂出簡化論（reductionism）與整體論（holism）兩種不同的做法，這樣的二分法，是醫學史上前所未有的情況。

醫學上的「簡化論」認為，若要徹底了解一個疾病的病程，並最終規劃出並進行適當的介入療程，那麼疾病本身與介入手段都必須簡化成最簡單的運作與機制。許多人把這套範式歸功於十六世紀法國哲學家笛卡兒（René Descartes）。笛卡兒在其《方法論》（*Discourse*）的第五部分裡，把世界描述成是用發條驅動的機器，我們能透過探索個別的零組件了解世界整體的運作。透過此方法成就的重大里程碑，顯然深深烙印在醫學歷史及現代科學的進展中。

無論是安東尼．菲利普斯．范．雷文霍克（Antonie Philips van Leeuwenhoek）用光學顯微鏡發現微生物（microbes），或是人類基因體序列的發現，都顯示西方醫學的基礎一直認為，只要一再深入地檢視各個分別的組成部分，最終就能得到一個知識基礎，在病程給我們的考驗中揭示大家所渴望的答案。

顯微鏡學（microscopy）確實增加了我們對病理生理學的理解，直接導致了對結果有益的驚人進步。但若短視近利，僅僅緊貼一套以零組件與過程的一致性為中心的哲學，無可避免地，只是在繼續為一種只著重單一面向的療程背書。簡而言之，在醫學裡擁抱簡化主義，就是在支持單一療法，也就是認為現代醫學研究的目標應該是要研究發展單一、特效的魔彈，這種特效藥所設計與所宣傳的功效，都是為了要對抗單一疾病。

如同哈佛醫師安德魯・安（Andrew Ahn）在探討醫學中簡化論的論文中說明：

> 醫學中遍布著簡化論，並影響我們如何診斷、治療及預防疾病。雖然此做法造就現代醫學中許多成功案例，但是簡化論亦有其限制，應該要有替代的解釋方式，才能與它互補。

截至撰寫本文之時，還沒有任何其他病程像阿茲海默症型老年失智症一樣，更加凸顯出簡化主義應用在療程上的限制。為了解析這個現在已成流行性疾病的病原學，我們已經深入研究了數十年，也花了上億美金。雖然採取簡化主義的研究方法，確實讓我們發現許多阿茲海默症的形成機制，而這些機制確實與這個在美國影響超過五百五十萬人的疾病有關，但遺憾的是，沒有任何一種單一或複合式的藥物療程，能有效阻擋阿茲海默症的病程。

可是，我們還是能看到製藥產業對美國人、甚至是全球病患，宣稱許多藥物能「治療」阿茲海默症，他們的固執可見一斑。雖然這些藥物或許能些微地影響阿茲海默症的症狀，但對於能真正改善最終結果，卻是毫無幫助。麥卡・史奈德比里（Michal Schnaider-Beeri）教授最近在《神經學》（*Neurology*）期刊一篇專論中如此寫著：「即使科學花了相當多力氣尋找阿茲海默症的治療方法，但只有五種藥物上市，對疾病的症狀效益有限，也只針對有限比例的病患，而且無法改變疾病的病程。」

最近，發表在《美國醫學會雜誌》（*Journal of the American Medical Association*）上的一份報告，更露骨地披露對於這些藥物缺乏效果的擔憂，該報告顯示這些治療阿茲海默症的常見處方藥物不但欠缺療效，甚至可能加速認知退化。

相較於簡化論，整體論比較像是著重探索整座森林，而不是把精力放在一棵樹上。對應健康與疾病的整體論方法能納入科學家深入探討的理論；且在運用科學實際治療疾病時，整體論與簡化論有根本上的差異——簡化論尋找全壘打型的解決方式，而整體論會考量任何有可能帶來正面結果的選項。

醫學界已發展出第一個能成功治療阿茲海默症的療程。這套計畫是由布萊迪森醫師發展出來，採用的是整體論。他的療程融入了與阿茲海默症病理成因有關的眾多研究發現。我們最敬重的科學研究清楚地描繪出一些特定機制的交互作用，以解釋各種看似不相關的過程，卻如何最終導致了這個疾病。且就是因為阿茲海默症實際上是由數種病因集結造成的疾病，所以才需要整合多樣化的工具進行修復。

「瘋癲的定義，就是一而再、再而三地重複做同樣的事，卻期待得到不一樣的結果」，雖然這句話備受質疑，但是用來形容追求以單一藥物治療阿茲海默症的行為，仍是相當貼切的。目前神智最清楚的，莫過於布萊迪森醫師願意挑戰現狀的精神，這個精神或許就是終結阿茲海默症的最後一擊。

大衛・博瑪特醫師（David Perlmutter, MD）
暢銷書《無麩質飲食，讓你不生病！》作者
美國佛羅里達州那布勒斯
二〇一九年一月

Part One

阿茲海默症：最後一代？

第一章

新型疫苗

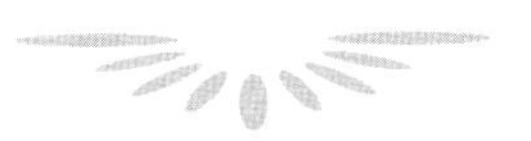

知道還不夠，我們必須應用。想做還不夠，我們必須行動。

——李奧納多・達文西（Leonardo Da Vinci）

阿茲海默症應該是一種罕見疾病——未來也應該繼續是罕見疾病。你還記得小兒麻痺嗎？記得梅毒嗎？痲瘋病呢？這些疾病都曾是某個時代的瘟疫，而阿茲海默症的未來也會跟它們類似。現在還有多少罹患小兒麻痺、梅毒或痲瘋病的人呢？曾有一個時代，小兒麻痺這幾個字令人聞之喪膽，我的母親就是其中之一。在一九五〇年代，我還在念幼稚園時，有人會無緣無故地一夕之間迅速癱瘓。有的死了，有的活了下來但卻留下重大殘疾，鐵肺設備開始大量出現。母親向我解釋，有專家認為小兒麻痺病毒可能是經由蒼蠅傳播，所以我應該要盡量避開蒼蠅。這對整天在遊戲場和森林裡跑來跑去的小孩，可不是一件簡單的事！

幸好，後來發現小兒麻痺完全可以透過疫苗預防。現在，我們需要一個可以預防阿茲海默症的疫苗。不過，這款針對二十一世紀疾病（好比阿茲海默症）的「疫苗」，形態應該與小兒麻痺疫苗完全不同。這種疫苗不是一種「注射式」疫苗，反倒應該是一種「無射式」（unjection）* 疫苗。這種疫苗是一種個人化的計畫，可根據每個人導致認知衰退的關鍵特徵——從基因體、微生物群系（microbiome）到代謝體學（metabolome）與暴露體學（exposome）——所測量到的數據，用電腦演算法辨別罹患的是哪一種阿茲海默症（沒錯，有不只一種，知道這件事對有效預防與治療非常重要），然後規劃出一個可預防或逆轉病情的最佳計畫。舉例而言，如果你像一半的美國人一樣有胰島素抗性，你罹患阿茲海默症的機率會增加，但這是可以反轉的事。如果你跟上百萬的美國人一樣，有未被確診的慢性發炎，你就有罹患阿茲海默症的風險，但這問題可以檢查出來並減緩。如果你和全球十億人一樣體內缺乏鋅元素，或缺乏維生素 D，那你罹患認知衰退的風險就會增加，但這都是能處理的。如果你因為被蜱（壁蝨）咬而感染了隱性的巴倍蟲（*Babesia*）、疏螺旋體（*Borrelia*）或艾利希體（*Ehrlichiosis*）病原菌，或是感染了病毒如疱疹病毒（*Herpes simplex*）或人類疱疹病毒 6 型（HHV-6），又或者沒發現自己暴露在黴菌毒素（mycotoxins，某些黴菌所產生的毒素）之中，你罹患認知衰退的風險也會增加，但這都是能治療的疾病。更重要的是，如果你和超過七千五百萬美國人一樣，有阿茲海默症的遺傳易感性，你可以像我們過去多年來不斷提倡的一樣，採取新計畫來避免或解決這個問題。

這就是二十一世紀，阿茲海默症「疫苗」的樣貌：不用扎針，沒有硫柳汞（thimerosal，一種疫苗裡的防腐劑），沒有汞，沒有格

---

*「無射式」（unjection）一詞已由輝瑞公司（Pfizer）註冊。

林一巴利症候群（Guillain-Barré syndrome，會造成癱瘓）風險，且某些方面還比傳統疫苗更有效。就像過去全球傾力推廣接種小兒麻痺疫苗一樣，現在也應該有全球性計畫來應用這種二十一世紀「疫苗」，以預防和逆轉認知衰退。唯有透過接種「疫苗」，才是消除各種正在謀害我們的慢性病，如阿茲海默症、巴金森氏症、黃斑部病變、心血管疾病、高血壓、第二型糖尿病、癌症等的不二法門。這些疾病全部都應該是罕見疾病，也該繼續保持是罕見疾病，而不是現在這種透過各種途徑誘發我們生病的情況。

妮娜來找我是為了「預防阿茲海默症」，她說她的祖母從一九六〇年代開始失智，她的母親則在年僅五十五歲時，發現自己說話時總想不到正確的詞，還喪失了簡單運算能力，例如計算小費應該給多少。之後情況開始惡化，被診斷出阿茲海默症。妮娜想避免同樣得到這個疾病。她先前從專家口中得到的標準說詞是，「沒有任何方法能預防、逆轉或延緩阿茲海默症」。

如同七千五百萬美國人一樣，她帶有一組阿茲海默症風險基因 ApoE4 序列。她的 ApoE4 基因很有可能是從外婆和母親遺傳來的，此基因大概也是她們開始失智的最大遺傳性因素。妮娜過去也被診斷出體內的維生素 B_{12} 偏低、維生素 D 也低。

雖然她只有四十八歲，基本上無認知障礙主訴，只覺得自己總是「愛操心」，但是她的 MoCA 評估（蒙特利爾認知評估，Montreal Cognitive Assessment 的縮寫）分數卻不理想。這是一種簡單、快速的篩檢測驗，用來評估各類型的大腦功能，如記憶力、組織能力、運算能力，以及語言能力。MoCA 評估滿分是 30 分，大部分的人會得到 28 至 30 分，但妮娜只得到 23 分，表示她已經有輕度認知障礙（Mild Cognitive Impairment, MCI），也就是阿茲海默症前期。後續的神經心理測驗，也確認她罹患輕度認知障礙，表示她已經開始走上母親與外婆不幸發展成失智症的道路了。

她開始加入我和我研究團隊發展出的「ReCODE」（reversal of cognitive decline，意即逆轉認知退化）療程。幾個月後，她發現自己有了很大的改變。她說：「開始康復之前，我完全沒發覺我原本的思考能力變得有多糟。」最後她在 MoCA 評估裡得到滿分 30 分，之後也持續保持這樣的進步狀態。她發電子郵件給我：「非常感謝您給我機會參與這項療程。這真的救了我一命，我會永遠感恩。」

你或許在想：「妮娜確實改善了，但那是因為她只是早期的認知衰退。萬一她已在阿茲海默症晚期會怎樣呢？」

讓我分享克勞蒂亞的故事吧。

克勞蒂亞是一位七十八歲的女性，有認知衰退，最後發展到重度阿茲海默症。她當時 MoCA 的評估分數是零分。她無法交談，只有偶爾迸出「是」或「不是」。她無法騎腳踏車、無法自己穿衣服，也無法照顧自己。評估她之後，我們客製出一個計畫，針對誘發她認知衰退的因素進行一系列療程。她的評估指出有一些之前未被察覺到的誘發因素，包括因黴菌所產生的黴菌毒素。雖然她的基因檢測呈現陰性，卻顯示有胰島素抗性。她的主治醫師是優秀的瑪莉．凱．羅斯（Mary Kay Ross）醫師，專門治療有生物毒素（biotoxin）暴露的病患。她的治療包括，避免暴露於毒素中，讓排毒機制最佳化，調整個人化飲食，也開始採取各種不同的突觸（synaptic）支持性療法。開始這樣的治療時，克勞蒂亞的狀況時好時壞，然而，歷經四個月後，她的狀況開始改善了；她漸漸恢復說話能力，重新開始寫電子郵件，能自己穿簡單的衣物，騎腳踏車，甚至與丈夫共舞。

她的先生寫信給我們說：「今晚，我們出門散步時，她謝謝我帶她出門，讓她能觀察周遭事物。她指出許多事物，包括夕陽餘暉下的粉色雲朵。後來我們坐在一起聊天，我念了每一篇部落格文章給她聽，向她解釋每一步我們都經歷了什麼。她就跟我說：『看來，我以後應該沒問題了，也能再度享受生活了。』」

我要先提醒一下，克勞蒂亞的狀況其實是個例外而不是常態；一般而言，愈早開始進行這套計畫，成效可能會愈好，反應也可能更完整。如同從克勞蒂亞的案例中看到的，即便症狀到了很晚期，最後狀況都還是確實有改善。再說，這樣的進步，乃至於任何形式的進步，在幾年前都還是連想都不敢想的，對許多仍在追求標準化、單一藥物治療的人而言，更是難以想像的事情。

讓我們再回頭談談妮娜的情況：妮娜目前仍繼續採取這種二十一世紀形式的阿茲海默症「新型疫苗」，也就是一種個人化的精準醫學計畫，針對造成阿茲海默症的生化參數（biochemical parameter）進行分析與處置。這個二十一世紀的「疫苗」不只能預防，還能在早期逆轉疾病，這可是二十世紀注射式疫苗做不到的事。且不僅如此，除了預防與逆轉，它更能強化任何年齡層的認知能力。不論你是四十幾歲、八十幾歲，甚至是二十幾歲，利用這裡所描述的計畫，都能加強你的認知能力、讓你的注意力與工作能力

單純型疾病：例如肺炎鏈球菌引起的肺炎

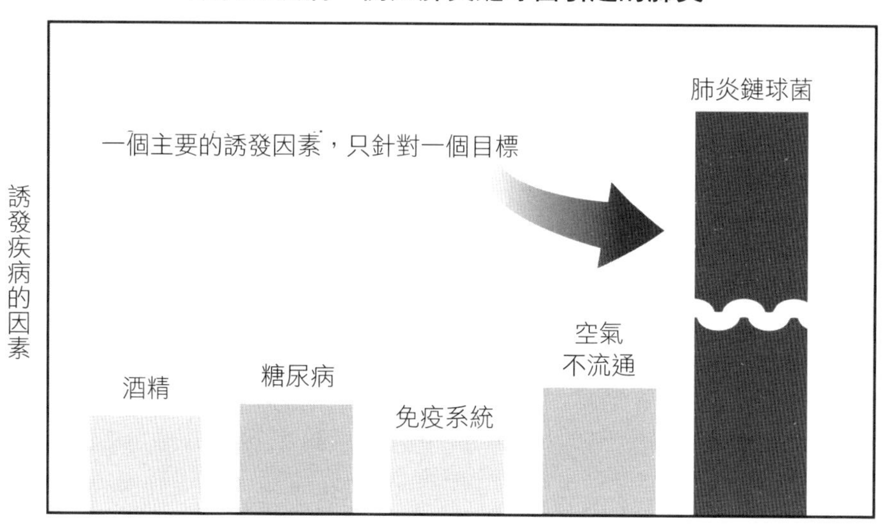

複雜型疾病：例如阿茲海默症

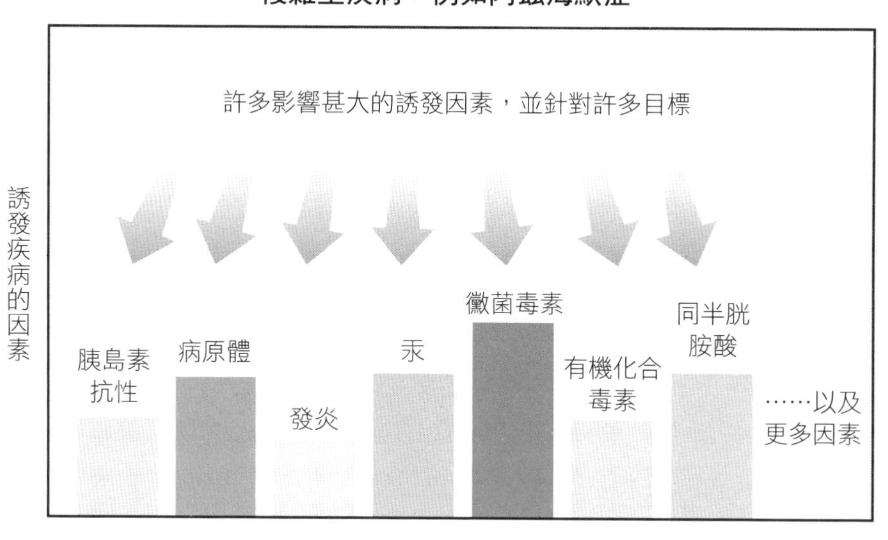

單純型疾病（如肺炎）vs. **複雜型疾病（如阿茲海默症）**　單純型疾病可能有許多誘發因素，但只有一個是顯性的，因此利用單一藥物如盤尼西林，通常治療效果很好。相較之下，複雜型疾病通常都會有許多誘發因素，但沒有一個是清楚的顯性因素，因此透過精準計畫辨認並處理多重誘發因素，是最有效率的治療方式。

達到最佳、增強記憶力，並且改善說話的能力。

妮娜的經驗給我們上了重要的一課：認知衰退往往是偷偷上身。諾貝爾獎得主理察・費曼（Richard Feynman），他被喻為二十世紀後半的愛因斯坦，就曾因為硬腦膜下血腫（subdural hematoma；一個擠壓到腦部的血塊）出現認知衰退的症狀。血塊被移除之後他的聰明才智都回來了。他當時就說，自己往往很難察覺到自己的認知開始衰退。這些複雜的慢性疾病就像一條大蟒蛇，當牠們纏住你時，你可能很多年都沒感覺到牠正在勒著你……但牠會一圈一圈地纏繞住你。你可能偶爾感覺自己老了，或是忘記自己車子停在哪，但你又會覺得，大家不都是會這樣嗎？即使是醫師也看不出這緩慢進行的收縮。直到你罹患末期絕症了，一切都已太晚。不過，這裡有個好消息：複雜型疾病的阿基里斯腱[*1]我們在發病前好幾年就能看到它的徵兆，因此我們有很多時間可以預防（好啦，我知道大蟒蛇沒有腳跟，但你知道重點是：我們可以及早克服這些疾病），只要我們有心觀察。

然而遺憾的是，大家現在並沒有這麼做。

等等，你說什麼？你是說，我們可以著手解決一個耗費上兆美元的全球健康問題，拯救數百萬條性命，預防可怕的失智症，讓數不清的家庭繼續正常運作，免於住進療養院，還能提升全球健康與衛生……但我們卻懶得檢查或處理這些多年來不斷繞得愈來愈緊的枷鎖？為什麼會這樣？不幸的是，原因有很多。例如一位醫療保險業者曾跟我說：「為什麼要幫助自己的敵人？我們大部分病患的保險只有幾年效期，期滿就會換成另一個計畫，所以如果我們制定

---

*1 編注：位於腳跟的肌腱。

預防機制，就只不過是在幫助敵人，我們不可能這麼做的。」有人忘了提醒這貪得無厭的投機分子，敵人是疾病，不是另一家健保公司。想像一下自己坐在一間富麗堂皇的辦公室裡，正要下一個會害數以千計家庭經歷不必要痛苦，只為了讓自己多賺一點錢的決定吧。我想，大部分的人都做不出這種事。

但阿茲海默症能悄悄突襲，不只是因為這個原因。問診時間限時七分鐘、診斷需要的關鍵檢測缺乏保險給付，於是只能將檢測次數降到最少以增加獲利，還有醫學的新理論教育不足，這些都是很重要的因素。全美最受人尊敬的醫學院院長曾跟我說：「我們想教育醫學院學生這些新做法，但除非這些做法都被所有醫師接受，否則我們無法這麼做。」但如果這些做法醫學院不教，醫師們就不會接受，這是進退維谷的兩難局面。所以，當矽谷帶領我們進入二十二世紀時，醫療產業卻在帶我們回到十九世紀……

幾年前「週六夜現場」有一段幽默短劇。短劇裡的美國航空執行長在說明自家航空公司面臨的困境時，在最後樂觀、打氣地說：「美國航空——從每次墜機中得到教訓！」一家航空公司不盡力避免墜機事故，反而把重點放在發生墜機後進行檢討，聽起來太瘋狂了（真的是黑色幽默）！但這就是醫療產業正在對我們這些受害者——不對，是病患——所做的事。但我們現在有能力預防並且逆轉認知衰退及其他的複雜型慢性疾病，此外，我們也必須將此定為照護的標準，才能確保自己的認知健康，並同時避免健保破產等影響重大的結果。

所以，如果我們的醫師未能適當地評估、預測並預防認知衰退，我們也就無法採取關鍵的預防行為，這會導致我們許多人——

大約四千五百萬美國人——罹患阿茲海默症。更驚人的是這個疾病已成為全美第三大死因。[1] 當我們出現症狀時，我們可能會去尋求專家評估，專家會告訴我們「這是阿茲海默症」，但這感覺就像因為車子性能不太理想，所以你把車開去修車廠，結果修車技師說：

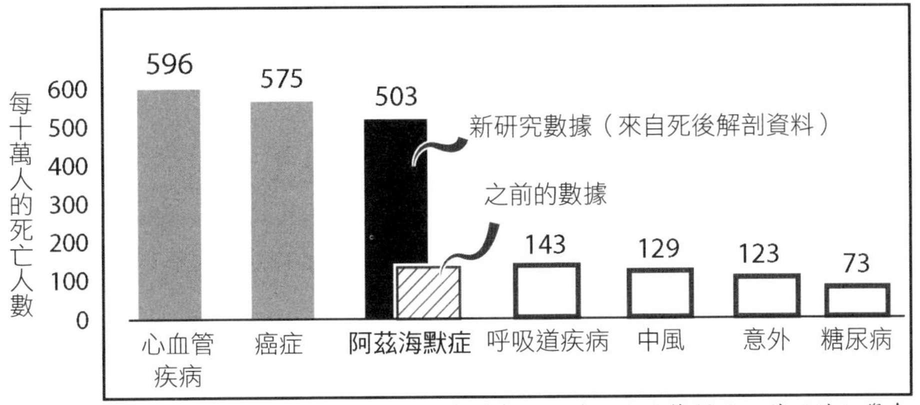

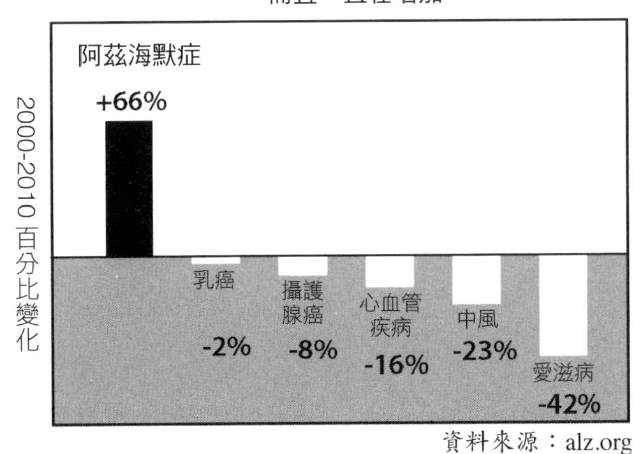

阿茲海默症已成為美國第三大死因。不僅如此，一般常見的疾病如心血管疾病和中風都有下降的趨勢，唯有阿茲海默症卻在增長。

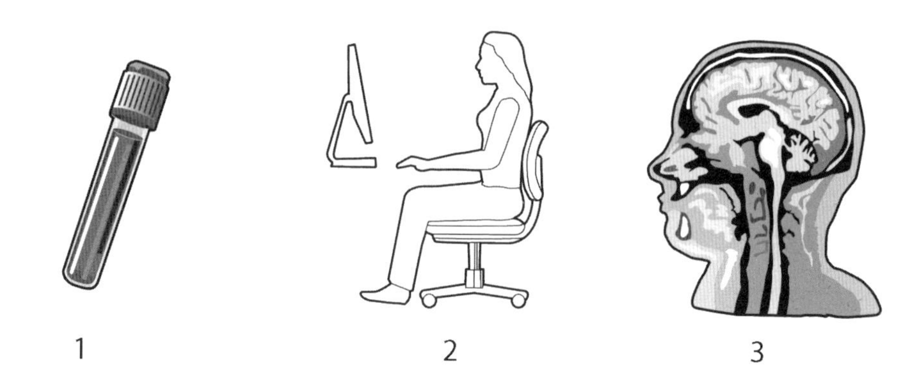

「認知鏡檢查」，包含：一套評估造成阿茲海默症風險因子的血液檢測；一項簡單、只需約三十分鐘就能完成的線上認知評估；核磁共振造影（MRI）腦部容量測量（若沒有症狀，可省略 MRI，但若已經出現認知衰退症狀，則建議進行 MRI）。

「噢，我們知道問題在哪，這很常見。這就是『車子壞掉症』，老車很常出現這樣的毛病。沒有人知道原因，也沒有辦法修好——你的車子就要報銷了。」當你眉頭一皺，繼續問這位專家，他會不會做些檢測來判斷發病的根本原因，專家會回答：「不會，我們不做那種檢測，因為健保不給付。」這就是為什麼我會建議，就像我們都知道年過五十歲要去照大腸鏡一樣，年過四十五歲就要（或是過了這年紀就盡快）進行「認知鏡檢查」（cognoscopy）——這是一套血液檢測與一項簡單的線上認知評估測驗，讓我們知道該如何預防認知衰退——這樣才能確實讓阿茲海默症成為罕見疾病，因為它本該如此。

所以，讓我們來看看阿茲海默症到底是怎麼一回事：我們該如何認識它，為什麼它這麼普遍，以及最重要的，我們能如何預防並確實逆轉認知衰退、保持治療後的進步狀態，如同我們好幾百位完成療程的病患那樣。[2] 我與實驗室同事們已經研究這疾病超過三十年了。二〇一一年，我們提出第一個阿茲海默症的全面試驗。我們研究的結果顯示，我們必須針對誘發疾病的多重因素進行評估，才能著手處理觸發疾病的隱形因素，而不是採取一般的單一藥物（monotherapy）療法，因為那種療法不斷失敗。不幸的是，這項試驗被研究倫理審查委員會（IRB）拒絕了，因為他們認為療程太複雜，也未遵循只測試單一藥物或療程的標準。我們的反應當然是告訴他們阿茲海默症不是單純的單一變因疾病，因此不適用標準的單一藥物治療方式。可惜，我們的抗議無效。

我們多年來的實驗室研究為什麼會歸結出這麼非典型的療程呢？因為我們發現一個真正的範式轉移，一個能改變我們預防並逆轉認知衰退（以及延伸出來的其他神經退化疾病，還有大部分的慢性複雜型疾病）的方式——不是單顆的銀彈，而是銀霰彈。

現在的情況是這樣：與阿茲海默症有關的理論非常、非常多；有人說是因為自由基或鈣，或鋁，或汞，或類澱粉蛋白（amyloid），或濤蛋白（tau），或普利昂蛋白（prions），或是因大腦的糖尿病（第三型糖尿病），或是細胞膜破壞，或是粒線體（mitochondria；細胞的能源中心）損傷，或是腦部老化等等，各種觸發因素族繁不及備載。但沒有任何一種理論能提供有效的治療方式，即使我們花了上兆美元進行臨床試驗與藥物研發。

相較之下，我們的研究結果發現了預防及治療阿茲海默症的方法：阿茲海默症的核心是一個分子開關，稱作「類澱粉蛋白前驅蛋白」（amyloid precursor protein，以下簡稱 APP），從腦細胞表面突出。APP 會根據其所處環境，呈現兩種截然不同的反應。請把自己想像成「大腦共和國」（MyBrainistan）的總統。當你的國家風調

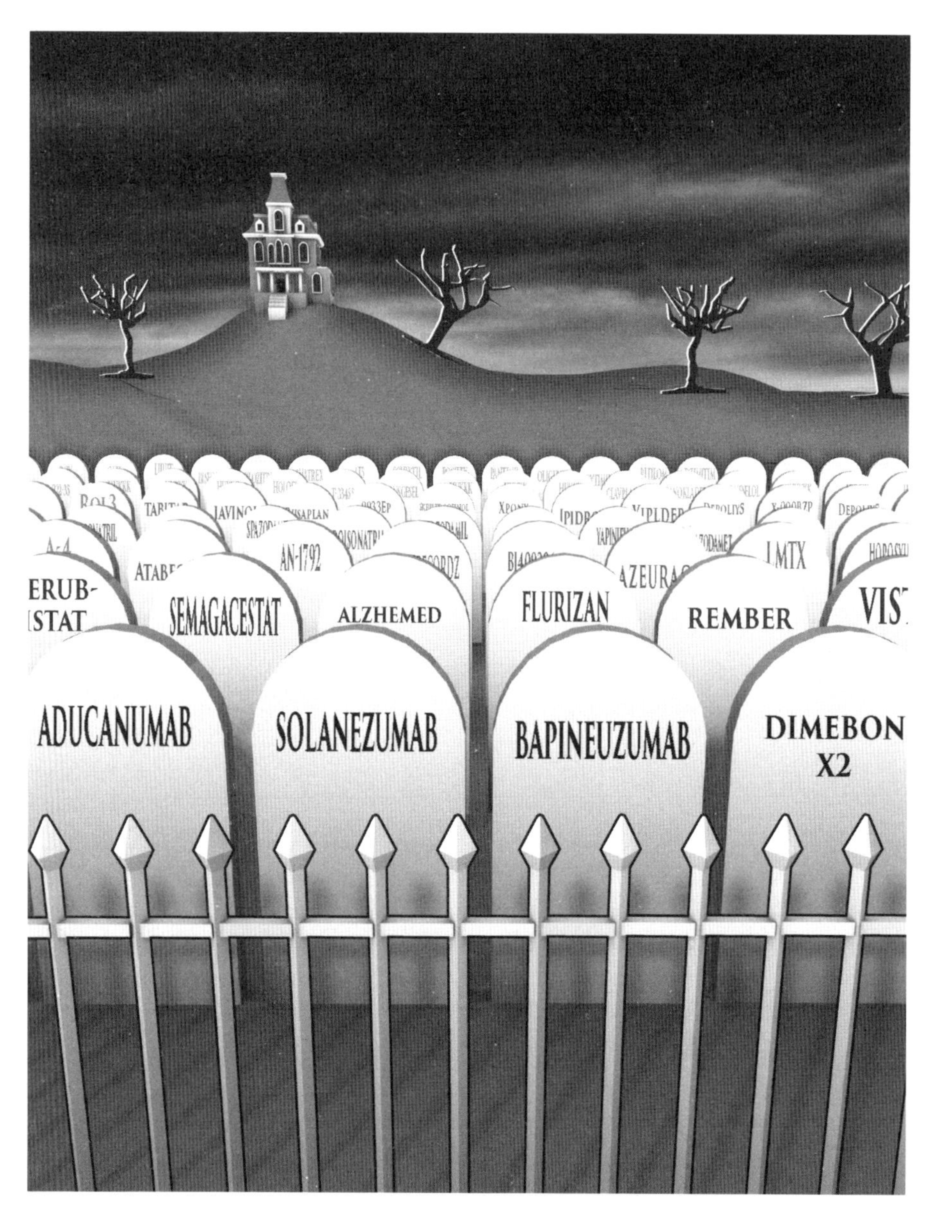

用過即丟的遊戲。用單一藥物治療阿茲海默症與其他複雜型疾病一再失敗，至少超過四百次了。即便是「成功治療」，也未能持續改善認知能力，或改變認知衰退的狀態。

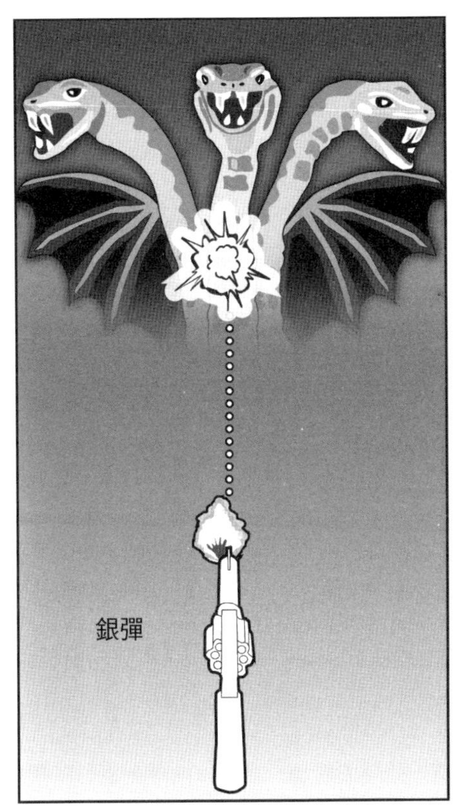

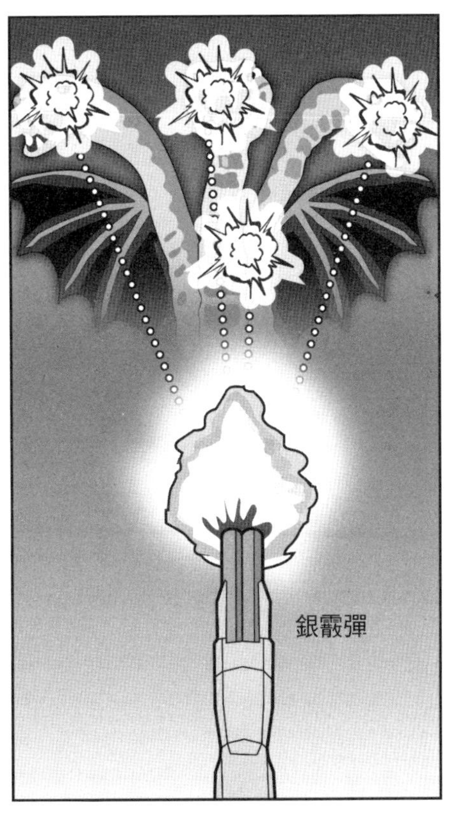

「銀彈」模式失敗了，反而「銀霰彈」的做法首次成功逆轉認知衰退。

雨順、國泰民安時，國庫充盈，沒有失控的通貨膨脹，也沒有天大的汙染災難要處理；天時地利人和，所以你要為自己的國家興建並維護基礎建設。因此，你發出適當的行政命令，興建新大樓，發展出新的互動模式，國家網絡也隨之擴展。這就如同發生於你大腦的狀況，當你的腦部獲得充足的營養、荷爾蒙與生長因子（所謂的國庫充盈），身體裡沒有病原體或相關的發炎症狀（沒有在打仗），你也沒有胰島素抗性（失控的通膨），也沒有暴露在毒素之下（沒有重大的汙染）的時候。此時，你的 APP 會發出滋養訊號，這個訊號是利用一種稱為「蛋白酶」（proteases）的分子剪刀（molecular scissors），在 APP 一個特定的 α - 位置下刀裁剪，進而產生兩個具有滋養與維護功能的片段（peptide，稱為「胜肽」）：sAPP α（可溶性類澱粉前驅蛋白，指在 α - 位置裁剪的可溶性 APP 片段）與 α CTF（從 α - 位置裁剪的羰基末端，也就是 APP 蛋白的末端）。這時候會發出「成突觸」（synaptoblastic）的訊號（希臘文的「發芽」或「產生」），也就是下令製造大腦裡掌管記憶力與整體認知的神經元突觸（連結）。

現在，再試著想像，你在「大腦共和國」第二任期時，局勢有了改變。國庫開始吃緊，所以你不能繼續建造或修葺基礎建設；入侵者跨越邊境，所以你發射汽油彈殺死進攻的敵人；平和時期發生的通貨膨脹，讓財政部要花更多錢才能資助經濟成長；脆弱的基礎建設導致汙染變得嚴重，所以你還需要清理這些汙染。這就是腦部罹患阿茲海默症時，以及認知衰退開始、直到演變成全面性的阿茲海默症時的情況：缺乏營養、荷爾蒙與滋養因子的支持，因此需要開始縮減；那些與阿茲海默症直接相關的類澱粉蛋白[3]，就是用來抵抗微生物與發炎碎片的物質，它們簡直就像燒夷彈般堅壁清野；胰島素抗性的意思則是，身體分泌的胰島素無法有效讓神經元存活（胰島素一般是腦細胞強而有力的支援分子，在培養皿培養腦細胞時，要確保細胞的健康與活力，胰島素是必不可少的）；如汞之類的毒素，也會緊緊被類澱粉蛋白束縛。為了對抗這些攻擊，APP 被裁剪的部位就會不同，不是位在狀態良好時的 α - 位置，而是會在另外三個部位：β - 位置、γ - 位置、凋亡蛋白酶位置（caspase site）。因此會產生四個胜肽片段：sAPP β（在 β - 位置裁剪的可

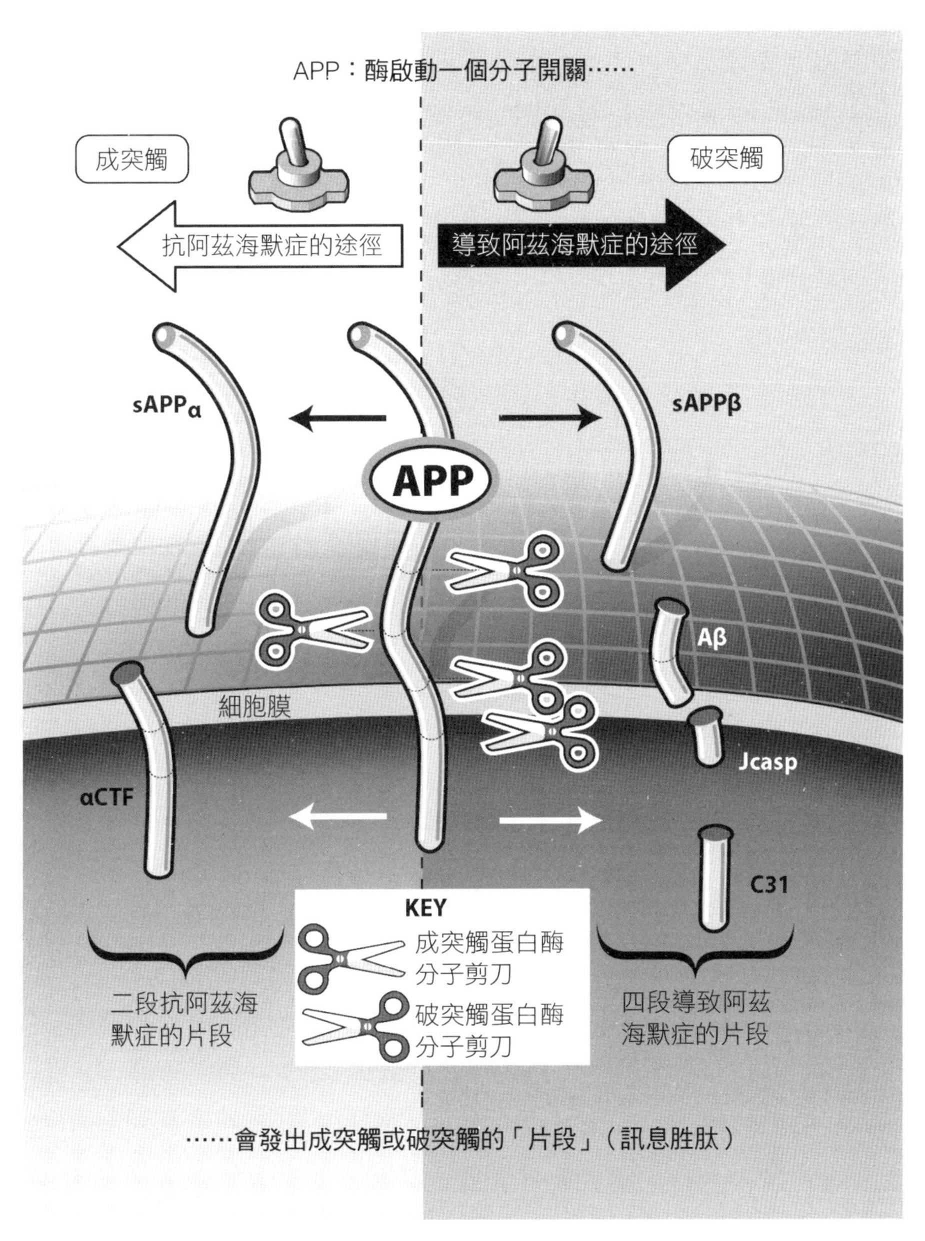

APP（**類澱粉蛋白前驅蛋白**）**是一個分子開關**，可以在特定部位被裁剪，產生兩段能滋養並維持神經元突觸（也就是發出成突觸訊號）的胜肽；相對的，也能剪裁成四段讓腦部失去突觸和神經元突萎縮（也就是發出破突觸訊號）的胜肽。

溶性 APP 片段）、A β（乙型類澱粉蛋白；與阿茲海默症相關）、Jcasp（在凋亡蛋白酶位置裁切的近膜片段；位置接近蛋白末端），與 C31（蛋白質最後 31 個胺基酸）。你可以想像這四個片段（就像《啟示錄》中的末日四騎士），會發出縮減而非滋養的訊號。這叫做「破突觸」（synaptoclastic，來自希臘文中的「破壞」）訊號，會使腦部失去突觸。

再讓我們回到大腦共和國，你可以想像自己又選上第三任期的總統（對，大腦共和國可以連任三次！），但你的國家已經一分為二，變成北大腦共和國與南大腦共和國，你可以選擇當其中一個國家的領導人，你會想選哪一邊呢？北大腦共和國是一個好戰的國家，他們決定把資源用在防禦（以及發動攻擊），而南大腦共和國則把資源放在研究與發展。因此，每個國家都有自己特定的優勢與劣勢。這就是遺傳影響阿茲海默症罹患機率的方式：雖然有許多基因會影響患病的風險，但是最常見的遺傳風險是一個獨特又奇妙的基因，叫做 ApoE 基因（載脂蛋白 E）。你有一對基因，一個來自母親、一個來自父親，你可能沒有 ApoE4 這種高風險基因；也可能你只有一個，或是有兩個。美國將近四分之三的人、近二・四億的人口沒有這個基因（我們大部分的人是 ApoE3/3，意思是有一對 ApoE3 基因、零個 ApoE4 基因），這樣我們一生當中罹患阿茲海默症的風險機率是百分之九。然而，將近四分之一，也就是超過七千五百萬人，有一個 ApoE4 基因，導致一生中患病機率大概會變成百分之三十。最後，我們少數一部分的人（只有大約百分之二，或少於七百萬美國人）則帶有一對 ApoE4 基因，因此一生有很高的機率（超過百分之五十）發展出阿茲海默症。本書的 Part Two 會分享茱莉的經驗；她是一對 ApoE4 基因的帶基因者，也出現過重大的認知衰退症狀，但她現在的恢復狀況讓她能為本書貢獻非常寶貴的資訊。

如果你帶有 ApoE4 基因，你就是北大腦共和國的領導人，你會把資源都用來抵禦外敵，因此能防止入侵者侵犯領土。帶有 ApoE4 基因者能抵抗寄生蟲與其他感染源，因此在骯髒的環境下更有生存優勢。事實上，據說讓我們祖先，那些早期的原始人類，從樹上下來、行走在稀樹草原，腳底被扎著卻沒有被感染導致危及性命，很重要的原因之一，就是與 ApoE4 基因有關的抵抗力。這點與 ApoE4 曾是原始人類最原始的 ApoE 基因的論點契合。直到二十二萬年前 ApoE3 基因才出現。換句話說，我們的祖先都是 ApoE4/4 的帶原者，我們從原始人類演化至今，百分之九十六的時間都是這樣的基因樣貌。人類有能快速對抗發炎的反應能力，雖然對於吃生肉、療癒傷口是好事，但是經年累月之下，身體的代價是，我們罹患發炎症狀相關疾病的風險增加了，例如阿茲海默症與心血管疾病。

如果你沒有 ApoE4 基因，你會是南大腦共和國的領導人。你會把資源放在研發與發展上（也就是較少發炎、代謝比較有效率，也更長壽）。不帶有 ApoE4 基因者，比較難對抗掠食者如寄生蟲的入侵，但如果能避開這些外憂，讓發炎程度較低，等於是讓罹患阿茲海默症與心血管疾病的機會也較低，平均壽命也會多幾年。

由此可見，我們現在稱之為阿茲海默症的疾病，其實是一種保護反應，用來回擊這些來自四面八方的攻擊，例如微生物與其他炎症刺激物（inflammagen）、胰島素抗性、毒素攻擊，以及缺乏營養、荷爾蒙與滋養因子支援的情況。這是一種保護性的組織精簡

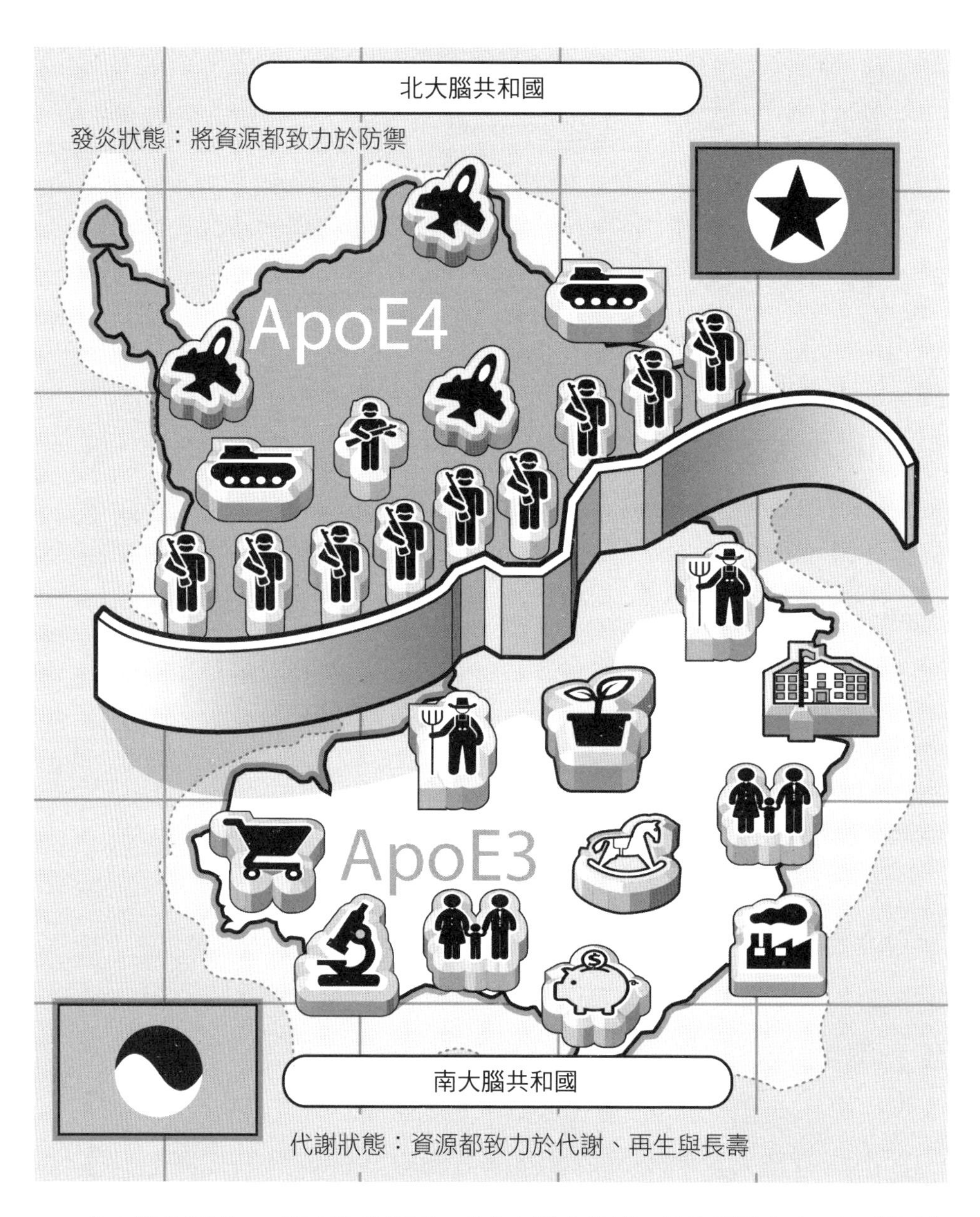

北大腦共和國 vs. **南大腦共和國**。「北大腦共和國」是比擬帶有 ApoE4 基因的細胞與人，將資源致力於國防與打仗；相較之下，「南大腦共和國」是比擬沒有 ApoE4 基因的人，把資源致力於研究及發展。

計畫。換句話說，阿茲海默症是腦部在撤退時——腦部的焦土政策——所遭受的連帶損傷，但因此造成的認知衰退是可以預防或逆轉的，只要我們處理造成「成突觸」與「破突觸」訊號不平衡的因素。我們最近發表了一份醫學報告，描述一百位病患的狀況；有些已罹患阿茲海默症，有一些則在阿茲海默症前期，但所有病人最後都顯示出有紀錄、可量化的進步。[4] 不只認知能力提升了，有些病患也照了可量化的腦電圖（EEG，可測量腦波速度，會隨著失智症進展而減慢），結果顯示狀況有改善；他們也進行了容量分析核磁共振造影（能偵測腦部各部位萎縮情況），同樣也出現改善情況。這不是說每一位進行此療程的人都出現良好反應，但我們記錄到前所未有的進步，更重要的是，採取這個精準、有規劃的計畫之後，這些進步都能持續。

那麼，究竟要如何將這些概念轉化成適用於每個人的可行計畫呢？本書就是要說明此事。你會在此讀到所有需要的細節，以採用適合個人而且有目標的認知功能提升計畫。無論你決定與醫師、健康教練等醫療專業人士合作，或是自己行動都可以。

在我的前一本著作《終結阿茲海默症》中，我簡述發展出 ReCODE 療法的科學研究過程，也描繪出第一版的 ReCODE 療程及其成功案例。自二〇一二年，第一位病患採取此療程至今，我們學到該如何將整個療程及它的每一個組成最佳化；我們訓練了來自十個國家及全美各地、超過一千五百位醫師；《終結阿茲海默症》也被翻譯成三十一國語言；我們收到超過四萬個提問與意見分享，其中最多的是建議我們提供療程的更多細節，以及更新的做法。因此，本書充滿各種細節、網站、資源、遇到瓶頸時該如何處理，以及一些新的資訊，目標是讓我們每個人在提升認知能力方面，都有最佳的成功機會，期望能減輕全球對失智症的負擔，同時讓世界上未罹患失智症的人提升認知能力。

讓我們從基礎開始吧。如果你已有認知退化或有認知退化的風險，或是你的目標是提升認知能力，基本上就應該增強所有幫助「成突觸」訊號的因素，減少所有誘發「破突觸」訊號的因素。為此，你必須更深入了解潛在的誘發因素：

- **你的身體有進行中的發炎嗎？**這很容易檢查出來。只要知道自己的 hs-CRP（high sensitivity C-Reactive Protein；高敏感度 C 反應蛋白）。你也可以透過 A/G 比值（albumin to globulin ratio, A/G ratio；白蛋白／球蛋白比值）了解概況。如果身體有發炎，你要去了解是什麼原因造成？這點是關鍵，因為需要去除造成發炎的因素才能達到成效。注意了，雖然有些人有類似關節炎或發炎性腸道疾病的症狀，但是大部分的人直到出現認知衰退，或是發生心臟病、中風之前，沒有任何發炎的症狀。慢性炎症最常見的原因是腸漏症（leaky gut syndrome），它的症狀就是病菌、細菌的一部分、其他微生物、未消化完全的食物分子，以及其他分子進入血液，造成發炎反應。另一個常見的元凶是「代謝症候群」（metabolic syndrome），它結合了高血壓、高膽固醇、高血糖（糖尿病或糖尿病前期），以及發炎症狀，一般與飲食中糖分或其他單糖碳水化合物攝取過高有關。[5] 第三個常見原因是口腔衛生不佳：牙周病（牙齒周圍發炎）或齒齦炎（牙齦發炎）。
- **你有胰島素抗性嗎？**這也很容易檢查。首先，要知道你的空腹胰島素值，此外，也可以從你的糖化血色素（hemoglobin A1c）與空腹血糖值獲得一些補充訊息。如果家族中有糖尿病遺傳病史，可能會再加驗一個最敏感的項目：「口服葡萄糖耐量試驗」（oral glucose tolerance test）及胰島素值。

❖ **營養、荷爾蒙與滋養因子（生長因子）是否在最佳水準？**我們能透過簡單的血液檢查，如檢驗維生素 B_{12}、維生素 D、同半胱胺酸（homocysteine），與游離三碘甲狀腺素（Free T3）的含量得知。這都屬於「認知鏡檢查」，我們建議四十五歲以上的人都要做。雖然目前還未有令人滿意的臨床測試，能測量腦中大部分滋養因子的水平，但我們仍有方法改善它們。最後，也需要確保自己的氧氣量與葡萄糖到晚上不會降得太低。氧氣量可以用血氧測量儀器測量（可向醫師租借或自行購買），血糖則用血糖機測量，例如亞培瞬感連續血糖監控儀（Abbott Labs FreeStyle Libre）。

次頁表一列出各種營養素、荷爾蒙與毒素的目標值。你的醫師可能會依據你的狀況與檢查結果，決定是否還要進行其他檢測。

❖ **你有特定病原體／微生物，**觸發腦部產生造成阿茲海默症的類澱粉蛋白來反應？它們有可能是螺旋體（spirochetes；一種螺旋狀的細菌，與導致梅毒的生物是親戚）如伯氏疏螺旋體（造成萊姆病的螺旋體）；疱疹（尤其是單純疱疹病毒、HSV-1 或 HHV-6A）之類的病毒；或可能是巴倍蟲（又譯為焦蟲，瘧疾寄生蟲的親戚，我們很多人都是因為蜱咬傷得病）之類的寄生蟲；也可能是牙齦卟啉單胞菌

表一　認知能力相關生化及生理檢測目標數值

	重要檢測	重要檢測中譯	目標數值	備註
發炎、細胞保護機制與血管	hs-CRP	高敏感度 C 反應蛋白值	<0.9 mg/dL	全身性發炎反應
	Fasting insulin Fasting glucose Hemoglobin A1c HOMA- IR	空腹胰島素值 空腹血糖值 糖化血色素 胰島素抗性之恆定模式的評估方法	3.0–5.0 μIU/mL* 70–90 mg/dL 4.0–5.3% <1.2	葡萄糖毒性與胰島素抗性標記
	Body mass index（BMI）	身體質量指數（BMI）	18.5–25	體重（公斤）／身高（公尺）^{2}
	Waist to hip ratio（women） Waist to hip ratio（men）	腰臀比（女性） 腰臀比（男性）	<0.85 <0.9	
	Homocysteine	同半胱胺酸	≦ 7μmol/L	反映甲基化、發炎與排毒
	Vitamin B_6 Vitamin B_9（folate） Vitamin B_{12}	維生素 B_6 維生素 B_9（葉酸） 維生素 B_{12}	25–50 mcg/L（PP） 10–25 ng/mL 500–1500 pg/mL	改善甲基化，降低同半胱胺酸
	Vitamin C Vitamin D Vitamin E	維生素 C 維生素 D 維生素 E	1.3–2.5 mg/dL 50–80 ng/mL 12–20 mg/L	
	Omega- 6 to omega-3 ratio	Omega- 6：Omega- 3 比值	1:1 to 4:1（注意 <0.5:1 可能有出血傾向）	促發炎與抗發炎 omega 脂肪酸比值
	Omega- 3 index	Omega-3 指數	≧ 10%（ApoE4+） 8–10%（ApoE4-）	抗發炎 omega-3 脂肪酸比值
	AA to EPA ratio（arachidonic acid to eicosapentaenoic acid ratio）	花生四烯酸：二十碳五烯酸比值	<3:1	促發炎的花生四烯酸與抗發炎二十碳五烯酸比值
	A/G ratio（albumin to globulin ratio） Albumin	白蛋白／球蛋白比值 白蛋白	≧ 1.8:1 4.5-5.4 g/dL	發炎、肝臟功能與類澱粉蛋白清除的標記

（續前頁表一）

	重要檢測	重要檢測中譯	目標數值	備註
	LDL- P	低密度脂蛋白的顆粒數量	700–1200 nM	LDL-P 指低密度脂蛋白的顆粒數
	Small dense LDL	小顆粒低密度脂蛋白	<28 mg/dL	
	Oxidized LDL	氧化低密度脂蛋白	<60 ng/mL	
	Total cholesterol	總膽固醇	150–200 mg/dL	
	HDL cholesterol	高密度脂蛋白膽固醇	>50 mg/dL	
	Triglycerides	三酸甘油酯	<150 mg/dL	
	TG to HDL ratio	三酸甘油酯與高密度脂蛋白比值	<1.1	
	CoQ10	輔酶 Q10	1.1–2.2 mcg/mL	受膽固醇濃度影響
	Glutathione	穀胱甘肽	>250 mcg/mL（>814 μM）	重要抗氧化與解毒劑
	Leaky gut, leaky blood-brain barrier, gluten sensitivity, autoantibodies	腸漏症、血腦障壁漏滲、麩質敏感與自體抗體	陰性	
礦物質	RBC-magnesium	紅血球中鎂濃度	5.2–6.5 mg/dL	比血清中鎂濃度更好的檢測
	Copper	銅	90–110 mcg/dL	
	Zinc	鋅	90–110 mcg/dL	
	Selenium	硒	110–150 ng/mL	
	Potassium	鉀	4.5–5.5 mEq/L	
滋養因子	Vitamin D	維生素 D	50–80 ng/mL	以（25OH-D3）形式測量
	Estradiol	雌二醇	50–250 pg/mL	女性；依照年齡不同
	Progesterone	黃體素	1–20 ng/dL（P）	
	Pregnenolone	孕烯醇酮	100–250 ng/dL	濃度值依照年齡有所不同
	Cortisol（AM）	皮質醇	10–18 mcg/dL	
	DHEA- S（women）	脫氫異雄固酮（簡稱DHEA-S）	100–380 mcg/dL（女）	
	DHEA- S（men）		150–500 mcg/dL（男）	
	Testosterone	睪固酮	500–1000 ng/dL	男性；依照年齡不同
	Free testosterone	游離睪固酮	18–26 pg/mL	

（續前頁表一）

	重要檢測	重要檢測中譯	目標數值	備註
	Free T3	游離三碘甲狀腺素（fT3）	3.2–4.2 pg/mL	
	Free T4	游離四碘甲狀腺素（fT4）	1.3–1.8 ng/dL	
	Reverse T3	逆三碘甲狀腺素（rT3）	<20 ng/dL	
	TSH	促甲狀腺荷爾蒙（TSH）	<2.0 mIU/L	mIU/L = μIU/mL
	Free T3 to reverse T3	游離三碘甲狀腺素：逆三碘甲狀腺素比值	>0.02:1	
	Anti-thyroglobulin antibodies	抗甲狀腺球蛋白抗體	陰性	
	Anti-TPO	抗甲狀腺過氧化酶抗體	陰性	
毒素相關	Mercury	汞	<5 mcg/L	重金屬
	Lead	鉛	<2 mcg/dL	
	Arsenic	砷	<7 mcg/L	
	Cadmium	鎘	<2.5 mcg/dL	
	Mercury Tri-Test	汞三項檢測	<50 個百分點	頭髮、血液、尿液
	Organic toxins（urine）	有機化合毒素（尿液）	陰性	苯、甲苯等
	Glyphosate（urine）	嘉磷塞（尿液）	<1.0 mcg/g 血清肌酸酐（Creatinine）	除草劑
	Copper to zinc ratio	銅鋅比值	0.8–1.2:1	高比值與失智症有關聯
	C4a	補體 C4a	<2830 ng/mL	與發炎反應有關
	TGF- β1	乙型轉化生長因子	<2380 pg/mL	
	MMP- 9	基質金屬蛋白酶 9	85–332 ng/mL	
	MSH	黑色素細胞刺激素	35–81 pg/mL	
	Urinary mycotoxins	尿液黴菌毒素	陰性	來源可能包括吸入、進食與感染
	BUN	血中尿素氮	<20 mg/dL	反應腎功能
	Creatinine	血清肌酸酐	<1.0 mg/dL	
	AST	天門冬胺酸轉胺酶	<25 U/L	反應肝功能受損
	ALT	丙酮酸轉胺酶	<25 U/L	

（續前頁表一）

	重要檢測	重要檢測中譯	目標數值	備註
	VCS（visual contrast sensitivity）	視力對比敏感度	通過	未通過表示可能接觸到生物毒素
	ERMI test	環境相關黴菌指標檢驗	<2	建築物黴菌指數
	HERTSMI- 2 test	HERTSMI-2 評分系統	<11	建築物最具毒性黴菌指數
病原體相關	CD57	細胞膜表面抗原分化群57	60–360 cells/μL	罹患萊姆病，數值低
	MARCoNS	多重抗藥性凝固酶陰性葡萄球菌	陰性	
	Antibodies to tick-borne pathogens	蜱媒介病原體抗體	陰性	伯氏疏螺旋體、巴倍蟲、巴東體、艾利希體、無形體
	Antibodies to Herpes family viruses	疱疹病毒抗體	陰性	單純疱疹病毒 1、單純疱疹病毒 2、人類疱疹病毒 6 型、水痘帶狀疱疹病毒、二氏病毒、巨細胞病毒
神經生理學相關	Peak alpha frequency on quantitative EEG	量化的腦波資料上的 α 峰值頻率	8.9–11 Hz	認知衰退時，頻率降低；可用於追蹤療程進展
	P300b on evoked response testing	誘發電位檢查 P300b	<450 ms	認知衰退會導致減緩；可用於追蹤療程進展
其他檢測	MoCA（Montreal Cognitive Assessment）	蒙特利爾認知評估	28–30	
	Nocturnal oxygen saturation（SpO_2）	夜間血氧飽和度	96–98%	住在高海拔地區會有影響
	AHI（apneahypopnea index）	呼吸中止指數（AHI 值）	<5 次／每小時	>5 次表示有睡眠呼吸中止症
	Oral DNA	口腔菌群	病原體呈陰性	牙齦卟啉單胞菌、齒垢密螺旋體等。

（續前頁表一）

	重要檢測	重要檢測中譯	目標數值	備註
	Stool analysis	糞便檢查	沒有病原體或微生態失調	
	ImmuKnow（CD4 function, indicated by ATP production）	ImmuKnow 檢測（三磷酸腺苷〔ATP〕含量，檢測 CD4 受體	≧ 525 ng/mL	顯示後天免疫系統免疫細胞之輔助型細胞（helper cells）功能

縮寫索引：AA，花生四烯酸（arachidonic acid）；AHI，呼吸中止指數（apnea- hypopnea index）；ALT，丙胺酸轉胺酶（alanine aminotransferase）；AST，天門冬胺酸轉胺酶（aspartate aminotransferase）；BMI，身體質量指數（body mass index）；BUN，血清尿素氮，（blood urea nitrogen）；C4a，補體 C4a（complement split product 4a）；CD57，細胞膜表面抗原分化群 57（cluster of differentiation 57）；CMV，巨細胞病毒（cytomegalovirus）；CoQ10，輔酶 Q10（coenzyme Q10，輔酶 Q[ubiquinone]）；DHEA-S，脫氫異雄固酮（dehydroepiandrosterone sulfate）；DNA，去氧核醣核酸（deoxyribonucleic acid）；EBV，二氏病毒（Epstein-Barr virus）；EEG，腦電圖（electroencephalogram）；EPA，二十碳五烯酸（eicosapentaenoic acid）；ERMI，美國環保署環境相關黴菌指標（Environmental Protection Agency relative mold Index）；HERTSMI-2，HERTSMI-2 評分系統（Health Effects Roster of Type Specific Formers of Mycotoxins and Inflammagens – 2nd Version）；HHV-6，人類疱疹病毒 6 型 A、B 型（Human herpesvirus 6 [A and B]）；HOMA-IR，胰島素抗性之恆定模式的評估方法（homeostatic model assessment of insulin resistance）；hs-CRP，高敏感度 C- 反應蛋白（high-sensitivity C- reactive protein）；HSV-1，單純疱疹病毒 1（Herpes simplex virus 1）；HSV-2，單純疱疹病毒 2（Herpes simplex virus 2）；LDL，低密度脂蛋白（low-density lipoprotein）；MARCoNS，多重抗藥性凝固酶陰性葡萄球菌（multiple antibiotic-resistant coagulase negative Staphylococcus）；MMP- 9，基質金屬蛋白酶 9（matrix metalloproteinase-9）；MoCA，蒙特利爾認知評估（MoCA 評估，Montreal cognitive assessment）；MSH，α - 黑色素細胞刺激素（alpha-melanocyte stimulating hormone）；P300b，事件相關腦電位中，在刺激呈現後 300 毫秒達到峰值的正成分 B（positive wave at 300 milliseconds [event-related potential], component B）；PP，磷酸吡哆醛（pyridoxal phosphate）；RBC，紅血球（red blood cell）；SpO_2，血氧飽和度（peripheral capillary oxygen saturation）；T3，三碘甲狀腺胺酸（triiodothyronine），T4，甲狀腺素（thyroxine），TG，三酸甘油酯（triglycerides）；TGF- β1，乙型轉化生長因子（transforming growth factor beta- 1）；TPO，甲狀腺過氧化酶（thyroid peroxidase）；TSH，促甲狀腺荷爾蒙（thyroid-stimulating hormone）；VZV，水痘帶狀疱疹病毒（varicella zoster virus）。

* 對胰島素敏感者，空腹血糖值 <90 mg/dL、空腹胰島素值 <3.0，仍在健康範圍內。

（*Porphyromonas gingivalis*，危害牙齒健康）之類的細菌，或是其他病原體。雖然目前沒有簡單檢測的方法，但是如果一個人腦部的類澱粉蛋白斑塊中，藏著這些病原體，我們可以藉由進行血液檢查，判斷是否曾與這些微生物接觸過，能大致知道是哪一些病原體比較有可能造成問題。

❖ **你有免疫抑制的情況嗎？**如果你的免疫系統失調，這些感染力強的媒介物（上述的病毒、黴菌、細菌、寄生蟲與螺旋體）就能在你身體內存活，並且進入腦部。正如你所猜到的，腦部就是用製造與阿茲海默症有關的類澱粉蛋白來保護自己。所以，了解自己的免疫系統是否在最佳狀況運作，非常有幫助。因此同樣地，做些簡單的血液檢測，如免疫球蛋白、ImmuKnow 檢測，與淋巴球表面標記檢測，都能讓我們知道情況。

蘿拉是一名五十八歲的女性，六年來逐漸喪失組織、運算，找到詞彙與閱讀的能力，這一切都是從一次憂鬱症開始的。她的 MoCA 評估分數是 0。她的核磁共振造影顯示全面性萎縮，因此診斷為罹患阿茲海默症。ApoE4 陰性。用以檢驗免疫系統關鍵部分（細胞免疫系統的輔助性細胞）的 ImmuKnow 檢測，數值是 206 ng/ml，被標註為異常（正常值是 >525），尿液中檢驗出大量的三種會抑制免疫系統的黴菌毒素（一般毒素量的二十五至一百倍）：赭麴毒素 A（Ochratoxin A）、玉米赤黴烯酮（zearalenone）與黴酚酸（mycophenolic acid）。

❖ **你有毒素暴露**，如汞或黴菌毒素（黴菌產生的毒素）嗎？這些透過血液與尿液檢測就能檢查出來，排除這些毒素對恢復認知能力非常有幫助。

有很多種方式可以進行這些檢測：你的醫師可以安排，可以尋找受過 ReCODE 療法訓練的醫師，也可以直接從 MyRecodeReport.com 網站上取得。當你大致了解自己有哪些風險因素，就可以分別進行處置。在第二章，我會描述如何成功針對這些造成認知衰退的各種因素進行處理，接著在第三章中，解釋我們多年來與認知衰退病患合作，使用 ReCODE 療法所學到的重點。

第二章

不速之客：致病因子

平庸無所不在，除了在一件事：保護自身利益時。

——R. F. 羅布（R.F. Loeb）

比賽難分軒輊時，著名籃球教練、籃球選手與企業家帕特·萊利（Pat Riley）會告誡他的球員上場時要抱持這種態度：「想像自己正面臨滅頂之災，除非贏了，否則將再也無法呼吸。」他真是會激勵人心！面對阿茲海默症，乃至整體神經退化疾病，我們也應該採取這樣的態度。這些疾病都曾是無藥可救的絕症，如果我們不把這些疾病視為這個社會面臨的緊急事故，到了二〇五〇年，我們會看到一千三百萬名失智美國人、數以萬計的家庭破碎、健保倒閉，全球失智症造成上兆美元的負擔。然而，我們的「標準治療」（standard of care）卻是：直接進入療程，而不是先找出造成阿茲海默症的因素；限制只使用一、兩種藥物治療；避免使用標靶療程；拒絕多面向治療法的臨床試驗；同時一而再、再而三地重複過時、無效的療程。這樣該如何創新？這樣要如何啟發人心？或許，我們需要萊利教練來給我們信心喊話一下？

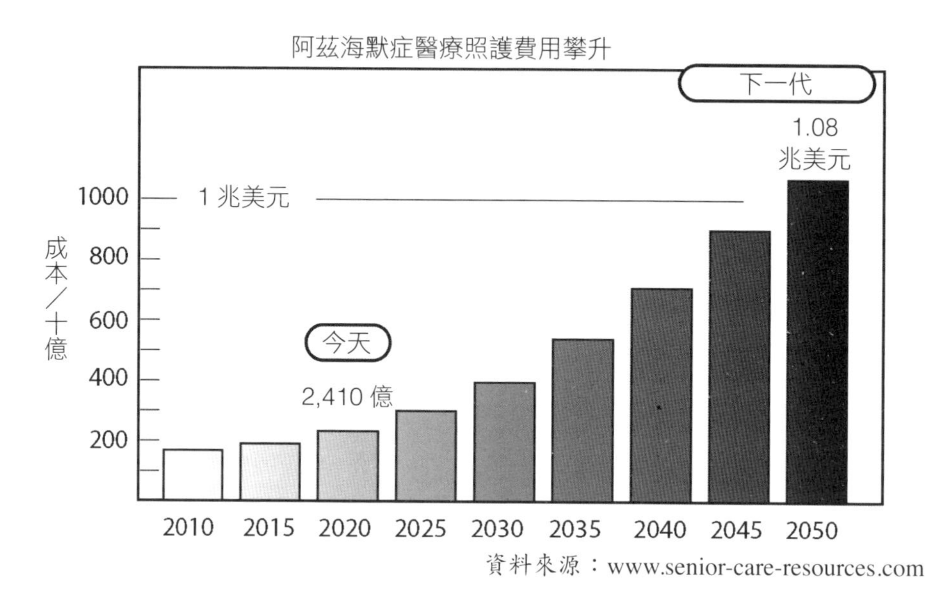

阿茲海默症照護成本驚人，且仍在節節攀升。

因此，如果你拿檢測結果給醫師看，醫師卻持懷疑的態度，千萬不要灰心。如果你要求醫師做這些評估，醫師卻報以一個「心照不宣」，甚至帶有輕蔑意味的笑容，也不必太驚訝。畢竟，「專家就是在自己專業領域裡，不想聽到別人告訴他任何新事物的人。」這種針對認知衰退的個人化療程，是二十一世紀的做法，但仍未被大多數醫師採用。一位神經學家曾說過：「我不會讓病患進行這些測試，因為拿到結果我也不知道如何解讀。」另一位醫師則說：「這些評估不會告訴你有沒有罹患阿茲海默症。」的確，這些測試說明的，是你為何會有認知衰退的症狀（或衰退的風險），告知的是造成疾病的因素。確診阿茲海默症並不會幫助你避免或逆轉疾病，找出原因才是關鍵。我們發現，大部分已經罹患阿茲海默症或輕度認知障礙（MCI；阿茲海默症前期），或主觀認知衰退（簡稱

SCI，發生在 MCI 之前）的病患，都有十至二十五種誘發因素，這些因素都是透過這類測試才確認出來的，也才能個別進行治療。

我們在這裡先總結一下療程與預防計畫的內容，之後也會在本書後續手冊部分進行詳細說明。其實，概念很簡單：數千年來，醫療界都致力於治癒失智症，但並不知道造成失智症的原因或它的促發因素，可是現在人類歷史上第一次能夠直接治療疾病背後的底層機制。當然，阿育吠陀醫師幾千年前在治療失智症時，並不是將這疾病稱為阿茲海默症——一九〇六年、一九〇七年，愛羅斯．阿茲海默醫師（Dr. Alois Alzheimer）才發表他著名的研究結果——但阿育吠陀的大夫們已很清楚地記錄，並企圖治療失智症。我們現在稱之為阿茲海默症的疾病，其實是失智症中最常見的症候群。

二十年前，實驗室帶領我們辨識出我在前面提及的 APP（類澱粉蛋白前驅蛋白）分子開關，當我們開始觀察有哪些因素會造成此開關觸發（破突觸）阿茲海默症時，我們發現這些因素可以分成不同群組，因此阿茲海默症有不同的類型。這些類型與第一章所列出的測試結果是一致的。

- ❖ **第一型阿茲海默症是「發炎型」，也可稱為「熱型」**。所以如果有持續發炎的現象，罹患阿茲海默症的風險就會提升。事實上，發炎反應的重要調節分子之一—— NFκB（活化 B 細胞內的核因子 κ 輕鏈增強子），會增加 APP 分子剪刀產生，產生類澱粉蛋白，因此發炎與阿茲海默症有直接的關聯性。
- ❖ **第二型阿茲海默症是「萎縮型」，又稱「冷型」**。如果你的營養、荷爾蒙或滋養因子（如神經生長因子）水準欠佳，罹患阿茲海默症的風險就會增加。簡而言之，你沒有足以維護腦部五百兆個（500,000,000,000,000）神經突觸的必要支援。但從正面看，只要讓營養、荷爾蒙與滋養因子呈現最佳狀態，就是優化記憶力與整體認知功能的機會。

❖ **第一・五型阿茲海默症是「醣毒型」或「甜型」**。所以，若你和八千萬名美國人一樣有高血糖或空腹胰島素值過高，就會增加罹患阿茲海默症的風險。我們稱這類型的阿茲海默症為「一・五型」，是因為它同時具有第一型與第二型的特徵：慢性炎症（第一型）出現是因為葡萄糖會像鮣魚吸附在鯊魚身上一樣，附著在許多蛋白質上，這些改變後的蛋白質會引起發炎反應（例如糖化血色素就是血紅素上黏著葡萄糖，以及幾百種蛋白質）。滋養因子會減少（第二型），就是因為腦細胞的關鍵生長因子——胰島素長期大量分泌，讓細胞失去對胰島素的敏感度。

沙米是一位六十八歲、記憶力不斷惡化的男性。接受評估時，他無法表達當下是幾年、幾月、幾日。他的 MoCA 評估分數（滿分 30 分）裡，只拿到 12 分（確診阿茲海默症患者的平均是 16.2 分，因此他的病程已經比一般阿茲海默症患者更嚴重），MRI 檢測也看得出來腦部有萎縮現象。他的 BMI 指數（一般男性應該界於 19-25 之間）是 31.7，顯示為肥胖。他的空腹胰島素值也高達 14，空腹血糖值高達 102，糖化血色素高達 5.8，顯示有糖尿病前期症狀。他的發炎與毒素檢測呈現陰性。於是被診斷為罹患第一・五型（醣毒型）阿茲海默症。

- **第三型阿茲海默症是「毒性型」，又稱「惡性型」**。若曾有如水銀、甲苯或黴菌毒素（例如特定黴菌如葡萄穗黴菌〔*Stachybotrys*〕與青黴菌〔*Penicillium*〕所產生的毒素）等暴露，罹患阿茲海默症的風險就會增加。既然我們生活中會接觸上百種毒素——從海鮮與填補蛀牙用銀粉裡的汞，到石蠟蠟燭裡的苯造成的空氣汙染，再到漏水房屋裡長黑黴所釋出的新月毒素（trichothecenes）等——我們或多或少都暴露在這樣的風險之下，因此關鍵是讓暴露降到最低，辨認出接觸到的毒素，並增強毒素的排出與代謝。
- **第四型阿茲海默症是「血管型」，亦或「蒼白型」**。如果你有心血管疾病，罹患阿茲海默症的風險就會提高。事實上，血管滲漏（vascular leakiness）是阿茲海默症早期就會出現的變化之一。
- **第五型阿茲海默症是「創傷型」或「茫然型」**。如果曾有頭部創傷，無論是發生交通意外，或是運動時曾不斷發生輕微的頭部創傷，都會增加罹患阿茲海默症的風險。

從這些被認定的阿茲海默症不同類型，以及每個類型的成因，可以看出我們每一個人都有罹患阿茲海默症的可能。也就是因為這樣，阿茲海默症才成了這麼常見的疾病。我們暴露於許多毒素中；標準美式飲食裡的加工食品、大量碳水化合物與不健康的脂肪；很多人都有腸漏症；以及體內脂質異常（例如「膽固醇」，雖然膽固醇本身並不是問題），在在顯示大部分的人都有罹患阿茲海默症的明顯風險。好消息是幾乎所有人都能避免或逆轉這個問題，因為我們已經掌握導致疾病的因素了。我們只需要著手處理影響病程的根本因素——就像處理屋頂上要補的三十六個漏洞——且這些因素和我們在前面描述的阿茲海默症各個類型中的因素相同。我們愈早處理，就愈容易成功。療程的整體目標可以歸類為「移除、強化韌性與重建」：移除所接觸到會造成認知衰退的事物，提供最佳健康支援讓身體維持韌性，以及重建腦部神經網絡。做法如下：

❖ **首先，要著手解決胰島素抗性問題**——換句話說，就是要讓自己對胰島素的反應變靈敏。胰島素是一種胰臟製造的荷爾蒙，具有非常多的功能。胰島素在代謝功能中有重要的作用——與受體結合，促使細胞受體將葡萄糖帶進細胞及儲存脂肪，因此能降低血液中的葡萄糖。不過，胰島素也是神經元的關鍵生長因子，因此胰島素敏感度失調是很嚴重的問題。

　　幾乎所有罹患阿茲海默症的病患，至少都有腦部胰島素敏感度下降，出現胰島素抗性的情況。[1] 八千萬名美國人有胰島素抗性的症狀。若你的胰島素值多年來居高不下（標準美式飲食下，大部分的人都是如此），訊息傳導路徑的分子結構就會改變，其磷酸化的模式就會被改變。這就像你長年生活在強烈的陽光下，無時無刻都要戴著深色太陽眼鏡才能遮光；現在光源變弱了，你反而什麼都看不見。這就是說，產生胰島素抗性的細胞，對正常濃度的胰島素不再有反應，因此神經元失去了生存與互動所需要的支援。

　　此一胰島素抗性現象與第二型糖尿病的情況相同，因此阿茲海默症與糖尿病是親戚。確實也有人認為阿茲海默症應該被稱為「第三型糖尿病」。[2] 但如你所見，會造成認知衰退的還有若干其他因素（病原體、毒素等），因此事情並不是那麼單純。

恢復胰島素敏感度可以透過結合「**有酮彈性 12/3**」（KetoFLEX 12/3）的飲食與生活方式（第四章會詳細說明）、優化關鍵營養素如鋅（鋅在許多階段會影響胰島素分泌與作用）、規律運動、減少壓力，若有睡眠呼吸中止症則要治好，若有需要就攝取營養補充品如小蘗鹼（berberine）、肉桂、硫辛酸（alpha-lipoic acid）或吡啶甲酸鉻（chromium picolinate）。採取這些做法，幾乎所有人都能提升胰島素敏感度。

為了讓胰島素敏感度與葡萄糖濃度呈現最佳狀態，有一個方便的新做法能優化你採取的每一個步驟。就是連續血糖監測（CGM）。你可以用亞培瞬感血糖儀，一種可繫在手臂上持續兩週監測血糖的儀器，這樣你就能找出哪些事情會讓血糖飆升，哪些事物會導致血糖過低（低血糖症）。血糖飆升與驟降都會導致認知衰退，因此讓它趨於平緩是有效的解決方法。

❖ **第二，要進入酮症——也就是燃燒脂肪。**阿茲海默症的症狀之一，就是腦部利用葡萄糖的能力降低，影響範圍包含腦部的顳葉（太陽穴附近橫向部位）與頂葉（耳朵後方垂直部位），呈一個 L 形。許多人在出現認知衰退之前十年，就已因胰島素抗性而出現葡萄糖利用率下降的狀態。

酮（ketones）能彌補不足的能量，而且已經證實能改善認知衰退。[3] 若利用酮的能力與提升胰島素敏感度同時並進，等於是手握對抗失智症的強大武器——代謝靈活度（metabolic flexibility），也就是可以同時有燃燒酮及葡萄糖的能力。透過觀察這套療程中的多位病患，我們發現進入 β- 羥基丁酸（β-hydroxybutyrate, BHB）介於 1.0-4.0 mM（毫莫耳濃度）之間的酮性狀態最好，但是對於未出現認知衰退症狀的人，或許介於 0.5-1.0 mM 就足夠。你可以用一個簡單、便宜的血酮機測量酮（手冊 II 有詳細說明）。

進入酮症的方式理論上很直接（詳細解說請見手冊部分），但實際上不易做到，因為在阿茲海默症與阿茲海默症前期中，胰島素抗性非常普遍，這會抑制脂肪代謝，阻礙我們產生需要的酮（還會讓我們無時無刻想吃糖，造成一種代謝與失智的惡性循環）。為了阻斷這個循環，建議採取三管齊下的療法：飲食方面要多蔬食、多纖維、低碳水化合物，並且多攝取健康脂肪；晚上斷食至少十二小時，以及規律運動。這樣你的身體會開始分解脂肪，將它們變成酮。許多人單單是進入酮症，就會覺得精神變好、記憶力改善、注意力提升，更靈活，同時也覺得更有活力。

進入酮症有兩個但書：一個是要注意進入酮症的方式，另一個則是要注意進入酮症的時機。關於進入酮症的方式，很多人聽到「酮」第一個想到的是培根，但是對腦部友善的酮，其實是來自多蔬飲食，而不是多培根！（培根有自己的毒素問題，部分來自有毒的硝酸鹽防腐劑、飼料中的毒素、飽和脂肪等造成人體負擔的東西。）在本書手冊部分中，已詳列增進認知功能與逆轉認知衰退的最佳飲食與營養計畫，我們稱之為「有酮彈性 12/3」。

進入酮症的方式還有一點：對許多人而言，燃燒自體脂肪即可產生酮（也是比較建議的做法），但對一些人而言（尤其是特別瘦的人，他們的體脂不足以讓身體繼續燃燒，請見 122-123 頁關於「體重下降過多」），一開始會需要一點外援才能產生足夠的酮以滿足腦部所需。這可以透過攝取中鏈三酸甘油酯（MCT 油），或是吃酮鹽（ketone salts；如 Perfect Keto 的產品）或酮酯（ketone esters；如 KetoneAid 的產品）直接攝取外源酮。每一種外源酮都有其優劣。如果食用 MCT 油（例如「辛酸」〔caprylic acid〕形式的 MCT 油，或比較不推薦的椰子油，我之後會再解釋），一天三次，每次最多可以吃一大匙，應該就能讓酮濃度增加到最佳範圍。然而，畢竟 MCT 油是飽和脂肪，可能會讓膽固醇升高，因此最好要檢查自己的低密度脂蛋白 P（LDL-P，低密度脂蛋白顆粒；目標是 =700-1,200 nM），此數據是比總膽固醇還好的心血管疾病風險指標。

接著是要注意進入酮症的時機：如果你食用酮鹽或酮酯，這會讓你的酮類濃度迅速升高，但是效果只有短暫的幾小時。酮酯味道不是很好，但提升酮濃度的效果比酮鹽明顯，雖然酮鹽比較容易入口，但無法讓酮的濃度顯著升高。這些「外源酮」的好處是不會跟 MCT 油一樣可能造成膽固醇升高。

愛玲是一位六十九歲的女性，她在組織能力、計算能力、聽從指示與記性上開始出現問題。她的 ApoE4 被檢測為陽性，MoCA 評估只拿到 18 分 (滿分 30 分)，顯示她已罹患阿茲海默症或已是輕度認知障礙晚期、快要變成阿茲海默症了。她的評估結果是同時罹患第二型（萎縮型）與第三型（毒性型）阿茲海默症。愛玲開始進行 ReCODE 療法，並且開始攝取酮鹽使 β- 羥基丁酸酮體濃度上升到 1.5 mM。她與先生使用血酮機監測血酮狀態。經過九個月，她的 MoCA 評估分數從 18 上升到 27 分，症狀改善了，過去一年也持續保持進步的狀態。

❖ **第三，我們要優化所有營養素、荷爾蒙與滋養因子（生長因子）**。換句話說，就是要強化韌性，優化我們的免疫系統，支持粒線體（mitochondria），並且重建腦部的突觸網絡。我們目前還不知道能重建到什麼程度，也就是說，我們不知道阿茲海默症發展到什麼程度還能逆轉？我們能重建腦部失去的連結到什麼地步？你可以把因阿茲海默症失去功能連結的情況，想像成類似手機失去訊號。最輕微的情況就是訊號太弱，但兩邊的手機都還能正常運作；比較嚴重的情況是手機被關機，除非手機又開機，否則完全無法通話。最嚴重的情況是手機本身就被毀。同樣的，阿茲海默症的早期病變，就是腦細胞之間的通訊受阻，但沒有破壞到實際的連結或摧毀細胞；隨著病程發展，細胞的連結會失去，但細胞本身還能存活；最後，神經元會消滅，而且通常是自殺。

因此，病患若還在疾病早期階段，要改善並維持其實並不難，但是病程持續愈久，情況愈惡化，要逆轉情勢就更困難了。失去了這麼多突觸與神經元時，重建需要哪些原料呢？幹細胞？滋養因子？光線、電或磁力的刺激？我們確實有看到有人使用幹細胞後症狀改善，這在治療學上也是很有潛力的領域。事實上，對阿茲海默症的研究目前也持續在進行幹細胞實驗。但是，這些實驗一般只有使用幹細胞，卻沒有針對造成認知衰退的原因進行治療，所以感覺就像在重建一棟正被大火燒毀的房屋一樣。換句話說，我們必須在各種造成認知衰退的原因都被找出來、病程未繼續惡化的情況下，再來判斷幹細胞治療是否有效果。

無論我們的認知衰退進展到什麼階段，都要讓支持腦部的營養、荷爾蒙與滋養因子（生長因子）最佳化。這些因子——如維生素 B_1（硫胺素）、維生素 B_{12}、維生素 D、睪固酮（testosterone）、雌激素與神經生長因子——濃度如果太低，會與認知衰退有關。因此，要讓這些支援性的生物化學分子不光只提升到「正常」的及格邊緣，因為這通常不是最理想的狀態；而是要達到最佳狀態，確保有足夠的支援，讓神經系統運作功能達到最佳。包括前述由脂肪酸轉變成的酮、符合前述胰島素敏感度的胰島素，以及其他營養分子如維生素 B、維生素 C、維生素 D、維生素 E、維生素 K_2、omega-3 脂肪（如 DHA，形成突觸需要的二十二碳六烯酸）、膽鹼（choline）與其他神經傳導素前驅物、關鍵礦物質如鋅、鎂、銅與硒等等的營養素。我們會在「有酮彈性 12/3」（第四章）與營養補充品（第二十一章）的章節，描述該如何攝取這些營養素。

除了營養素，我們也要確保身體荷爾蒙濃度處在最佳狀態，因為這是製造與維護突觸的關鍵因素。對許多人而言，最佳的營養與生活型態能讓荷爾蒙濃度達到最佳，但對其他人而言，則要讓甲狀腺、孕烯醇酮（pregnenolone）、雌二醇（estradiol）、黃體素（progesterone）、睪固酮與脫氫異雄固酮（DHEA，一種壓力荷爾蒙），以及皮質醇（cortisol）達到最有效率的濃度，以支援腦部功能。除了這些荷爾蒙以外，有科學研究（雖仍有待商榷）認為攝取「促泌素」（secretagogues）營養補充品提升身體的生長荷爾蒙，藉此或許能夠支援突觸重建。二〇〇八年，一項使用生長荷爾蒙的單一藥物療法實驗未能減緩衰退現象[4]，但那次實驗並沒有處理任何導致認知衰退的潛在因素，因此這種療法也從未被當作一個標靶性、多元療程的一部分。

最後，除了營養素與荷爾蒙，我們五百兆個腦部突觸是由神經生長因子（NGF）、腦源性神經滋養因子（BDNF）與神經滋養因子-3（NT-3）這些神經滋養因子來支持。要增加這些神經滋養因子，可以透過各種方式：如運動（研究顯示能夠增加腦源性神經滋養因子）或腦部訓練，或是攝取全咖啡果實（whole coffee fruit）萃取物粉末或 7,8-二羥基黃酮（7,8- dihydroxyflavone；我同事葉克強教授描述，透過啟動此物質的受體，即可代替腦源性神經滋養因子）來達成。[5]

❖ **第四，我們要消炎並且預防發炎。**與阿茲海默症有關的類澱粉蛋白其實是發炎反應的一部分；如前所述，這是一種保護反應，可以消滅如細菌與黴菌等病原體。只要持續出現發炎症狀，身體就會持續產生類澱粉蛋白，也可預期會發生阿茲海默症。因此，我們要做的是移除造成發炎的原因，解決發炎的問題，再預防發炎發生。

導致慢性發炎最常見的原因，是腸漏症（小腸對很多細菌、細菌碎片與未消化食物的滲透性提高，使得它們侵入腸壁），腸漏可能會由壓力、糖分、酒精、加工食品、阿斯匹靈與其他相關消炎藥（如伊布洛芬）、含糖飲料、氫離子幫浦阻斷劑（PPIs，用來治療胃酸逆流或胃灼熱症狀）與其他具破壞性的藥劑所造成。所以必須要先了解你的腸胃道狀態。我們可以透過進行熱那亞醫學檢測中心（Genova Diagnostics）的升糖指數影響檢測（GI Effects test），或 Cyrex Array 2 檢測，或 Vibrant Wellness 公司的 Gut Zoomer 檢測等其他腸道檢測來知道自己的腸道狀態。

對於許多患有腸漏症或腸道微生態失調（dysbiosis，腸道正常菌叢改變，有時在吃了抗生素後可能會發生）的人，有很多種方式可以治癒腸道，並且讓體內的微生物群系恢復正常。去除上述可能造成腸漏症的原因（如加工食品）之後，有些人喜歡喝大骨湯（有市售的，也能自己做），也有些人喜歡攝取榆樹皮（slippery elm）或去甘草素之甘草根萃取物（DGL；一種可以在藥局買得到的甘草衍生物）或 ProButyrate，或是粉狀膠原蛋白或左旋麩醯胺酸（L-glutamine）等等，也都可以拿來修復腸道。在腸道修復進行幾週以後，益生菌（來自發酵食物如泡菜、酸菜或它們的膠囊產品），與益生元（來自豆薯、菊芋、生韭蔥、生大蒜、香蕉等食物，或與益生菌一起裝進膠囊的益生元），都能幫助你的腸道微生物群系回到最佳狀態。這是很重要的目標，因為好的腸道菌與其他微生物，會努力不懈地幫助你的健康、幫助消化，預防帶來疾病的細菌或黴菌，維持免疫系統健康、減少發炎，並幫助身體排毒。

如果你有發炎症狀但沒有腸漏症，你可能有罹患牙周病（牙齒周圍感染）或因為齒列不佳導致齒齦炎（牙齦感染），或牙齒根管被感染，或是慢性鼻竇炎。或因為長期暴露於病原體如伯氏疏螺旋體感染（萊姆病）中，或有代謝症候群（胰島素抗性、高血壓、三酸甘油酯高與發炎，經常伴隨有肥胖），或是暴露在促發炎的髒空氣或黴菌毒素中。

找出造成發炎的原因後，應該立刻移除，發炎即可消除，譬如可以使用 SPM「特異化促炎症消退介質」（specialized pro-resolving mediators）或高劑量（1-3g）的 omega-3 脂肪酸。發炎症狀可能要花好幾週才能得到緩解，之後目標是要預防再發炎。市面上有極佳的抗發炎物質，例如薑黃素、魚油或磷蝦油（omega- 3 脂肪酸）、薑與肉桂（孕烯醇酮濃度低的人，光是把孕烯醇酮濃度調回正常值也能夠抗發炎）。如果可以，請避免攝取阿斯匹靈與其他非類固醇抗發炎藥（NSAIDs），因為可能造成腸漏症、侵蝕胃壁黏膜，並且損害腎臟或肝臟。

❖ **第五，我們要治療慢性病原體**。換句話說，如果你有長期未被診斷出來的感染源，就很有可能造成認知衰退，所以我們應該把它們檢測出來並且針對它們進行處理（同樣地，認知功能已獲得改善的人如果感染流感或尿道炎等，也可能會出現認知衰退的情況）。對於感染，比較過時的看法是：有感染就是「生病」，沒有感染就是「健康」。但其實情況比這複雜許多，我們會在第二十章再詳細討論影響認知功能的微生物群系與微生物。總而言之，我們每天都與超過一千種不同種類的微生物共存！雖然很難想像，但我們的口腔、大腸、鼻竇、皮膚，還有腦部裡都有；在腦部也有感染，不可思議吧！阿茲海默症患者的腦部，可能就有細菌、病毒、螺旋體（螺旋狀細菌，例如造成萊姆病的病菌）、黴菌或寄生蟲。這些因素使得身體採取保護反應，因此產生的變化就是我們所知的阿茲海默症，所以應該要處理這些因素，讓我們的腦部不必產生具有保護作用的類澱粉蛋白，因為就是這些保護結果導致神經元連結減弱，以至於大腦認知功能衰退。

我們現在既已了解人類每天都與微生物生活在一起——它們已經成了我們的一部分，這可說是完全重新定義了「我們」——所以，保持身體最健康的狀態不只是除掉壞菌這麼簡單，反而是要讓體內的細菌維持正確的平衡。好菌能幫助抵禦壞菌（同時幫助優化你的代謝），因此吃抗生素時要格外小心，免得把好菌、壞菌統統除掉。這就是為什麼腸道微生物群系的健康如此重要，口腔、鼻竇與肌膚也是一樣的道理。我們目前還不清楚腦部正常的微生物群系組成是什麼模樣，也不清楚是否腦部中出現任何微生物都要視為不正常——這個領域目前還在研究當中。不過，如同之前所說，我們已經在罹患阿茲海默症的人的腦部裡辨識出許多病原體，而在大部分未罹患阿茲海默症的腦部裡，這些病原體大多不存在，由此可見罹患阿茲海默症者的腦部確實出現了這些微生物造成的感染或改變。無論結果如何，我們必須針對這些造成阿茲海默症的因素進行治療，因為只要這些病原體存在，腦部就會繼續產生類澱粉蛋白，企圖對抗這些病原體，並繼續讓阿茲海默症惡化。

想到身體裡這麼多年來藏著許多沒有被檢查出來的致病微生物，其實會覺得很不可思議；舉例來說，這和得肺炎非常不同，肺炎症狀顯現得非常快。相較之下，這些與阿茲海默症相關的致病微生物基本上就像是在和我們的腦部及身體冷戰，許多症狀會顯得很輕微甚至看不出來，直到一、二十年後發展成阿茲海默症。這些病菌可能來自蜱（壁蝨）叮咬，如伯氏疏螺旋體、巴倍蟲、巴東體、艾利希體或邊蟲。蜱可能是許多不同生物的帶原者，因此有些人在接受萊姆病治療後，還是發現仍被其中一、兩種病原體感染，因而有慢性發炎的人其實不在少數。

病毒可能會存在我們身體裡數十年，例如皰疹，這些病毒可能會導致身體發炎，以及認知功能衰退。事實上，近期一項研究顯示，曾經接受過抗病毒藥物如伐昔洛韋（valacyclovir）治療皰疹的人，罹患失智症的比例低許多。[6] 人類會感染的皰疹病毒包括 HSV-1（單純皰疹病毒 1 型；通常是唇皰疹）、HSV-2（單純皰疹病毒 2 型；通常是生殖器皰疹）、水痘帶狀皰疹病毒（造成水痘與刺痛難忍的帶狀皰疹）、HHV-6A 與 HHV-6B （皰疹病毒 6A 型與 6B 型；這些會在腦部感染多年）、HHV-7（疱疹病毒 7 型）、HHV-8（疱疹病毒 8 型）、巨細胞病毒（CMV，一種全球流行病毒，但在亞洲比較常見），與愛潑斯坦－巴爾（Epstein-Barr）病毒（EBV；與單核白血球增多症有關的病毒，有些病患會出現慢性疲勞症狀）。這並不是說感染過疱疹病毒的人都會罹患失智症，只是單純地說明這些病毒可能是慢性發炎症狀的病因，而這些病因會提高認知衰退的風險。

阿茲海默症病患的腦部也可能會被口腔病菌感染，像是牙齦卟啉單胞菌或齒垢密螺旋體（*T. denticola*）或具核梭桿菌（*F. nucleatum*）這些與齒列不佳相關的病菌，或是念珠菌之類的真菌。青黴菌、麴菌（*Aspergillus*）與葡萄穗黴菌（*Stachybotrys*；黑黴菌）之類的黴菌，以及它們生產的毒素也是一大憂患，因為它們會移生（colonize）到鼻竇或胃腸道。

所以與病原體相關的治療有三個關鍵步驟：

- 第一步：用血液檢測確定自己是否有以上任何一種病原體。
- 第二步：支援你的免疫系統（在第二十章關於微生物的部分有詳細資訊）。
- 第三步：針對已辨識的病原體進行標靶治療（很多人有不只一個病原體），使用適當的抗生素或抗病毒藥物或抗黴菌藥物，無論是否為特定藥物或非藥物療法，或是兩者的組合。最後，如果有使用抗生素，記得抗生素會影響腸道微生物群系，因此用藥過後要記得攝取益生菌與益生元，重新補足你的微生物群系。

❖ **第六，我們要找出並且移除毒素**——例如重金屬汞，甲苯與苯之類的有機化合毒素，以及黴菌毒素之類的生物毒素。多年來我們一直在檢測並避開食物、健康產品及其他我們會接觸到的產品裡的致癌物質，由於有安氏試驗（Ames test；致突變性檢測）的幫忙，大多數都有成功檢驗出來。但是要怎麼檢測出它們有沒有「失智原」（dementogens）呢？我們買的產品上，完全不會標示出這類資訊。然而，許多不同的化學成分都會直接或間接地導致認知衰退。實際上，多種化學成分混合之後造成認知功能傷害是很常見的情況。

法比亞娜是一位五十三歲的女性，周遭的人都知道她聰慧且科學常識豐富。但她卻出現與家人打牌時完全想不起來該怎麼玩的情況。她罹患的是進行性失智症，有第三型阿茲海默症（毒性型）的典型特徵：發病時屬非失憶型（non-amnestic）、有執行功能障礙（組織能力出問題）、算術障礙（計算時有困難）、ApoE4 陰性（她是 ApoE3/3，類澱粉蛋白正子斷層造影〔PET scan〕陽性）。她住在發黴的環境裡——她的環境相關黴菌指標（ERMI 指數，一般住家指數應該是 0，如果超過 2 就是超標）超標到 12——她的尿液黴菌毒素檢測發現多種毒素濃度特別高：赭麴毒素 A、新月毒素、黴膠毒素（gliotoxin）及黃麴毒素（aflatoxins），這表示她體內存在著來自不同黴菌如葡萄穗黴菌、青黴菌與麴菌的毒素。經過排毒治療，她的病情開始好轉。

這些毒素能透過實驗室檢測，在第十九章關於失智原的章節裡有詳細說明，而這些測驗也能檢測重金屬、有機化合毒素與生物毒素。如果身體裡確實有毒素，排毒就是至關重要的事，我們會依照身體裡有哪些毒素來決定該採用何種排毒程序。近期有兩本關於排毒的書籍很值得一看：約瑟夫・皮佐諾博士的《環境毒害：九週排毒計畫，終結生活毒害》（*The Toxin Solution*），對於暴露在甲苯或甲醛這種化學毒素的人特別有幫助；以及尼爾・內森（Neil Nathan）博士的《毒：讓身體對抗黴菌毒素、萊姆病、多重化學敏感與長期環境毒素》（*Toxic: Heal Your Body from Mold Toxicity, Lyme Disease, Multiple Chemical Sensitivities, and Chronic Environmental Illness*，暫譯），這本對於認識生物毒素——例如讓法比亞娜生病的黴菌毒素，特別有幫助。

❖ **最後，我們要確定沒有睡眠呼吸中止症，優化我們的睡眠。**希望這樣講得夠明白：每一個認知衰退或擔心自己有認知衰退風險的人，都應該要檢查自己晚上的血氧濃度。這很容易做到——你可以請醫師讓你租用血氧測量儀，你也可以自己購買，而且只要晚上睡覺時戴在手指上就好了，或是你也可以預約進行睡眠測試。兩者都能測量出睡覺時血氧濃度有沒有掉到危險值。最好的情況，是夜晚的血氧濃度應該維持在百分之九十六至九十八，如果數值驟降到百分之八十幾或百分之七十幾，對腦部的健康非常不好。這種情況通常都是因為睡眠呼吸中止症，但不一定是有睡眠呼吸中止症才會有這

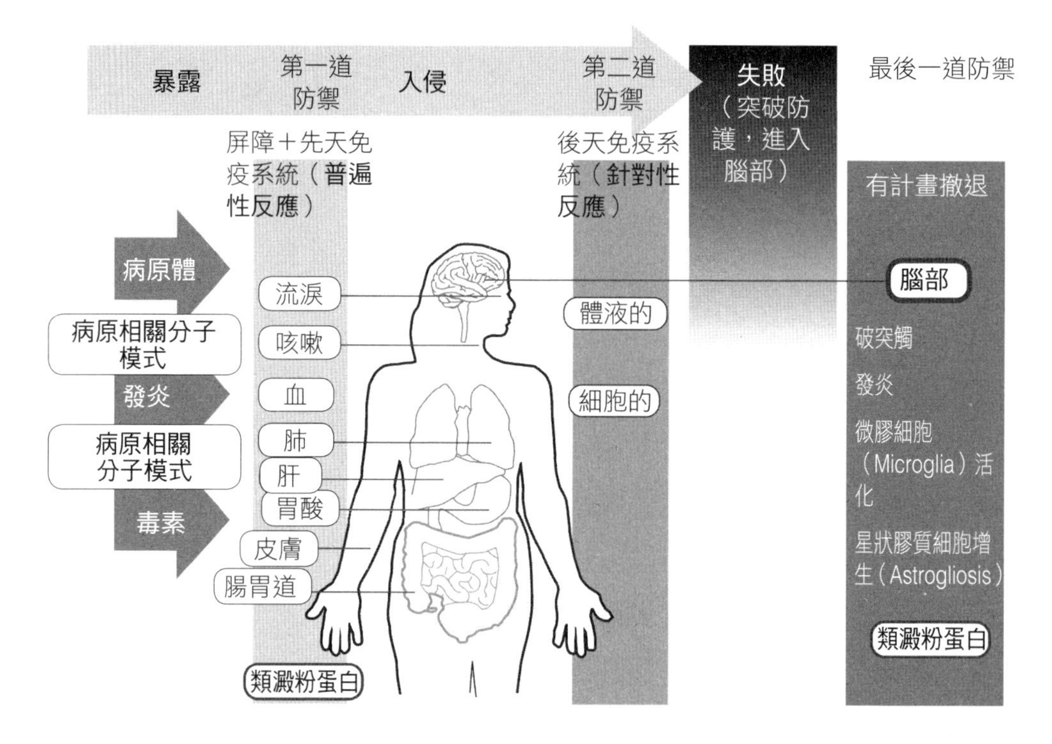

與阿茲海默症有關聯的乙型類澱粉蛋白（amyloid-beta）是先天免疫系統產生反應的一部分，是各種感染源與其他突破身體屏障和防禦抵達腦部所導致的發炎過程（PAMP；病原相關分子模式）中產生的。

些「血氧濃度不足」的情況，所以重點是要知道夜晚睡眠時血氧濃度是否有下降。如果有下降，這就是造成認知衰退或提高認知衰退風險的重要因素。解決方法很簡單，你可以嘗試使用口腔矯正裝置，或使用正壓呼吸器（CPAP）；其實許多人光是降低發炎現象及減重，就會有所改善。無論你選擇什麼方式，關鍵就在於要確定氧合程度（oxygenation）有提升。換句話說，這本書裡所列的各種介入療程也是一樣：目標是得到結果，重點不在所採用的方式——只要有效就好！

正壓呼吸器還有一個注意事項：請確定正壓呼吸器上的設定能讓氧合達到最佳，舉例來說，吸入與呼出的壓力值可能會影響正壓呼吸器的效能。

除了睡眠呼吸中止症與夜間缺氧（nocturnal desaturation），將睡眠環境、睡眠時機與睡眠品質最佳化，是至關重要的事，第十四章會有詳細解說。另外，有些人白天也有氧合不佳的情況——尤其是住在高海拔地區或罹患肺部疾病的人——這也會造成認知衰退。同樣也能簡單使用夜間用的血氧測量儀檢查，並且利用運動氧療（Exercise With Oxygen Therapy, EWOT）治療。

既然有這麼多可能造成阿茲海默症認知衰退的因素——從胰島素抗性到各種不同病原體與毒素攻擊，以及缺乏營養、荷爾蒙與滋養因子，再到腸漏症、睡眠呼吸中止症、壓力過大等等因素——你就知道為什麼一一辨認出來，並且用一個個人化的標靶性計畫治療這些影響因素有多麼重要了。這樣我們治療的才是實際造成認知衰退的因素，而不是讓這些因素繼續使腦部退化，同時還盲目地使用那些無法治療實際病因的藥物。事實上，未來藥物試驗若能搭配針對造成疾病背後底層機制的個人化療程，或許成功率會比較高。

讓我來總結一下療程的重點，特別要注意的是，依照辨識出來的病因，每個人的療程樣貌都會有所不同：

- 我們要讓身體對胰島素敏感：空腹胰島素值 <5.5 microIU/ml，糖化血色素值 4.0-5.3%，空腹血糖值 70-90 mg/dL。
- 我們要讓身體進入酮症（長期目標是讓代謝更靈活，透過

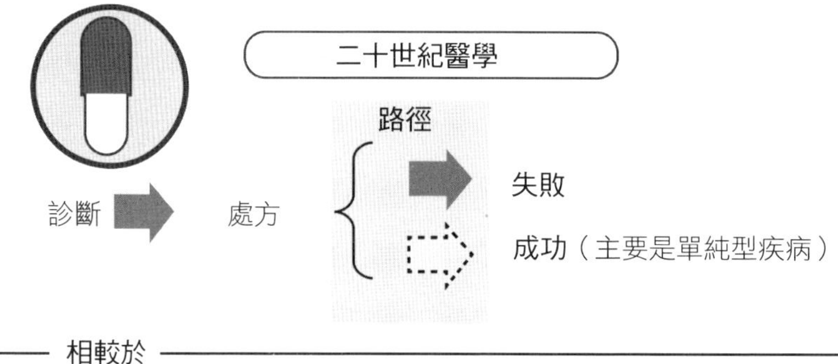

相較於

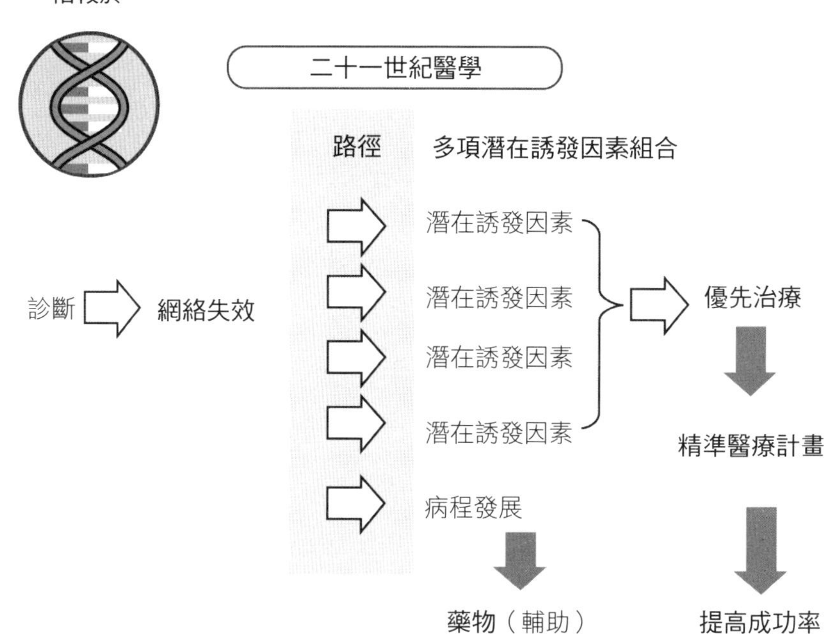

二十世紀醫學治療疾病的方法是開一種與病灶毫不相關的藥物，因此對複雜型的慢性病如阿茲海默症大多無效。相較之下，二十一世紀醫學是以系統為基礎的精準醫療，診斷時會辨認出哪一種網絡失效了，因此才能辨識出潛在的疾病誘發因素，並且精準地進行治療。

燃燒脂肪就能自行製造酮），酮濃度介於 β-羥基丁酸 1.0-4.0 mM，並且晚上斷食至少十二小時（如果是 ApoE4 陽性的人，最少要斷食十四小時）。

- 我們要優化營養、荷爾蒙與滋養因子，包括氧合狀況及對粒線體與免疫系統的支持。
- 我們要消除發炎症狀、移除發炎的根源、修復腸胃道、治療牙周病，並且優化腸胃道及口腔菌群。
- 我們要治療已知的病原體。
- 我們要找出身體中有哪些毒素——例如重金屬類的汞、有機化合毒素如甲苯，以及生物毒素如新月毒素——然後進行排毒。
- 我們要治療睡眠呼吸中止症，讓睡眠時的血氧濃度維持在百分之九十六至九十八之間（並且確定白天的血氧濃度也沒有太低），並且改善睡眠衛生（sleep hygiene）。

綜合以上做法，就能讓破突觸的訊號轉為成突觸的訊號，同時提供重建的基礎；遵循這些療程步驟就能達成「移除、強化韌性與重建」的目標。

我們目前正在進行歷史上第一個臨床試驗，辨識每一位病患造成認知衰退的因素，再透過個人化、精準的醫學療程一一治療每一項病因。與之前相較，之前所有的試驗都是預先決定好療法，通常是一種單一的藥物，因此未能實際解決造成認知衰退的病因。

我們研發出 ReCODE 療法以來，第一位病患的認知功能改善也已經八年了。這位病患有四次因為旅遊、病毒感染、缺乏某些因子，以及決定自己不再需要繼續療程而未能持續進行治療，每一次只要停止治療十至十四天後認知功能便開始衰退。但她每次只要重新開始進入療程，情況就會好轉。八年來，她的情況非常好，目前繼續在工作，認知能力也很穩定。

這八年來，對於如何優化結果、哪些環節容易失誤，我們學到許多，而這些課題都會在下一個章節裡詳細描述。

第三章

顛覆教條：汲取教訓

有些人生課題只能在掙扎的過程中學習。

——伊多伍・寇葉尼坎（Idowu Koyenikan）

光是「掙扎」兩個字，不足以形容阿茲海默症的病患為生存而掙扎的情況，家屬在為適應掙扎，醫師在為治療方式掙扎，科學家在為理解疾病掙扎，而社會則是試圖打敗阿茲海默症奮力掙扎。

我們現在正開始理解這個疾病的相關機制、各種誘發因素，以及最後該如何預防並且成功治療它。但是要優化對認知衰退的預測、預防與逆轉，仍需要經歷一番努力。但我們有在記取教訓；從那些進步最多的病患，以及遵循療程、效果卻最不顯著的人身上學到的特別多。每一次的教訓都能讓我們知道：我們還能幫助更多人。以下是 ReCODE 療法八年來所學習到的關鍵重點，以及獲得的答案：

❖ **大部分發展出認知衰退的人，會有不只一種類型的阿茲海默症。**雖然偶爾有人單純是第一型（發炎型）或第二型（萎縮型），或單純是某一種類型的患者，但是大部分的人會有不同亞型的特徵，只不過其中某一種亞型的特徵會比較強勢，因此這種亞型最重要，也更需要專注在這上面。舉例來說，許多病人罹患第一・五型，因此有空腹胰島素值高的特徵，但也有第二型、維生素 D 較低的特徵，或許還有第三型黴菌毒素暴露的特徵。因此，分別針對這些不同的誘發因素進行治療，才能得到最好的結果。

❖ **對體重過輕的人，療程一開始可能會比較困難。**如果你很瘦——例如，你的 BMI 指數低於 18.5（請見第 36 頁表一）——要用自己的脂肪產生酮，一開始會比較困難，部分原因是你的脂肪組織本來就不多。[1] 另外，採取「有酮彈性 12/3」一開始體重可能會減少，讓你更瘦、感覺沒有力氣，認知方面反而變得更鈍。第七章有很詳細的說明，能幫助你跨越這些阻礙。你可以在飲食中增加油脂的攝取，添加抗性澱粉（請見第九章），或透過攝取 MCT 油（一天最多三次，一次一大匙）或酮鹽或酮酯讓身體製造酮。追蹤你的酮濃度，讓酮保持在 β-羥基丁酸 1.0-4.0 mM 的範圍內（長期而言，自體產生的酮比較好，但一開始先不要擔心這些）。你也能一週放寬飲食限制一到兩次，吃一些地瓜或其他澱粉類蔬菜，或是額外的升糖指數低的水果如草莓，讓自己的體重不要掉。也要確保自己的腸胃狀況良好，因此要吃益生菌與益生元，需要的話也要吃消化酵素，因為體型纖瘦者可能會出現營養吸收不良的問題。

❖ **被診斷為「假性失智」時請當心。**假性失智不是真的失智症，是憂鬱症造成的（有些罹患憂鬱症的人會看起來像失智，是因為他們精神狀況不好時無法準確地回應，但憂鬱症減緩時，思緒又會變清晰），這是常見的診斷。這原本應該會讓人少些煩惱，但結果卻發現憂鬱症（本來就與全身發炎有關）其實是很常見的失智症預兆，尤其是第三型（毒性型）阿茲海默症。

一位五十四歲的男性抱怨覺得自己思考有困難，還說頭裡面感覺「像是著火了」。他丟了工作然後變得憂鬱。一位專攻阿茲海默症的神經學家評估過後，註記他 MRI（磁振造影）沒有出現腦部萎縮的情況，因此診斷為憂鬱症引起的假性失智。醫師開了抗憂鬱藥劑做為治療，但幫助不大，接下來兩年，患者的認知衰退情況愈來愈嚴重。他的 MRI 結果仍未出現任何腦部萎縮的情況，但腦脊髓液顯示出的異常狀態與阿茲海默症相符。病患開始服用愛憶欣（donepezil）與威智（memantine），一樣效果不大。但病患的認知能力繼續衰退，於是更進一步評估後發現他是 ApoE4/4，有嚴重的睡眠呼吸中止症，且 MRI 檢查出有顯著的腦部萎縮。此時，他的 MoCA 評估分數只有 11。

正確的診斷與適當的療程被拖延了至少兩年，只因為一開始是被診斷為「假性失智」。其次，病患是在認知能力確實出現衰退現象後，MRI 才檢查出腦部萎縮，所以用 MRI 陰性當作「假性失智」的證據，令人擔憂。

❖ **要小心那些跟你說「明年再來，你現在情況還沒那麼糟」的**人。病患很常被告知有輕度認知障礙（MCI）但還沒到阿茲海默症的程度；而且，既然愛憶欣是用來治療失智症的藥物（是治療阿茲海默症而不是輕度認知障礙的藥物），所以醫師會要求病患一年後再回診。但是你要做的，當然是跟這種建議完全相反的事。如果你還未採取預防性療程，而卻已出現認知衰退症狀，則是愈早開始進行逆轉衰退的療程，效果會愈好。我已經不知聽過多少人被告知他們應該「一年後再來」，結果一年後說詞卻變成「現在來不及了，病情已經變得無法治療」。

科爾文，五十五歲男性，他被告知要一年後再回診，因為他「只有輕度認知障礙」，但正子斷層造影掃描顯示他已有早期阿茲海默症。幸好他沒有等。經過評估，他被診斷為第三型的輕度認知障礙（毒性型），已經在轉變為阿茲海默症了。經過排毒療程，他的情況有所好轉，也持續保持進步中。

❖ **有不同程度認知衰退的病患，幾乎每一位都有至少下列其中一項最常見的誘發因素：**（1）胰島素抗性；（2）黴菌毒素（來自青黴菌或麴菌等）暴露或汞暴露；（3）睡眠時血氧濃度降低（無論是因為睡眠呼吸中止症或其他因素造成）；（4）腸漏症；（5）齒列不佳；（6）被疱疹病毒或伯氏疏螺旋體或巴倍蟲等蜱傳播的病原體感染所引發的慢性發炎；（7）缺乏營養素，例如缺乏維生素 B_{12} 或維生素 D；（8）心血管疾病。所以檢驗出這些誘發因素，並進行治療非常重要。

❖ **不一定必須治療所有造成認知衰退的因素才能成功逆轉病**

情。我們在第一位病患身上發現的數十種觸發認知衰退的因素中，只成功治療了其中十二項，但病情就有了改善，至今也保持了八年。每一個人都有自己的門檻——有些人需要做得更多，有些人需要的比較少，一旦跨過就能改善，因此請繼續優化各種面向，直到看得出效果，接著再繼續微幅修正，才能看到更多的進步。

- **雖然愈早治療成果愈好（預防更勝於治療），但我們也看過即便 MoCA 評估分數是零分，狀況仍有明顯的改善。**認知衰退狀況還在最早期的個案，病情改善的機率與完整度最高，因此我們建議每個人都應該預防或盡早逆轉。至於病情已進入晚期的病患，有些病情有改善，但有一些則沒有改善，因此我們會推薦這類病患的子女應採取預防措施。
- **雖然症狀改善要三至六個月才看得出來，但我們曾看過在四天內就有改善的病患。**有些誘發因素可以迅速處置，例如暴露在吸入性毒素中的情況；但一般而言，你需要「在生活上遵循這套療程」至少三到六個月才能看到效果。請持續優化，才能得到最佳結果。
- **雖然 ApoE4 陽性的群組（罹患阿茲海默症的病患中，有三分之二都屬於這群人）在大部分的藥物試驗中屬於最難治療的病患。但這些病患對 ReCODE 療法的反應，反而比 ApoE4 陰性的病患還要好，不過這兩種病患都對此療程有反應。**目前還不清楚為何會這樣，或許是因為帶有 ApoE4 等位基因的人比較容易有發炎症狀，而療程減緩了發炎。相較之下，ApoE4 陰性者是在體內有更多毒素（因此常呈現出第三型阿茲海默症症狀），需要花更長的時間才能成功治療。

- **和心血管疾病一樣，必須先跨過閥值才能看到改善的跡象。**病患必須過了這道門檻才能改善症狀。可惜並沒有捷徑可知道這個門檻在哪裡，因此最好是持續針對造成認知衰退的因素進行治療，直到認知衰退停止，狀況才會開始改善。在退化過程中，愈早開始療程，就能愈早跨過這道門檻。
- **改善一般分為三個階段。**首先，衰退情況會先趨緩，之後停止。其次，你會漸漸發現一些小小的進步，像是與心愛的家人之間的互動改善了，或是進行簡單的動作時，混淆的情況變少。再之後可以看到比較明顯的進步，例如記憶力、詞彙、辨認臉部能力與組織能力的改善。只要療程持續進行，這些情況應該能持續維持，雖然遇到壓力或感染（像是流感或尿道炎等）或睡眠不足時，病情可能會倒退一些。造成病情惡化的常見因素是又有新的感染，例如對黴菌毒素敏感的第三型阿茲海默症病患（毒性型）而言，若家中或工作場合有新的漏水，讓病患再次暴露在黴菌病毒中，最終就會導致認知衰退再度惡化。
- **對實驗室檢測結果，請當心「在正常限度內」（WNL，within normal limits）這個說詞（有些人會開玩笑說 WNL 其實是「我們根本沒看報告」的縮寫 [*1]），或「在正常範圍內」這類用語。**這些數據與優化認知功能毫無關係，事實上，二十人當中就有一人會掉出「正常範圍」。「正常範

[*1] 編注：We never looked 縮寫也是 WNL。

圍」只是一個統計數字，而不是生理上的，也不見得是對腦部功能的最佳狀態。你的目標應該是要讓數值最佳化，而不是只在「正常的範圍裡」。例如，與阿茲海默症、腦部萎縮、發炎與心血管疾病都有關聯的同半胱胺酸，數值升到 12 (mmol/L) 都屬於「正常範圍」，但只要超過 6 就會與腦部萎縮愈來愈有關聯。所以，如果你要盡一切可能預防或逆轉認知衰退，你怎麼會讓同半胱胺酸數值停留在 12 呢？最好讓數值降到 7 以下。

❖ **持續優化所有參數是非常重要的——不要認為第一個療程就是最好的療程**。生物化學對了，認知功能也就對了。請記得導致認知衰退的潛在問題可持續多年，因此要處理到所有的誘發因素需要花一點時間。

要得到最好的成果，必須不斷修正做法——這是一個持續性的過程，不是單一的處方箋。

❖ **如果認知功能持續衰退，大多時候是因為某項要素被忽略了，或是未能徹底遵守療程**。如果你有遵循個人化療程的各個面向，應該就能調整造成你認知退化的各個潛在因素，三到六個月內應該就能開始看到病情改善。如果衰退情況未見好轉，一般是因為忽略了某件事，像是慢性發炎、毒素暴露、腸漏症或睡眠呼吸中止症等，或是沒有徹底遵守療程的指示。這個過程確實相當複雜，因此可以一步一步地來。舉例而言，如果酮還未達到 1.0-4.0 的濃度範圍，先專注在這件事上應該會有幫助。如果依照計畫指示執行超過六個月，認知衰退情況仍在持續，請見第二十二章關於排除疑難雜症。

❖ **除非未能遵守治療計畫或者暴露在新的毒素或病原體中，否則情況改善後應該都能繼續維持**。這是重點——採其他的治療方式即使有短暫改善，之後病情仍會再度衰退。如果有確實針對造成認知衰退的潛在因素進行治療，病情應能持續改善。採取此治療計畫的病患中，最久的目前已經進行到第八年了，進步狀況有繼續維持，雖然有四次短暫停止療程，而且每次只要暫停一兩週就會發現認知能力開始惡化，但只要重新開始，病情就會有所改善。

❖ **辨認出病原體與毒素並優化免疫系統，對取得最佳結果至為重要**。從基本入手——也就是進行「有酮彈性 12/3」飲食、運動、優化睡眠、減少壓力、訓練大腦，同時補充先前提到的幾種營養補充品與香藥草（有時候還要加入荷爾蒙）。不過，大家有時候會忽略一些特定的微生物、毒素及對免疫系統的支援，所以務必與自己的主治醫師配合，一起解決這些問題。

❖ **一再優化就能持續進步**。請持續優化！許多人會發現只要開始優化更多要素，認知能力就會持續進步。大腦訓練的得分也會愈來愈好，日常生活中的互動也會愈來愈靈敏。下面你會聽到瑪西分享自身的經歷，她的另一半描述她的記憶力時，一開始曾說是「如災難一般」，再變成「挺糟糕的」，最後竟然變成「過目不忘」。所以，請務必記得這個過程不是像用一劑盤尼西林來治療感染般，只做一次便就此停止。而是一個持續修正、期望得到最佳結果的過程。萬事起頭難，但請不要擔心。只要從最基本的部分開始，再配合醫師與健康教練的指示，逐步增加。

❖ **一般而言，酮濃度較高的人（β-羥基丁酸 = 1.0-4.0 mM）比酮濃度較低的人（尤其 β-羥基丁酸 <0.5 mM）認知能力的進步會比較明顯。**腦部能量的酮支援系統非常重要，比較好的方式，是能夠在不使用 MCT 油、酮鹽或酮酯的情況下進入酮症——可以用血酮測量儀（如 Precision Xtra 或 Keto-Mojo 或 Keto Guru 這幾個品牌機型）確認。不過，如果做不到，則可以透過攝取 MCT 油增加酮濃度（每天最多三次，每次最多食用一大匙，但要緩慢增加到這個量，否則會有腹瀉問題），或攝取酮鹽或酮酯。

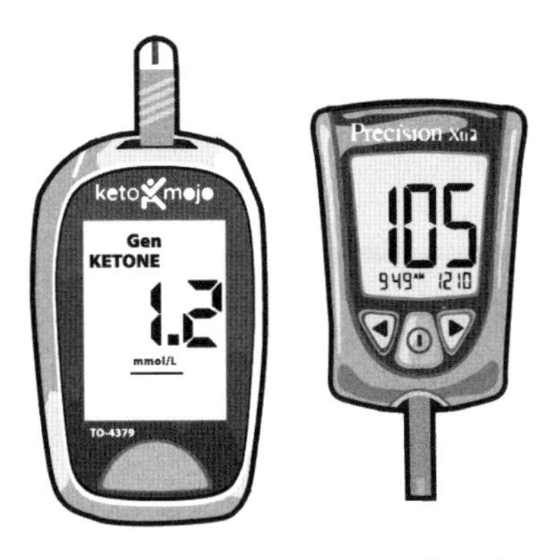

血酮測量儀器範例　這種儀器能同時測量血酮與血糖值。

❖ **許多人發現，在整體療程當中有某種形式的刺激，有助於改善認知能力。**有可能是透過光刺激（光生物性調節作用，photobiomodulation）或磁刺激（例如電磁諧振療法〔magnetic e-resonant therapy, MeRT〕），當然大腦訓練也能提供一種形式的刺激。

❖ **長期處於與阿茲海默有關的促發炎狀態，可能都需要「重新開機」或「重置」，才能持續有進展。**這可能要包括神經重建訓練（dynamic neural retraining；請見第十六章）或神經回饋（neural feedback）或多重迷走神經刺激（polyvagal stimulation），或其他形式的神經免疫調節方式。

- ❖ **處理了病原體、毒素、胰島素抗性、發炎、腸漏症、滋養因子與營養支援等之後，如果療程開始前傷害就已不輕，請考慮幹細胞治療。**目前已有專治阿茲海默症的幹細胞臨床試驗在進行，但對於不先治療造成疾病的因素，就用幹細胞做為唯一療法，我相當存疑。因為這就像是當房子還在燒毀中就要重建它一樣——我們應該先撲滅火勢、再談重建比較合理吧。不過，我仍然認為幹細胞在逆轉認知衰退方面具有終極角色，尤其是對未能在早期就逆轉衰退情勢的病患而言。
- ❖ **既然神經退化疾病如阿茲海默症與路易氏體失智症（Dementia with Lewy bodies, DLB），會在被診斷出來之前就持續發展好幾年、甚至是幾十年，那麼出現明顯的失智症症狀之前，這些疾病就可能已影響到病患的許多人際關係。**我常常在想：到底有多少家庭紛爭、政治爭論、國際問題、誤會，與看似單純的壞心情，其實是和神經退化疾病的早期症狀與病程有關呢？或許更常見的情況是，這些潛在疾病的早期症狀從未被確診，但它們已經在早期階段就影響人的行為、心情或表現。最著名的例子是慢性創傷性腦病變（chronic traumatic encephalopathy, CTE；電影《震盪效應》中可以看到）引發的攻擊性與憂鬱症，這是頭部創傷造成的腦部損害，但這只代表與神經退化相關行為變化的一小部分。臨床人士經常聽到有人在確定罹患失智症多年前，就已一直出現「難以解釋的行為模式」。因此，要考慮這樣的情況可能會發生在病患與深愛的親友身上，特別是現在更要重視，因為我們已有能預防與早期逆轉症狀的方式。

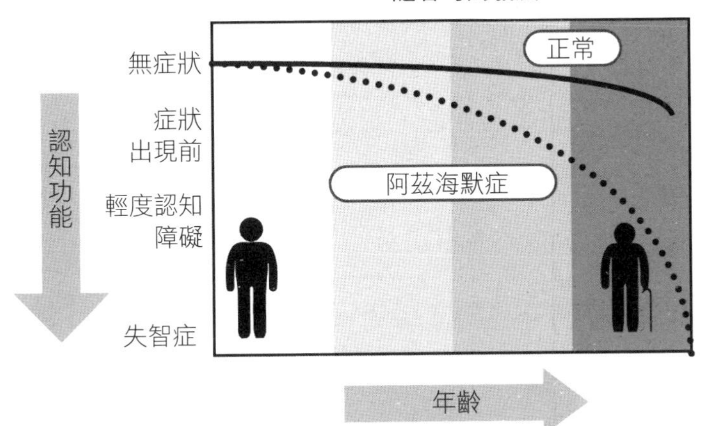

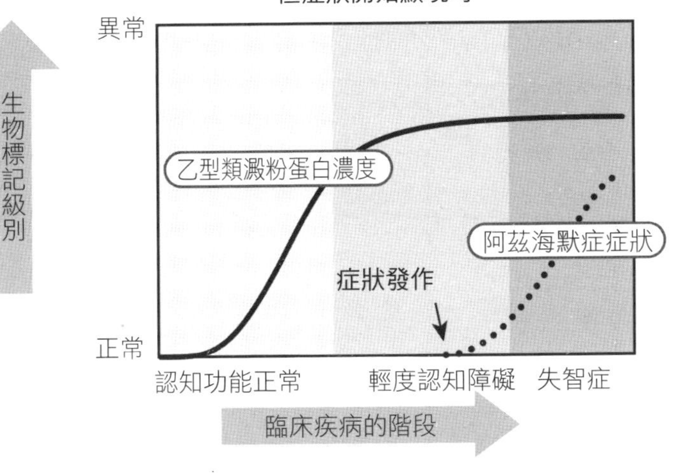

到確診罹患阿茲海默症時，疾病潛在的病程就已發展了好多年。

布萊德利是一位個性溫和的八十五歲教授，一生都是顧家好男人、紳士的形象。與妻子結縭五十年，婚姻美滿又穩定，卻突然開始與妻子頻繁、激烈地吵架。在一次爭吵中，布萊德利打了老婆，這完全不像他會做的事情，也是他從來沒有過的行為。詢問之後，才發現他也開始注意到自己記憶力方面的問題，最後被評估為罹患早期路易氏體失智症。

你可能看過有電視廣告宣稱：第一位阿茲海默症倖存者「總有一天會出現」……只要你「捐款給我們的機構，我們就會達成這個目標。」其實這很容易誤導人，因為不用等到某一天，這些前幾位的倖存者已經在這裡了，每一位的故事都有詳細記載，還發表在醫學期刊上。[2] 接下來的章節裡，你會看到許多人的故事，讓你知道他們如何成功戰勝疾病。

Part Two

手冊 I：一起逆轉認知衰退

與茱莉・葛瑞格里（Julie Gregory）、阿伊達・萊席恩・布萊迪森醫師（Aida Lasheen Bredesen, MD）合作撰寫

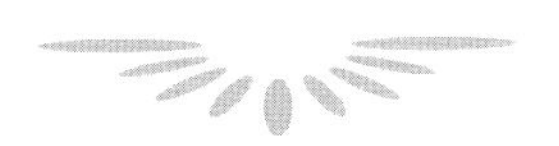

不聞不若聞之，聞之不若見之，見之不若知之，
知之不若行之；學至於行之而止矣。

—— 荀子

有個老笑話很鮮活地描述我們現在面臨的狀況：一位酪農擔心自己農場的牛奶產量減少，特地聯絡地區大學的學者專家，看他們能不能給一點專業意見。這個大學就派了一個由理論物理學家帶領的專案小組，在現場蒐集了兩週的資訊。他們分析這些資訊，得出大量的資料。此時物理學家回去找酪農說：「好了，我們算出一個解決方法。可惜的是，這個方法只能適用在真空狀態的球面牛隻身上。」當然，真的牛既不是球面的，更不是活在真空狀態下，所以這些理論上的算式，對酪農一點幫助也沒有。神經科學也有類似的狀況：很多受矚目的腦部研究是針對培養皿裡的細胞、蟲和果蠅，但要把這些研究結果轉化成能夠有效治療人類疾病如阿茲海默症、肌肉萎縮性脊髓側索硬化症（Lou Gehrig's disease）*1 和亨汀頓氏舞蹈症的方法卻極為困難。事實上，把對實驗室動物有效的療程，轉化成人類神經退化性疾病的治療時，目前全都是失敗的。這就是本書 Part Two 的重點——如何將三十幾年的實驗室研究結果，變成阿茲海默症、阿茲海默症前期（輕度認知功能障礙與主觀認知衰退），以及預防阿茲海默症的可執行且有效的治療方法。同時也提供詳盡的資訊，幫助病患成功改善認知功能。

身為一位醫師科學家，我或許能告訴你做什麼事情最有幫助，但要讓你看到、記得，最後實行並且理解，最好的方式是讓每天都依照這套療程生活的人，親自現身說法——這些人確實感受到成功逆轉認知衰退是什麼感覺——以他們的自身經驗，提供最實用的解決方法。因此，本書的這個部分（手冊 I），是與茱莉・葛瑞格里及內人阿伊達・萊席恩・布萊迪森醫師共同合作撰寫。葛瑞格里自己

*1 編注：即運動神經元疾病，俗稱漸凍人。

是帶有 ApoE4/4 基因（同型合子〔homozygote〕）者，她成功逆轉了自己的認知衰退症狀，並且累積了實際應用科學研究成果的豐富經驗。她卓越的觀察力讓她能夠提高警覺，她每天確實執行並且大方分享所學。葛瑞格里是 ApoE4.Info 網站的創建人與總裁，這是一個為帶有 ApoE4 基因者提供幫助的基層非營利組織。我的太太阿伊達，是一位醫師，早年在第三世界國家行醫，由於這些國家的慢性病患者比西方社會少許多，她也因此磨練出一套整合醫療的方法。我們兩位的背景與專長正好互補。如此獨特的合作團隊，能提供最好的預防與逆轉認知衰退的方法。我目前還沒看過市面上有任何一本書和我們一樣，結合了神經科學家、臨床醫師及病患的專長，提供改善認知衰退最有效的療法。繼續讀下去，你便會看到許多很實際的方法、提示、技巧與替代方案，將這些綜合起來就能讓成功機率最大化。為此，我由衷感謝茱莉與阿伊達的幫助。我們開始動工吧！

第四章

用「有酮彈性 12/3」提升認知能力

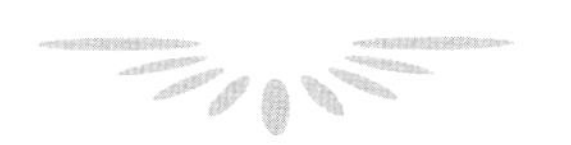

治癒不表示傷害從未存在，只是代表傷害不再控制人生。

——北美原住民諺語

我們的目標是讓你能自立自強執行計畫。若你曾為神經保護（neuroprotection）問題請教醫師，很有可能只得到一臉茫然、蔑視，甚至是一陣數落。一對夫妻曾寫信給我，說他們拿一本我的書給他們的醫師時，醫師簡潔有力地說：「醫師是沒空讀書的啦。」我的天啊！你可能在診療間看過醫師的馬克杯上印著：「請不要把你的 Google 搜尋結果和我的醫學學位混為一談。」雖說這也沒錯，但到目前為止，還沒有一個醫學學位能為認知衰退提供任何有效治療方式。已有風險的病患表示，他們的神經科醫師都對他們說「再等等」或「祝你好運」，卻沒有提供一絲希望。對於上千萬高風險或已經出現相關症狀的病患來說，這是無法接受的事，更何況阿茲海默症已經成為全球發病率與致死率最高的病症之一。我們有許多已發表且經過同儕審查的醫學文獻，證明了我們下面要分享的這些支援策略的功效。可惜的是，在一般醫院標準的七分鐘看診時間的規定下，根本無法有效地教育病患，開藥解決簡單多了。只有兩類治療阿茲海默症的藥物，是經由食品藥物管理局（FDA）核准上市的，但這些藥物根本無法改變疾病的變化軌跡（無用就算了，還可能造成損害——最近有研究顯示，這些阿茲海默症藥物與認知衰退加劇有關，其實只能提供短暫的症狀緩解功效）[1]。光是這點就值得再重申一次：用藥物對抗阿茲海默症並不會讓衰退停止——它可能會得到短暫的改善，但之後認知又會持續衰退。然而，如果你使用我們在此提供的療法、針對造成疾病的原因行動，就能維持改善狀態（事實上，有病患使用此療法目前已持續改善超過八年，若不是因為此療法，他們可能早就進護理之家了）。因此，你需要為自己加油，從今天開始自主管理你的認知健康。愈早開始，就愈能隨著年齡增長提高預防認知衰退或逆轉症狀的機率。

要用什麼樣的速度執行我們推薦的這些改變，乃是依照許多個別因素而定，譬如說，你的代謝狀況（尤其是胰島素抗性）；你的移動能力、睡眠與處理壓力的能力；以及能幫助你開始並維持改變的支援系統都是否到位。你可以緩慢地在幾週內、幾個月內逐漸進行，或一次全部到位。改變速度最快的人，恢復也會更快速，但也要注意可能會出現的副作用，不過這些副作用通常頗輕微，或只是過渡期才有。我們之後會在替代方案中詳細討論，幫助你成功達成目標。

批評這種療法的人認為它太昂貴或太複雜。然而，我們的目標是要讓這套療程更平易近人、讓所有人都負擔得起。一有機會，我們會分享便宜的替代方式，協助你執行這種生活方式與整體療程。我們知道阿茲海默的病程要發展超過十年才會看到具體的症狀，因此及早介入非常重要，也才能改變病程的軌跡。第一步就是，改變「罹患阿茲海默症就是絕症」的錯誤觀點，取代以正確的訊息。這是一項健康照護的革命，我們要重新教育大眾，讓掌控權回到自己手上，保護自己的認知健康，享受長壽又有活力的健康生活。

開始行動

「有酮彈性 12/3」是什麼鬼名字？到底是什麼意思呢？和《終結阿茲海默症》一書中所描述的一樣，「有酮」指進入酮症，酮症是一種天然機制，透過肝臟分解油脂產生酮（乙醯乙酸〔acetoacetate〕、β-羥基丁酸與丙酮〔acetone〕），能提供優質能量幫助改善認知功能，以及加速產生腦源性神經滋養因子，提供神經元與突觸支援。[2]

「彈性」（FLEX）指的則是這套療程中兩個不同的特徵：第一個是能提升代謝靈活度，恢復身體天生能代謝脂肪或葡萄糖做為身體能量的能力，同時維持胰島素敏感度，以提供腦部最多的能量。第二個是指，這套飲食計畫雖然以蔬食為主，也提供一些彈性，能根據你自己的喜好與特殊需求攝取一些（或捨去一些）動物製品。最後，「12/3」是指每天需要花多少時間斷食——從晚餐結束後到隔天早餐或早午餐或午餐之間，必須至少隔十二小時，晚餐與睡前的時間也必須隔至少三小時。

只要正確執行，這不僅僅是一個飲食計畫——它還會成為一種生活方式，其中營養會是諸多關鍵之一。將我們的飲食建議與斷食、運動結合，就能夠修復或維持代謝健康。所謂「代謝」是指我們賴以維生的諸多化學反應，包括攝取食物時將食物分解轉換成能量和細胞組成的要件。健康的代謝能力能確保我們的整體健康，也能穩定地將能量輸送給腦部。

我們的目標是將你與食物的關係從依賴，變成不挨餓就能持續得到滋養。在廚房準備食物的時間會減少，不需要一直頻繁地進食，能夠有更多往戶外跑的時間，進行有意義的社交參與。你會發現，我們乾淨、充滿營養素，且非常植物性的全食物飲食（whole

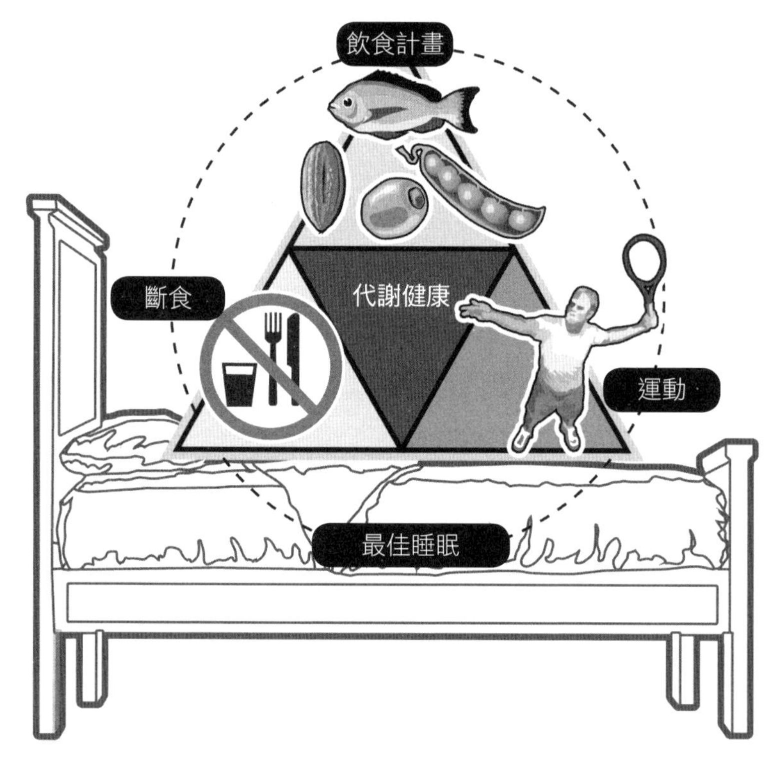

「有酮彈性 12/3」飲食與生活方式結合斷食、運動和植物性微生酮飲食，再搭配最佳睡眠習慣，能創造支援認知功能的基礎。

food diet），能提供加工食品完全無法給予的飽足感。你會發現這些對腦部最好的營養既美味又令人滿足，如此一來，也能快樂地生活，並且容易長久維持這樣的生活方式。

總結一下，「有酮彈性 12/3」生活方式的三大面向，就是飲食、斷食與運動（以有品質的睡眠為基礎，這點我們會在第十四章討論）。這些面向結合起來，就能修復代謝功能，並且提供腦部乾淨又能持續的能量。這三個部分協作並進就能相輔相成，比分開進行更能提升修護速度。還有，這樣也不必只為了讓身體產生酮過分限制攝取熱量、斷食太久，或過度努力運動。得分！這三個面向的組合，能讓人身體最健康，避免罹患如失智症、代謝症候群及高血壓等現代社會的各種慢性疾病。之後的許多章節裡，我們會更深入分享這些與飲食相關的建議。

我們會先解析食物金字塔，再解釋斷食的重要性。（偷偷提示一下：斷食被歸類在金字塔的底端。沒錯，斷食就是這麼重要！）下文也會討論運動。但別忘了每一個面向都同等重要，要合在一起才能成為「有酮彈性 12/3」。

「有酮彈性 12/3」尤其針對會造成認知衰退的生理機制。「有酮彈性 12/3」的生活方式能夠：

- 改善關鍵的胰島素敏感度
- 減少發炎
- 改善神經元能量不足與粒線體缺陷的問題
- 改善血液循環並改善血壓
- 提供原料以支援突觸
- 防止伴隨著認知衰退出現的營養素缺乏

- 促進細胞自噬與清除乙型類澱粉蛋白
- 促進排毒
- 防止伴隨著認知衰退一起出現的肌肉及骨質流失

「有酮彈性 12/3」之所以獨特，是因為我們鼓勵你用實際數據優化自己的健康，改善（並且維持）認知功能，不必再懷疑自己是否走在正確的道路上。你可以根據及時資訊、定期評估與實驗室檢測，持續追蹤並修正所選療程的效果。

飲食混亂：資訊過載！

> 喬治亞今年五十八歲，患有關節炎、高膽固醇、糖尿病前期、甲狀腺功能低下症、肥胖，以及記憶力衰退等症狀。她當時吃的是標準美式飲食。我建議她可以讀一些專家寫的優秀營養學書籍，例如喬爾．傅爾曼醫師（Dr. Joel Fuhrman）的《傅爾曼醫師教你真正吃出健康》（*Eat to Live*），馬克．海曼醫師（Dr. Mark Hyman）的《吃油讓你瘦》（*Eat Fat, Get Thin*，暫譯），以及史提芬．岡德里（Dr. Steven R Gundry）的《植物的逆襲》（*The Plant Paradox*）。於是，她開始改變飲食。她瘦了約四十五公斤、膽固醇下降到正常值、關節炎消失了，糖尿病前期也減緩了。她變得活力充沛，還開始騎腳踏車。她的記憶力改善了。她開始認真積極地閱讀關於營養與健康的書籍，但也開始發現每一本書、每一篇文章，都建議讀者採取非常不同的飲食習慣。這讓她很困惑——到底哪一個才是對的呢？她問我有沒有什麼詞可以用來形容這種被營養資訊搞得不知所措的狀態？我回答：「妳這樣應該可以說是『資訊過載』。」

我們在這裡會盡力避免讓你覺得「資訊過載」，為了改善認知功能，我們會讓你專注在實用、明確及可執行的建議上。

飲食通常是所有希望預防或治療認知衰退的人最大的阻礙。各個專家給的建議南轅北轍，導致許多人感到困惑，不知哪一種才是最好的飲食之路。「有酮彈性 12/3」突破這樣的混沌，專注針對能促進神經保護的特定機制，提供一條清晰的道路，幫助你的認知功能與整體健康進入最佳狀態。

為什麼神經保護的飲食建議差異這麼大？營養學在認知功能方面的認識仍有相當大的空白，原因非常多。其中最大的問題在於缺乏架構完善的縱向研究。首先，長期臨床試驗要價不斐，而很少有投資者願意花大錢卻無法從中獲益。其次，有太多干擾因素造成潛在的虛假關聯。在自然狀態下生存的人體中，每個人都有一組不同的基因體（genome；由多個基因所組成）與表觀基因體（epigenome；會因環境等其他因素，影響讀取 DNA 的動態修飾與調控機制），也就是說每個人從一開始就大不相同——因此要確保每個人都遵循某種醫療上的飲食計畫，或是在調查飲食的問卷上準確回報他吃過什麼食物，實際上幾乎是不可能的。且其他行為或壓力來源，都能輕易造成與飲食本身毫無關聯的干擾。第三，許多目前被接受的營養科學資訊，都是以流行病學方面的證據為基礎，確實也顯示出營養與疾病有些關聯，但不見得就有因果關係。例如，我們透過流行病學觀察到地中海飲食對健康有諸多益處，於是有人會說，這就能證明這種飲食裡的全穀物非常健康。但如果未用一組不含全穀物的地中海飲食對照組對這個主張進行具體測試，那麼這個主張在科學上是站不住腳的。也有可能是因為這種飲食裡的其他內容，或是其生活方式對健康產生了益處。若宣稱某種飲食方法更能保護認知功能，但卻缺乏明確證據，很難說服自己是走在正確的方向上。

我們想要幫助你排除恐懼，這樣你就不用怕自己吃錯東西，或是造成任何無法彌補的傷害。我們鼓勵你盡力向前看。我們知道要完全按照每一項飲食建議是不可能的，但我們會幫助你辨認能讓你身心舒暢的食物與飲食模式，避免有害物質。久而久之，辨認出健康食物，並將所建議的諸多改變融入生活，會變得愈來愈容易，因為你會覺得身體感覺更好，看起來也更好。真的很簡單。把腦部放第一，其他都會隨之就位。

更重要的是，這種飲食模式的「副作用」與生活方式，幾乎都是正面的：活力增加、體重下降（如果這是你要的目標）、血壓降低、血糖穩定、心血管疾病風險降低、心情變好、皮膚變好、生理年齡變年輕，結果就是認知功能進步，也更長壽。

營養性酮症適合每個人嗎？

那可不一定！這就是個人化醫療的好處。我們先釐清一下，「營養性酮症」（nutritional ketosis）指的是一種特定的飲食模式，利用較少碳水化合物與較多脂肪來製造酮。回想一下「有酮彈性 12/3」生活方式吧，斷食、運動與改變飲食，目標就是要讓患有胰島素抗性的人恢復代謝靈活度，讓葡萄糖與脂肪都能成為身體的能量來源。值得注意的是，研究顯示每一名阿茲海默症患者的腦部都有胰島素抗性問題，因此亟需能量補給，即使沒有周邊（身體的）症狀與生物標記表現。[3] 有胰島素抗性的人，或任何有認知衰退症狀的人，營養性酮症都對他們非常有幫助。

但要注意，隨著身體被治癒，飲食中的脂肪需求量可能會發生改變。許多人會注意到，隨著斷食的時間拉長、運動量增加，和一開始的狀態會有不同，這些方式讓身體不再需要那麼多脂肪就能進入酮症。接著，在胰島素抗性問題解決、身體代謝靈敏度恢復後，你可以嘗試在飲食中加進較多的抗性澱粉，同時記錄它們對認知功能的影響。有些人發現變健康之後，就不再需要高濃度的酮。這是個人化的療程。所以，要讓你自己的生物標記（空腹血糖值、胰島素與糖化血色素值及認知表現）主導自己的飲食選擇。你的目標是獲得代謝靈敏度、胰島素敏感度，以及讓認知恢復清晰。

那些胰島素敏感、代謝功能健康的年輕人，如果想預防認知衰退，該如何進行這樣的療程呢？這一群人，不需要特別著重在增加飲食中的脂肪，而是透過進行日常斷食、增加運動量，或選擇我們飲食金字塔中的營養飲食以預防胰島素抗性。僅只避免攝取不在金字塔內的食物，如糖、精緻澱粉與不健康的油脂，對這個族群就有很大的幫助。

由於帶有 ApoE4 基因者可能早在二十歲就已出現葡萄糖利用率略微降低（即是「神經元能量不足」）但卻無症狀的情況，這些人應該考慮測量自己的酮濃度。[4] 只要 β- 羥基丁酸濃度大約在 0.4-0.5 mmol/L，就能有效改善酮短缺情況。[5] 少量的 β- 羥基丁酸濃度可以透過「有酮彈性 12/3」生活方式達到。

當帶有 ApoE4 基因者年紀漸長後，則需要更積極地觀察是否有胰島素抗性的症狀，並考慮要不要提升自己的 β- 羥基丁酸目標。

另外，罹患血管型失智症或心血管疾病的人，應該先治療背後的胰島素抗性問題，再開始進行營養性酮症。請見第八章的第 156 頁。

酮症

讓我們再更深入談談酮症。這個詞讓很多人感到害怕，因為酮症常與「酮酸中毒」（ketoacidosis）搞混，酮酸中毒是很嚴重的情況，往往與第一型糖尿病有關聯。[6] 酮症反而完全是安全的。嬰兒大多時間都處於酮症狀態，代謝健康的成年人睡覺時也是。[7] 人類歷史上很長時間都把酮當作身體的能量來源。考量到人類肝臟只能儲存約 100 g 的葡萄糖，如果沒有內建這種生理上的應變機制，能在食物來源稀少時將身體儲存的脂肪轉換成能量，早期的人類可能無法存活下來。[8] 只有現代人類，因為可以每日進食三餐、外加點心，同時又愈來愈缺乏運動，以至於身體能一直保有肝醣的存量。我們以狩獵採集維生的祖先，都是過著酮症的生活方式，事實上還有西方國家以外的人現在也繼續這樣生活。他們白天非常活躍，經常進行耗費體力的勞動。進食次數少很多，吃的也是用傳統方式處理、自己狩獵和採集的原形食物。[9]

過度攝取高度精緻的食物，會導致身體不自然地轉變成只用葡萄糖當作能量，因此美國與世界各地都爆發大量胰島素抗性的患

酮症的不同階段

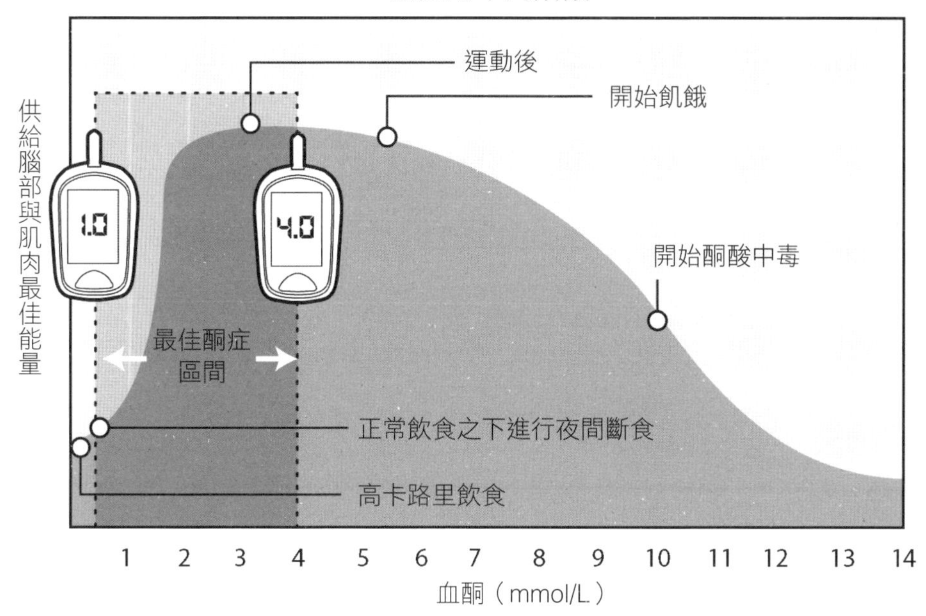

「有酮彈性 12/3」的目標是進入輕微的酮症： β - 羥基丁酸（關鍵酮類）介於 1.0-4.0 mmol/L 之間。

者。[10] 你可以想像一下自己有個整天放著震耳欲聾的音樂又敲鑼打鼓的孩子，於是你決定時時戴著耳塞，但現在你的另一半決定改放輕柔的布拉姆斯搖籃曲，你卻什麼也聽不到——這就是胰島素抗性的情況。患有這種常見疾病的人（其中大部分人也是在出現認知衰退或糖尿病或心血管疾病時才發現有此症狀），經年累月的高糖、高胰島素迫使他們的細胞以「降低音量」來對付胰島素。這對你的腦部特別不好，因為胰島素是一種滋養因子，胰島素是啟動腦細胞及其連結所需的生化途徑。因此，不難看出為什麼關掉對胰島素的反應，會是導致阿茲海默症的重要成因——這也是為什麼有人會稱阿茲海默症為「第三型糖尿病」。[11]

雖然這一切已經聽起來不怎麼妙，但和胰島素抗性有關的問題還不只這些！高濃度胰島素也會阻擋身體將脂肪轉換成可利用的能量，造成肥胖。[12] 不是每一位肥胖者都有胰島素抗性，但相對的，有些人有胰島素抗性卻也未過度肥胖（但內臟脂肪都很高），因此被稱為「偷肥族」（TOFI，Thin Outside, Fat Inside，意為外瘦內肥）。[13]

胰島素抗性的症狀與生物標記有：

- 腹部脂肪（內臟脂肪）
- 無法斷食（禁食）
- 有低血糖
- BMI >25（身體質量指數）
- 空腹血糖值 >114
- 空腹胰島素 >5.5
- 糖化血色素 >5.7%（一種測量二至三個月中葡萄糖平均數值的檢測）
- 胰島素抗性恆定模式評估（HOMA-IR）>1.4（https://www.mdcalc.com/homa-ir-homeostatic-model-assessment-insulin-resistance）

身體出現胰島素抗性的機率，一般會隨著年齡增加，雖然現在愈來愈多年輕人也出現這樣的代謝症狀。[14] 隨著血糖標記升高、胰島素敏感度漸漸降低，腦部取得所需葡萄糖的能力也會漸漸削弱。[15]

隨著年齡，腦部出現胰島素抗性的症狀也會增加，導致腦部缺乏能量。[16] 由於胰島素抗性與缺乏能量的情況都會隨著年紀增加而增加，因此這兩種風險因子很難分開。早期的研究假設，這個族群會發生神經元使用能量減少的情況是阿茲海默症的後果，而不是一種風險因子。這樣的看法是認定這種疾病伴隨有腦部萎縮，因此單純只是能量需求減少。[17] 但是，當我們考量到基因風險最嚴重的族群時，這個理論卻站不住腳。

ApoE4 等位基因是阿茲海默症最常見的遺傳性風險因子，帶有這種基因的人早在三十幾歲就會出現腦部葡萄糖利用率降低的情況，而且受影響的部位跟阿茲海默症患者的一樣。[18] 這些年輕的 ε4+ 受試者，即使未出現任何認知衰退症狀，PET-FDG 檢測就顯示出掌管記憶與學習的腦部區域已減少百分之五至十。認知衰退的初步症狀出現前幾十年，腦部就會發生血糖代謝減退的情況。雖然我們現在缺乏決定性證據能證明這種能量缺乏會導致阿茲海默症，但是這種慢性、漸進性的腦部能量缺乏明顯地會導致阿茲海默症，這也提供介入此病的一個機會。

即便我們的腦部再也無法有效運用葡萄糖，但它能以酮補足這些匱乏。史蒂芬・康南醫師（Stephen Cunnane）證明了酮可以有效彌補這種神經元能量不足的情況。再者，腦部其實更偏好使用酮。酮進入腦部的程度與它在血漿中的濃度成正比，與葡萄糖利用率無關。[19] 因此，即使相對較低濃度的酮（β-羥基丁酸 0.4-0.5 mM）也能彌補年輕型帶有 ApoE4 基因者神經元能量不足百分之五至十的情況。[20] β-羥基丁酸血液檢測（透過手指穿刺）通常被用來檢視身體進入酮症的程度。我們會教你如何追蹤自己的濃度。我們發現不足愈大，需要濃度愈高的酮（0.5-4.0 mM，最好是 1.0-4.0 mM）來補充。透過測試與詳細記錄，你會知道什麼情況下你的感覺與表現最好。

酮能非常有效率地提供腦部能量——能提供腦部能量需求的百分之七十五——但是，腦部仍需要少量的葡萄糖。不過，這不表示你需要攝取糖！即使不吃糖，需要補充腦部最後所需百分之二十五能量的葡萄糖，也能夠由肝臟所製造的肝醣提供，這個過程稱為糖質新生作用（gluconeogenesis）。我們推薦的植物性飲食中包含複合碳水化合物，並把單一碳水化合物（simple carbohydrates）降到最低，從膳食纖維到益生元，從抗發炎物質到黃烷醇，以及許多其他植物營養素。這能提供重要的代謝與認知方面許多益處。

許多已發表的研究有強烈證據，認為利用酮症能改善認知能力，甚至對已確診罹患阿茲海默症的病患也有幫助。最著名的案例之一，就是由瑪麗·紐波特醫師（Mary Newport）所描述的狀況。她的先生是 ApoE4 陽性，紐波特醫師詳細記錄了先生透過這個療程改善的情況。[21] 如圖所繪，在飲食中添加椰子油（以增加酮類），史蒂夫·紐波特的認知功能有了大幅度改善。更重要的是，這種改善穩定維持了兩年。

有一項隨機的臨床試驗只使用了一種酮補充飲品，就讓非帶

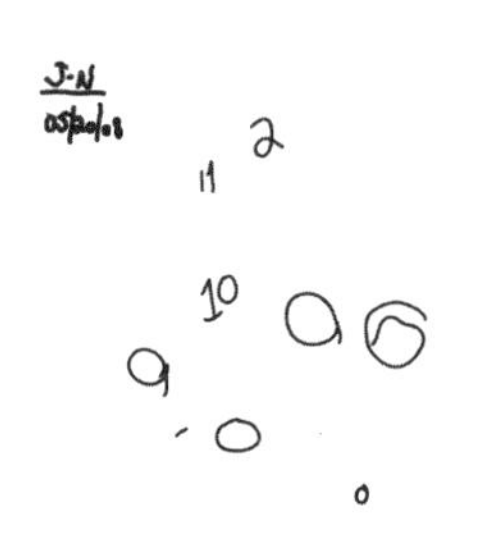

攝取椰子油前一天

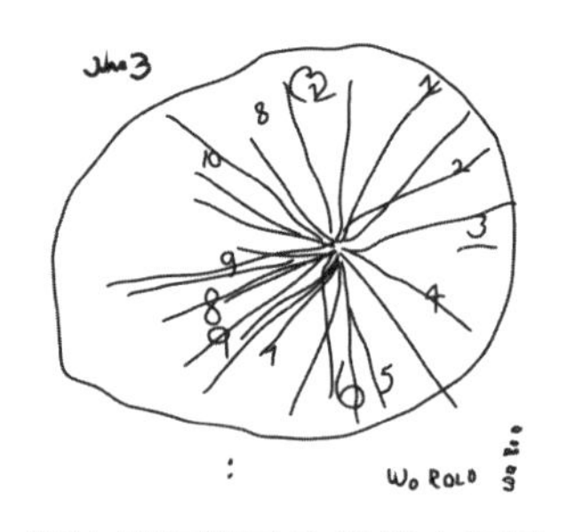

開始攝取椰子油後第十四天

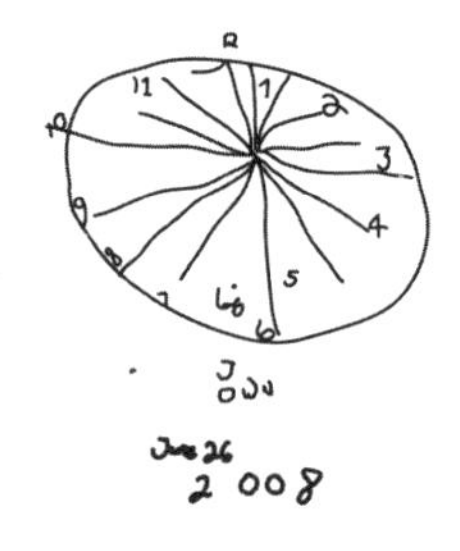

開始攝取椰子油後第三十七天

有 ApoE4 基因者出現適度的認知功能改善。值得一提的是，這次試驗沒有進行任何其他措施，例如改變飲食。而試驗參與者花了九十天，β- 羥基丁酸濃度也只有非常低的 0.4 mM。[22] 帶有 ApoE4 基因者先天劣勢，因此成功率較低，這讓人思考這個族群是否需要更高的 β- 羥基丁酸濃度，亦或需要增加額外的策略才會有效。

一項臨床試驗的結果令人讚嘆；將患有輕度認知障礙（阿茲海默症前期）的病患分成兩組，分別攝取高碳水化合物飲食（占總卡路里的百分之五十）和低碳水化合物飲食（占總卡路里的百分之五至十），只經過僅僅六週，攝取低碳水化合物的病患認知就出現改善，且與酮症的程度成正比。低碳水化合物飲食的組別不但認知能力改善，體重也下降、腰圍縮小，空腹血糖值與胰島素值也有下降——僅只六週就達到這樣的結果，實在令人驚訝！

最近發表了多篇針對兩位帶有 ApoE4 基因病患的個案研究報告。他們的治療結合了多項方案，例如低碳飲食、斷食與運動，讓認知功能改善的效果更好。這兩位病患都被診斷為罹患阿茲海默症，卻出現了認知衰退逆轉的情況，其中一位甚至逆轉了他自己的第二型糖尿病。這些例子說明了我們平常看到遵循「有酮彈性 12/3」病患的情況。[23] 從這些案例中可以看到，將低碳飲食、斷食和運動結合、互相幫助（也就是「有酮彈性 12/3」生活方式），是維持進步、同時治癒背後胰島素抗性問題的關鍵。

這些例子顯示出胰島素敏感度與酮症，對認知功能有多麼重要。好消息是，對這些基本事項——飲食、運動、斷食與修復性睡眠——「有酮彈性 12/3」都能支持這些關鍵過程，因此也能夠強化認知功能，並為療程的其他部分提供一個強健的基礎。

如果酮症是葡萄糖濃度降低時身體內建的天然適應反應，我們為什麼還需要特別的飲食方式介入或改變生活模式呢？因為我們患有胰島素抗性的時間一長，身體就無法從燃燒葡萄糖自動轉換成用自體脂肪做為燃料。[24] 這對腦部是雙重危機，等於是兩種燃料都被剝奪了。「有酮彈性 12/3」最初的目標，是讓身體從燃燒葡萄糖（主要燃料）換成燃燒脂肪（以及來自脂肪的酮），以持續提供腦部能量。要達成這個目標，可以在有品質的睡眠基礎下，同時採取三種策略：運動、斷食與「有酮彈性 12/3」飲食。我們的療程比較像一種生活方式，而不只是一種飲食法；最好的情況下，你應該三種策略都同時開始。我們知道不是每個人都做得到，所以我們也會提供一些有用的策略與替代方案協助你進行。

行動計畫

- 如果你已出現認知衰退的症狀，或有認知衰退的風險，請考慮採取「有酮彈性 12/3」提升代謝靈敏度、改善認知功能，以保護免於認知衰退。
- 一開始的目標設立在讓身體從主要燃燒葡萄糖轉換成燃燒脂肪，進入輕微的酮症。
- 最終目標是要修復胰島素抗性、讓代謝靈敏，並且能修復或能支援健康的認知功能。

第五章

撲滅火勢

我一直在用汽油澆火。

——大衛・鮑伊（David Bowie）

介紹一種飲食時，先跟你說有哪些東西不能吃，看起來似乎很奇怪，但其實非常重要。如果你持續吃這些「不行」的食物，同時又結合我們推薦的食物，你會為自己的身體製造出一個極為促發炎的環境，跟我們的目標完全背道而馳。療癒的第一步，就是要撲滅火勢。

勇敢說不

單一碳水化合物

在一九七六年，美國為了降低心血管疾病風險，結果誤入歧途，正式建議民眾採取低脂飲食，同時還指示大家應該增加攝取碳水化合物。到了一九八〇年代早期，食品廠商想出該如何從這些新的營養指引中賺錢的方法，於是他們為幾乎所有食品都創造出一個低脂版本。消費者很高興，這些禁忌食物終於有了「健康」版本，結果這些食物成了高度加工的食品，而且往往含糖量極高。[1] 從這份低脂飲食建議發表到現在，美國人的肥胖率增加超過四倍。[2] 現在，超過三分之一的美國成人（八千萬人）都屬於肥胖人口，且根據政府數據，另外三分之一的人也體重過重。更慘的是，極端肥胖（通常是超重四十五公斤以上）的人口也在同一段時間增加了四倍。[3] 更令人難過的是現在五個學齡兒童（六至十九歲）之中，就有一人屬於肥胖人口。[4]

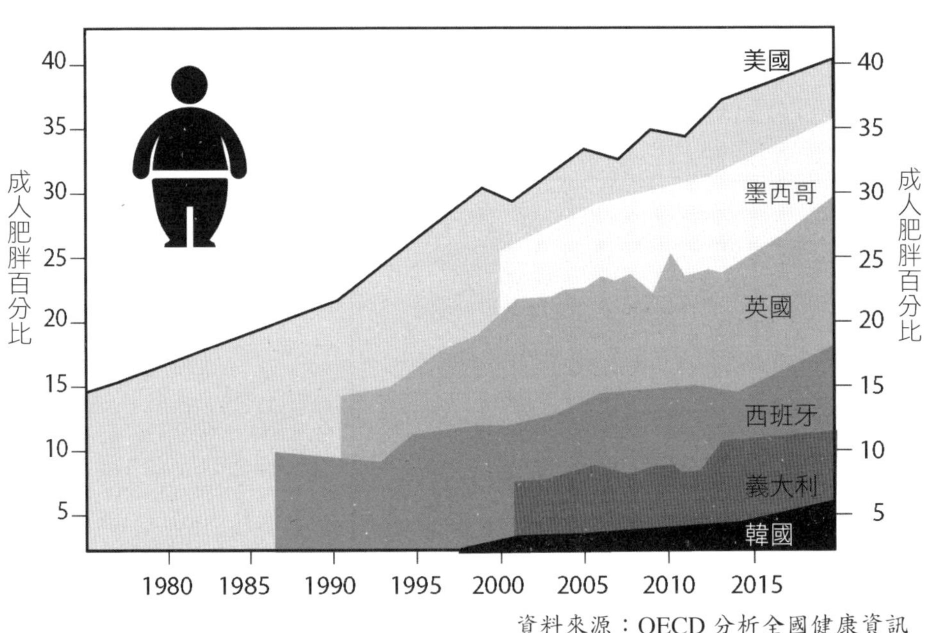

資料來源：OECD 分析全國健康資訊
* 肥胖症的定義為身體質量指數（BMI）超過 30 者。

自從一九七〇年代末期，政府推行低脂飲食指引後，有肥胖症的人口飆升。

肥胖的人罹患糖尿病的風險比較高。單一碳水化合物如糖、澱粉與加工食品，需要身體分泌大量的胰島素來處理，遠超過我們身體應該分泌的量。長期胰島素分泌過高，會讓我們的細胞大叫「夠了！給我關掉！」最終對胰島素的功能產生抗性。這樣一來，細胞不只無法有效處理糖分（阿茲海默症症狀之一，就是腦部某些部位變得較少以葡萄糖為能量），胰島素幫助腦部細胞存活的效果也會變差（沒錯，胰島素對腦細胞是非常好的滋養因子，能幫助腦細胞存活）。因此，身體對胰島素的反應降低是促成阿茲海默症神經組織退化的重要因素，實在不足為奇——事實上，幾乎所有阿茲海默症的病例，腦部都有胰島素抗性的現象。

結論很簡單：我們現在吃下的糖分與澱粉量，並不符合人體的設計，就像我們身體並非為揮一揮手臂就能飛行所設計一樣。如果你試圖飛行，必定會摔得粉身碎骨，而只是吃糖與澱粉要花更長時間才會顯現；造成高血壓、高膽固醇、糖尿病、心血管疾病、中風、提早老化、關節炎與失智症的狀況，也是這樣。

幸好，要及早發現這些正發生在你身上的事，只需要測量自己的空腹胰島素與糖化血色素值。糖化血色素基本上就是（將氧氣帶給細胞組織的）血紅素上面黏著一個糖分子，就像鯊魚身上黏著一隻鮣魚。如果糖化血色素高達 5.7% 或以上，你已經是糖尿病前期了。正常的糖化血色素介於 4.0-5.6，但我們建議維持在 5.3 以下效果最好。糖尿病前期是介於 5.7-6.4，而糖尿病患者則是 6.5 以上，濃度愈高就代表糖尿病控制得愈不好。糖化血色素問題慢慢顯現之前，你的空腹胰島素可能會先升高，數值超過 5（單位是 mIU/L）就表示胰臟裡的胰島細胞為了穩定血糖已經過勞了。追蹤這些數字很重要，這樣你才能知道自己目前的狀況。好消息是你可以著力的地方很多，而且恢復胰島素敏感度不只對你的認知功能有益，也能降體脂，甚至延緩老化。

不久之前（也就是一九七六年時），美國人只有五百萬人有糖尿病，現在美國已經超過一億人患有糖尿病或屬於糖尿病前期！[5]如此戲劇性攀升的人數顯示出，為什麼現在有更多人是阿茲海默症的高風險患者。伴隨糖尿病而來的是發炎，因為多餘的糖分不只會和血紅素結合，也可能與其他蛋白質結合（糖分子會成為蛋白質的一部分），同時改變它們的形體與功能，而你的免疫系統會一直緊

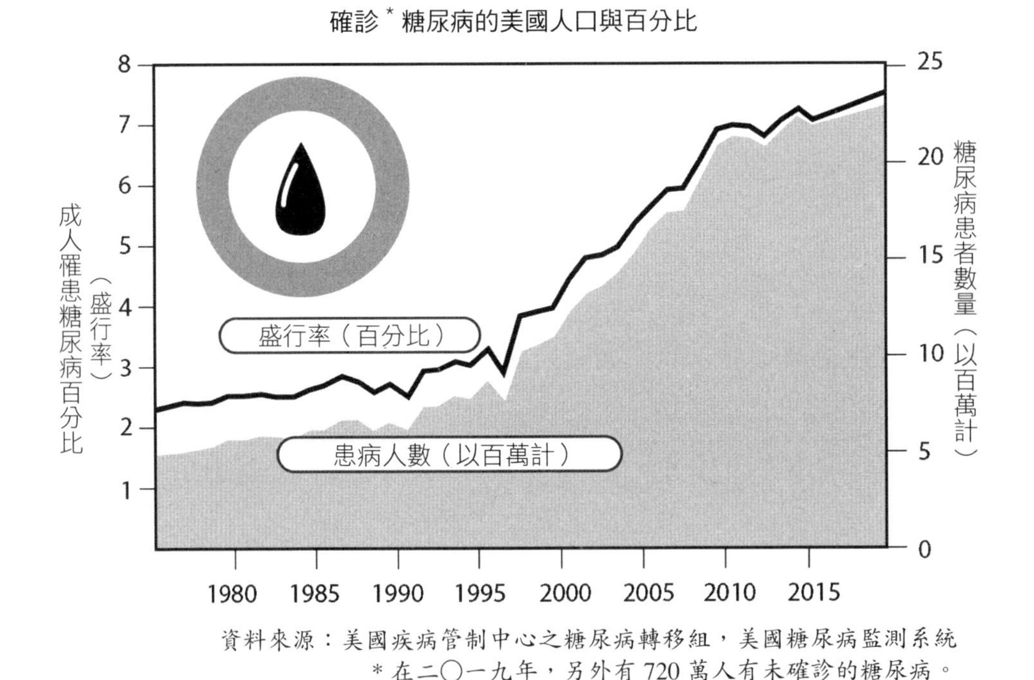

自一九七六年糖尿病盛行率已顯著上升。

張兮兮地尋找模樣怪異的蛋白質、產生發炎反應來對付它們，讓罹患阿茲海默症的風險增加。

好消息是我們能解決這些問題，而且愈快愈好：只要用富含營養素和纖維的蔬菜，以及健康油脂（同時搭配斷食與運動），來取代單一碳水化合物、糖與加工食品，就能降低胰島素抗性、恢復胰島素敏感度，讓身體產生使用效率更高與效能更佳的腦部燃料。

請你這麼做：去除掉飲食中的單一碳水化合物——糖、糖果、餅乾、瑪芬、蛋糕、麵包、義大利麵、蘇打餅乾、白馬鈴薯、穀類、含糖飲料（包含一般及低卡飲料，因為人工甘味劑會擾亂你的腸胃道健康）、果汁、酒精、加工食品，以及任何添加高果糖玉米糖漿的食物。限制單一碳水化合物的攝取後，你會驚訝地發現自己很快就對甜食不感興趣了。

反穀物

拿掉飲食中的所有穀物（除了在第九章裡討論到的幾個例外）是「有酮彈性 12/3」的一部分。由於穀類經證實有促發炎的特質，所以任何想優化認知健康的人都應避免食用。[6]

我們先從麩質（麩質可進一步分解成麥穀蛋白〔glutenin〕與麥膠蛋白〔gliadin〕）開始討論起吧，這種膠狀的蛋白質存在於許多穀物裡，包括小麥、裸麥與大麥。小麥作物幾世紀以來持續雜交，使小麥裡的麩質變得對人體健康有害，而人們又為了改善食物的質地與發酵膨脹的能力，在食物裡添加愈來愈多麩質。[7] 雖然大家都會把錯怪給麩質，但其實，麩質裡更微小的蛋白質麥膠蛋白，才是更大的罪魁禍首。現在的麥膠蛋白種類超過兩百種，其中 Glia-α-9

最有可能引發因乳糜瀉（celiac disease）造成的腸道破壞。麥膠蛋白以往並不常見，但現在大部分的小麥品種都有這種蛋白質。[8] 而且，現代小麥經過精心改造，裡頭的「小麥胚芽凝集素」（wheat germ agglutinin, WGA）增加了。小麥胚芽凝集素是一種天然生成的凝集素（lectin），也就是能結合碳水化合物的蛋白質，有助於抵抗蟲害、不容易死，可惜也會造成人體發炎。[9] 除了小麥胚芽凝集素增加，我們的小麥經過特別培養後，也含有更多促發炎的植酸（phytates；能抵禦害蟲及增加纖維含量），植酸經常被稱為「抗營養物質」（anti-nutrients），因為它會破壞身體吸收礦物質的能力。[10]

農業企業無視改造作物對人體的影響，成功創造出更耐操、更有經濟價值的小麥作物。也因為在現代基因改造作物（GMOs）出現之前，雜交配種的做法早已存在，所以大部分的基改小麥作物都能成功避開基改的負面標籤。[11] 上述諸多因素導致乳糜瀉疾病與非乳糜瀉敏感（non-celiac sensitivity）的病患人數節節攀升。[12] 大家普遍都知道乳糜瀉患者會因為麩質出現症狀，所以大部分沒有乳糜瀉症狀的人都以為吃含麩質食物對自己沒有害處（畢竟，還有比剛出爐的麵包更可口的東西嗎？）不過，不幸的是，非乳糜瀉的麩質敏感（NCGS）其實影響許多人，也可能造成身體出現類似的大範圍發炎，[13] 症狀包括：腸胃道症狀（脹氣、腹痛、腹瀉等）、疲憊感、骨頭與關節疼痛、關節炎、骨質疏鬆症、肝臟與膽道疾病、貧血症、焦慮症、憂鬱症、周邊神經病變、偏頭痛、痙攣、不孕症、口瘡與皮疹。[14]

對此敏感的人（其實可能每個人都是），麥膠蛋白可能導致腸胃發炎、變得具有通透性，讓毒素、食物碎屑、細菌片段和其他微生物全都滲入血液中。[15] 吃麩質會讓細胞分泌更多解連蛋白（zonulin），解連蛋白負責調節腸道細胞間的「緊密連接」（tight junctions；有點像是腸道細胞與細胞之間的魔鬼氈），太多解連蛋白會使腸道通透性增加，導致一連串的慢性疾病。[16] 帶有 ApoE4 基因者血腦障壁（blood-brain barrier）通透性較高，可能更容易被麩質影響。[17]

與麩質相關的健康問題，不只存在於小麥裡，其他穀物裡也有，甚至是乳製品。這些食物可能被麩質汙染，或含有麥膠蛋白，或出現交叉反應，或具有與麥膠蛋白非常相似的作用。任何有非乳糜瀉麩質敏感症狀的人，要避免的食物包括米飯、玉米、燕麥、小米、莧菜籽（amaranth）、布格麥（bulgur）、蕎麥、藜麥與乳製品。[18] 要注意，許多非小麥的穀物也都經過基因改造，並因此改變了使用除蟲劑的方式。有些穀物被改造成能夠承受更多除草劑（所以人們才能用有毒的嘉磷塞〔glyphosate〕大肆噴灑這些作物附近的雜草），有些作物則改造成能產生自己的驅蟲劑，變成一種更耐操的作物，但卻也製造出許多我們不甚了解的健康問題。[19] 更慘的是，嘉磷塞也被當作一種用來乾燥作物的乾燥劑，讓收成更輕鬆。這種化學成分被世界衛生組織定義為可能使人類致癌，又在美國司法體系中屢遭起訴並被裁罰超過二十億美元，如今不只一次被噴灑在農作物上，而是兩次，等於讓我們的接觸機會變成兩倍。而且非小麥類的穀物通常都含有毒素，包括砷。這些穀物也富含促發炎的凝集素（另一種抗營養物質）。

穀物對血糖的影響也很大。以前，農夫上市集賣牲畜前，會餵牠們吃穀物好育肥。同樣的事情也發生在人類的身上，自從政府頒布食物金字塔的飲食準則、鼓勵國人大量攝取穀物後，肥胖症與糖尿病盛行率大幅增加。這些飲食準則頒布的時間點，正好與政府補貼農人，導致穀物生產與存量過剩的時間重疊。[20]

你可以考慮進行一個為期三週的試驗，在飲食中徹底拿掉穀物。要當心這段時間可能會出現戒斷症，因為麩質有類鴉片（opioid-like）的特質。這可能會導致腸胃道症狀加劇、疼痛增加。症狀一般會維持一週，只要持續戒除麩質、所有穀物與乳製品，身體就會有大幅度的改善。[21] 許多病患回報說，他們在短短時間內症狀就有了顯著的改善，因此決定從此不再接觸會促發炎的穀物。

如果希望進一步確認，你可以考慮透過賽瑞克斯實驗室（Cyrex Laboratories）進行血液檢測。首先，我們建議你先做 Array 2 檢測，檢查腸漏的生物標記。如果這項檢驗測出陽性，你可能要用 Array 3X 檢查有沒有對麩質敏感。如果你出現認知衰退的症狀，則可能要進行阿茲海默症的 LINX 測試，這項測試是特別用來確認造成認知衰退的因素，例如乙型類澱粉蛋白和其他交叉反應物質；或是進行 Array 20 檢驗，確認血腦障壁的通透程度。[22] 任何有執照的醫療人員都能申請帳號開立賽瑞克斯實驗室的檢測。

「有酮彈性 12/3」建議食用原型食物，因此不推薦吃「無麩質」的加工食品。為什麼？因為這些食品裡充斥化學物質，不會比含麩質的食物好到哪裡去。不吃無麩質加工食品，可以使用我第六章「大腦食物金字塔」裡介紹的材料，嘗試製作一些不含穀物的心愛食物。

對很多人而言，除去麩質可能是很難跨越的關卡，因為科學對此的說法不一。一方面，流行病學有證據顯示，包含全穀物的地中海飲食是健康的；[23] 但另一方面，你會發現研究尚未針對無穀物版本的地中海飲食進行試驗，因此在這種飲食法中，穀物究竟有何影響其實沒有人知道。被稱之為「藍色寶地」（Blue Zones）的人壽命特別長又健康，他們的飲食中也有一些全穀物，因此也加深「全穀物有益健康」的形象。[24] 不過值得注意的是，這些區域的全穀物，其實與在美國被認為是「全穀物」的東西有非常大的差異。前者一般都是非基因改造（non-GMO）的古老穀物（heritage grains），而且裡面沒有嘉磷塞（嘉磷塞除草劑裡含有毒物質）。這類小麥的麩質含量低許多，升糖指數較低，烹調方式也讓食用更安全。[25] 舉例來說，屬於藍色寶地的沖繩，他們飲食裡米飯的攝取量比其他亞洲國家少許多，取代的是地瓜。而且，沖繩有「腹八分」的傳統，意思是用餐只吃到八分飽，所以攝取的整體熱量也會較低，能進一步避免胰島素抗性發生。[26]

乳製品

我們也推薦大家戒掉傳統的乳製品，原因很多，在第十一章會有更深入的討論。如前所述，這點對有麩質敏感的人來說特別重要。麩質（以及其他穀類）對腸胃道造成的傷害，也會損害腸道消化乳製品裡乳糖的能力。再者，免疫系統往往會對乳製品裡的酪蛋白發生交叉反應，因為它們跟麩質裡的麥膠蛋白非常相似。這個概念有時被稱為「分子擬態」（molecular mimicry），也同樣會導致發炎反應。

我們知道每個人有自己的步調，有些人可能還沒準備好要完全實施「有酮彈性 12/3」營養計畫，他們比較想透過排除某些食物，慢慢地分階段落實這套計畫：先排除糖，再排除單一碳水化合物（加工食品），然後是穀物，最後是乳製品。做法沒有對錯之分，但那些完全擁抱這種飲食法的人，修復效果可能更快。容我提醒一句：如果你繼續大吃這類食物，請勿在日常飲食中納入更大量的食物脂肪，因為這種組合會造成危險的發炎症狀，更會阻礙修復。

行動計畫

- 排除飲食中所有的糖與單一碳水化合物。
- 排除飲食中所有的穀類（第九章有列出例外）。
- 排除食用傳統乳製品。

注意事項

麩質戒斷症（請見第 106 頁）。

第六章

餵養你的大腦：大腦食物金字塔

記得小睡鼠交代的事。餵養你的大腦，餵養你的大腦。

——格蕾絲．斯里克（Grace Slick）

〈白兔〉（White Rabbit）歌詞

人腦是演化的奇蹟。自從五百萬年前原始人類出現以來，人腦尺寸成長了三倍，而大部分都是發生在近兩百萬年間。先前出土的「露西」（Lucy）存在於三、四百萬年前，是已滅絕的人科成員（Australopithecus afarensis；阿法南方古猿），她可以證明人類歷史中大部分的時間，我們祖先的腦大概跟現代黑猩猩的腦差不多大。[1] 從此之後，人腦就從當時的 450 cc 演化到 1,500 cc，這差不多是克羅馬儂人（Cro-Magnon）的腦容量，克羅馬儂人是智人（Homo sapiens）的一支，生存於至今三萬年前。

相較於我們的體型，演化後的人腦實在非常巨大。人腦裡有大約五百兆（500,000,000,000,000）個突觸，它們連結神經元細胞，專門負責傳遞訊息。這種不間斷的活動，需要持續且穩定的能量來源。人腦雖然只占我們整個身體百分之二的體積，它卻用掉整個身體百分之二十的能量。[2] 因此，用優質的營養來提供穩定的能量，讓代謝靈活度達到最佳，是非常重要的事。

值得注意的是，現代人類的腦大約比演化的巔峰時期小了百分之十，平均為 1,350 cc。人類學家認為腦縮小發生的時間點可追溯到一萬年前左右，當時我們祖先的生活方式從狩獵採集轉變成農業社會。有假設認為，人類大量倚賴農作物作為食物來源，導致飲食多樣性不足、營養不良的狀況一直持續到今日。[3]

健康又可食用的植物明明如此豐富，為什麼我們會變得這麼依賴農業種植出來的穀物呢？答案是，政府主導的食物金字塔飲食原則，主推以便宜、「營養」、額外添加維生素的食物來促進人民健康。

食物金字塔的概念在一九七四年首度出現於瑞典，而美國第

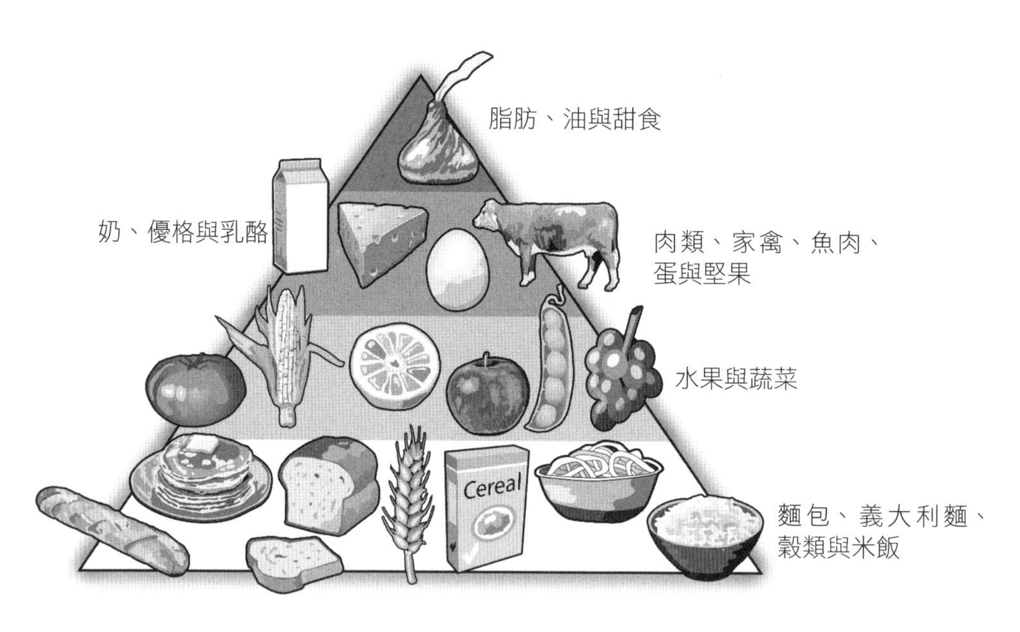

原本食物金字塔建議的主食（金字塔底端）是麵包、義大利麵、穀物與米飯。

一個食物金字塔出現在一九九二年。食物金字塔是一個很有用的概念，因為它能引導我們攝取金字塔底端更多健康的食物，並且警告我們不要吃太多金字塔頂端、比較不健康的食物。

現在，我們已經比二十世紀那時更了解造成認知衰退的因素

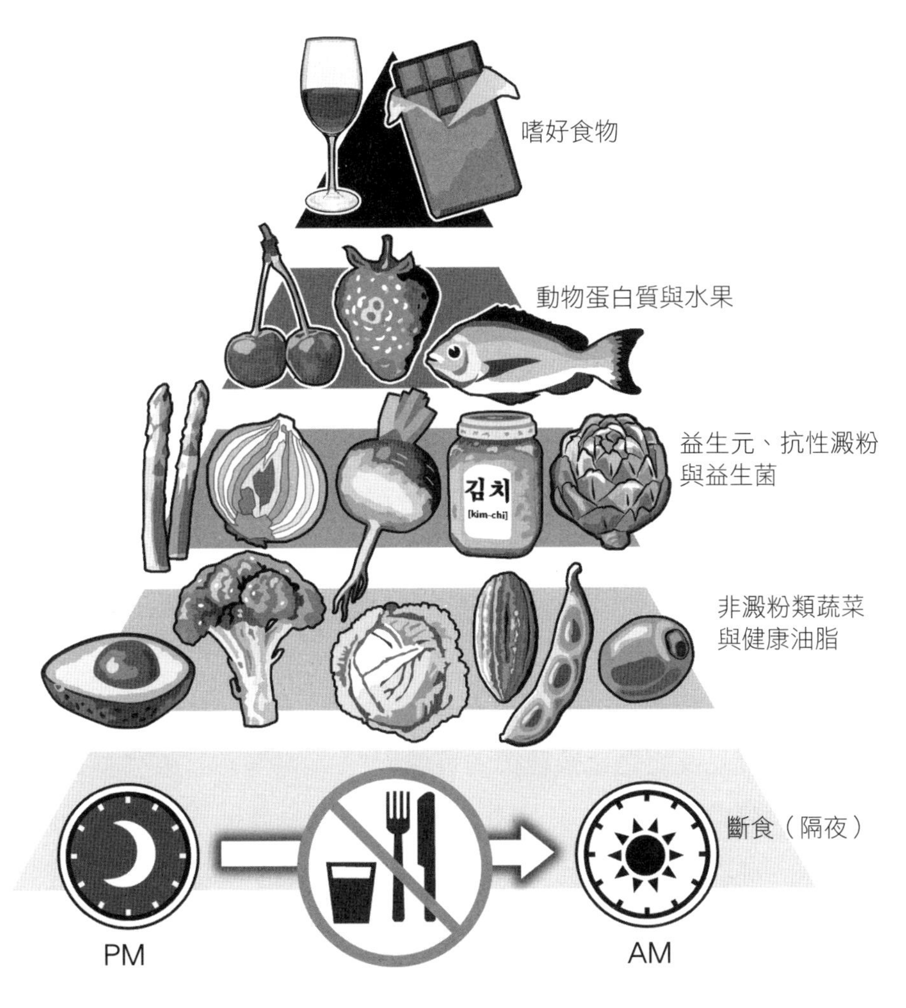

大腦食物金字塔將提升認知功能的食物與做法如斷食、攝取健康油脂與非澱粉類蔬菜放在最底部。

了，可以打造出一個「大腦食物金字塔」，一個能讓腦部功能最佳化、預防認知衰退的金字塔。我們先來檢視一下原本的金字塔：它建議金字塔的底部（飲食中最大的部分）應該是「麵包、穀物、米飯與義大利麵」，「每日應攝取六至十一份」，而脂肪與油放在最頂端，屬於「少吃為妙」。結果這卻是導致肥胖症、胰島素抗性、糖尿病、高血壓與認知衰退的完美配方，許多人正為這些疾病所苦。

現在我們來看看，新的金字塔為何對認知功能會有幫助，以及大腦食物金字塔究竟是長什麼模樣。

為了滿足我們對代謝要求很高的大腦的營養需求，「大腦食物金字塔」必須把傳統美國農業部建議的食物金字塔翻轉過來。這個金字塔的重點是放在優化認知功能與整體健康，而不是鼓勵民眾攝取符合政策與經濟利益的食物。[4] 長期以來給美國人和世界各地的建議，一直是基於政治與商業方面的考量。美國心臟協會以前甚至把「有益心臟」的認證，印在高度加工又添加糖分的食品上，因為這些製造商付費取得這些認證，而且他們的食品符合「低脂食物」的標準。[5] 低脂波普酥餅（Pop-Tarts）被吹捧成「有益心臟」的食物，到處打廣告，而新鮮水果與蔬菜一開始還被排除在外，導致消費者誤信加工食品反而是比較健康的選擇。[6] 由於無可辯駁的營養科學，與廣大民眾的仔細檢視，美國心臟協會的飲食建議已經進化，現在包括了一些新鮮蔬果，甚至認可了一些健康油脂，如堅果與酪梨。[7]

另一個要考慮的方面是，全穀物是一萬年前才開始成為人類的食物。我們人類的祖先全都擁有 ApoE4 基因，且在這之前的好幾百萬年一直吃的都是非穀類植物。[8] 我們必須理解，人類現代的生活方式與我們仍然原始的基因存在一個巨大的鴻溝。我們原始的生理構造即使面對現代環境的惡劣條件，人類基因仍演化得非常緩慢。舉例而言，ApoE4 基因第一次出現是在大約七百萬年前，到現在有約百分之二十五的人口仍帶有這個基因。目前最常見的 ApoE3 等位基因，是直到比較近期才出現的，在大約二十二萬年前；而 ApoE2 基因則是八萬年前才出現。演化學家不太確定是什麼原因導致演化出 ApoE3 與 ApoE2，但有一些人主張，原因可能是用火和可以吃肉。[9]

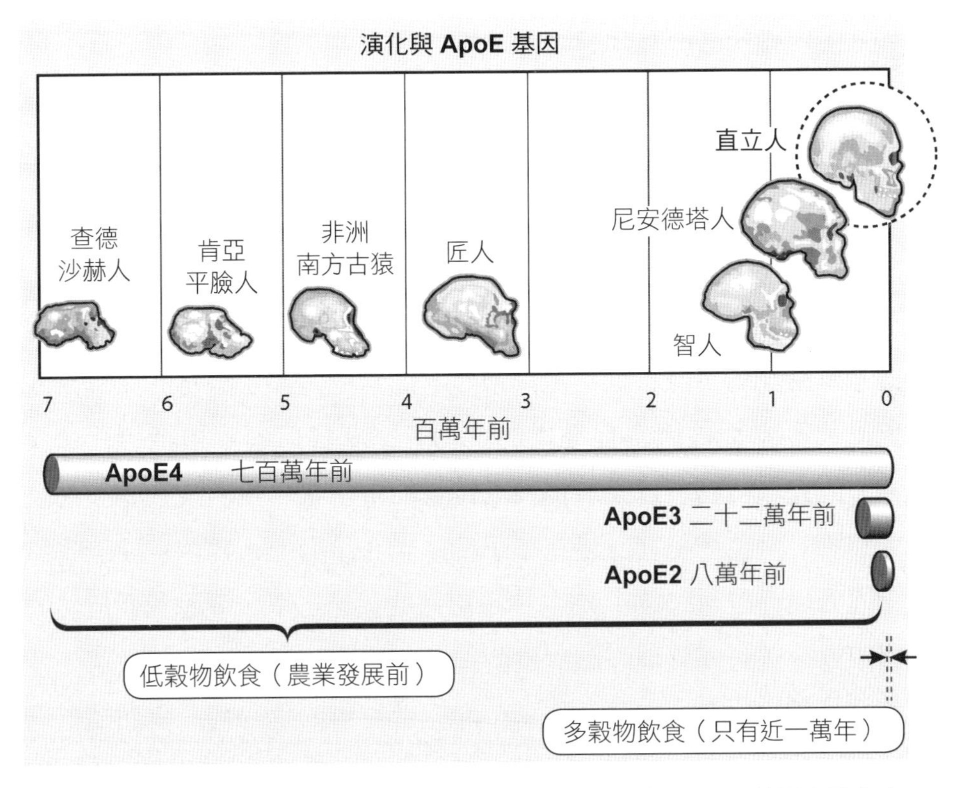

ApoE4 基因是原始人類最初的 ApoE 等位基因，ApoE3 與 ApoE2 基因在演化上出現的時間都比較近期。

我們的祖先是狩獵與採集者，除了偶爾打打獵，平常是以採集野生植物為食，因此飲食中富含纖維。纖維被分解後在腸胃道發酵，創造出酮體 β-羥基丁酸，這可能為他們的腦部提供了燃料。[10] 食物稀少、活動量大，再搭配極度高纖的飲食，與偶爾吃到、富含油脂的動物性蛋白質，這些因素綜合下，我們的祖先大多時候應該處於自然的酮症狀態。ApoE4 基因在接觸過農業的人群當中非常少見，意味著在天擇的機制下，攝取大量穀物的飲食可能會篩選掉這種基因型。[11] 回歸農業社會出現以前的飲食方式，攝取大量無穀類植物，或許是一個能避免生病的飲食法，這策略也可望消弭人類原始基因與現代社會之間的鴻溝。

我們的生理機制仍相對十分原始，但現在接觸的環境已經跟當初的演化環境截然不同。光是過去五十至一百年，我們見證了現代環境毒物的影響呈現指數型激增。我們過量攝取超級美味的假食物，其成分盡是單一碳水化合物、基因工程改造過的穀物與油脂，又裹著可食用的化學物質。即便是我們吃的「健康」生鮮蔬果，也經過雜交配對，讓含糖量愈高愈好，通常還灑滿了有毒的農藥。我們吃的動物都被餵食促發炎的食物，並施打荷爾蒙讓牠們快速長大，飼養環境糟糕以至於需要高劑量的抗生素。我們大多時候都缺乏運動，坐在車子裡、坐在桌子前、坐在沙發上。我們還要無時無刻忍受暴露在電磁波、Wi-Fi、不自然的藍光之下，擾亂我們自然的晝夜節律（身體管理睡眠與甦醒循環的生理時鐘）。我們吸著工業與交通帶來的有毒空氣。院子草坪充斥有害的化學物。我們朝自己的皮膚噴灑有害的驅蟲液，在皮膚上塗抹充斥有毒化學物的防晒用品，阻礙我們身體吸收所需的維生素 D。我們喝的水裡充滿日常生活裡殘留的化學物質。就連睡覺時的床單被套，都被噴上一層有毒的防火材質。我們不再接觸健康、能幫助我們提升身體微生物群系的土壤，還經常使用化學手部消毒液來保護自己。衝著我們古老基因體而來的攻擊實在太多，而且持續增加。我在書裡建議的許多策略，都是在試著療癒、改正我們自己一手促成的損害，而不是企圖模仿早期人類的生活型態。

因此，我們提供你這個「大腦食物金字塔」。沒錯，現在仍有許多有爭議、不明確的地方，但隨著科學發現日新月異，我們也會保持開放的態度持續精進所學。我們鼓勵你用這些資訊學習關於食物的一切，不只是把食物當作「藥物」，而是一個探索、試驗與滋養的絕佳機會。從選擇飲食進行簡單的調整，就能提供巨大的療癒。跟所有食物金字塔一樣，我們鼓勵你盡量攝取食物金字塔底端的食物種類，愈往上的階層吃得愈少愈好。後續，我們將由下到上討論金字塔的每一個階層。

進行這些改變的步調是快是慢，取決於許多個別的因素，例如你的代謝狀態（尤其是胰島素敏感度），移動與處理壓力的能力、睡眠習慣，以及能幫助你開始並維持改變的後援體系。你可以用幾週或幾個月的時間，慢慢開始這些改變，也可以一次就做到位。改變愈快的人，愈有機會更快促進療癒，但也應該注意可能會出現一些副作用，雖然大多很輕微也只是一個過渡時期，這些我們會在第七章再討論，並提供簡單的替代方案，協助你成功達成目標。

第七章

金字塔第一層：體內大掃除

斷食是最好的療法——它是體內的良醫。
——帕拉塞爾蘇斯（Paracelsus）

如果晚上不應該吃東西，為什麼冰箱裡要有一盞燈？
——伍德洛·佩姬（Woodrow Paige）

在推薦特定食物之前，我們要先來聊聊斷食這件事，因為它就是這麼重要。「有酮彈性 12/3」裡的 12/3 就是指應該斷食幾小時（至少十二小時），以及應該何時開始斷食（至少睡前三小時）。斷食不只是人類演化史的一部分、對應食物缺乏的一種適應策略，更是世界各大宗教在創立之初，就採取的一種修行方式，為的是讓思緒清晰、有益身體健康。

斷食能啟動各種各樣的自癒機制，對健康好處很多。在我們的療程中最重要的是，斷食能讓胰島素恢復敏感度，增進認知功能。在現代生活當中，無時無刻都能攝取到精緻、高糖、充滿化學物質的加工食物，導致我們產生胰島素抗性及失去代謝靈活度，讓身體只能利用葡萄糖做為能量，無法使用脂肪或其衍生物的酮。胰島素抗性是造成全球包括阿茲海默症在內的慢性病大為盛行的重要因素，斷食提供身體一個機會恢復胰島素敏感度。胰島素敏感度能幫助你終結對食物的渴望，讓身體消耗脂肪做為燃料。身體能燃燒脂肪、對胰島素敏感，並有使用葡萄糖或酮作為燃料的代謝靈活度，是多項療癒因素的關鍵。斷食也能減輕發炎症狀，提升粒線體功能，有助維持健康長壽。再來，斷食也能降低罹患心血管疾病、癌症，與自體免疫疾病的風險。[1]

斷食，尤其是斷食超過十二小時或更長的時間，會啟動「自噬作用」，這是演化出來的一種自癒過程；在過程中，身體的細胞會進行「大掃除」，並回收一些細胞組件如胺基酸與粒線體。受損與耗損的組件如粒線體會被吞噬，有些會經過分解再利用組成新的細胞。[2] 自噬作用也會提升細胞的電池——粒線體產生能量的能力，健康的粒線體是預防與治療神經退化性疾病的關鍵。[3] 其他能啟動細胞自噬作用的行為，包括營養性酮症、運動、限制攝取蛋白質與修復性睡眠。即使停止斷食，若保持營養性酮症狀態，自噬作用仍會在神經部分持續進行。[4]

我們要利用睡眠這段時間做為每天晚上最佳的自然斷食時機。因為夜間需要的能量最少，睡眠也是排毒與修復而非消化的時機，最好是睡前三小時就開始避免進食。人體需要至少十二小時才能消耗完儲存的肝糖（存在肝臟內的葡萄糖），消耗完才會開始燃燒脂肪。有些研究則認為，需要更久的時間才能消耗完肝糖（或許也沒錯），但在已經達到「有酮彈性 12/3」目標的情況下，我們相信，我們正藉由多項機制鼓勵自噬，這些機制整合在一起，可以更快在夜間提供好處。達成這個目標的方式有很多。有些人會早一點吃晚餐、晚餐吃少一點，或整個跳過晚餐。相較之下，有些人可能覺得跳過早餐比較容易。你的家庭、工作與社交型態，以及你自己獨特的晝夜節律，能指引你找出最適合的斷食時機。

「有酮彈性12/3」的斷食目標

- **睡前三至四小時開始斷食**。睡眠是很重要的排毒與修復時間。一天即將結束時，身體愈來愈不需要食物提供能量，並且應該要開始進入燃燒脂肪的狀態。睡覺，尤其是尊重自身獨特晝夜節律的睡眠，也是延長整體斷食時間的最佳機會。
- **晚餐結束到早餐開始之前，斷食至少十二小時**。帶有 ApoE4 基因者或許要考慮將斷食時間延長至十六小時以上。在斷食期間，你還是可以享受綠茶或黑咖啡，因為這些不會干擾到斷食機制。有胰島素抗性問題、正在努力延長斷食時間的人，一開始可以在早晨的茶或咖啡裡加入 MCT 油或椰子油。這些脂肪會提供能量，所以嚴格來說算是停止了斷食，有可能會妨礙自噬作用進行，但這麼做能幫助進入營養性酮症，治好疾病背後的代謝問題，助你斷食到指定的時間。
- **斷食期間完成後，最好喝一杯排毒飲料**，像是加了現榨檸檬汁或幾片薑的室溫開水，或是像奶薊（milk thistle）、檸檬草、薑或蒲公英之類的茶飲。
- **如先前所述，有胰島素抗性的人特別難開始執行斷食**。記得我們提到過，當你的身體習慣以燃燒葡萄糖做為穩定的能量，身體會很難轉換成燃燒脂肪。「適應燃脂」後，你就能斷食更長時間也不會覺得飢餓。

依據你胰島素抗性嚴重的程度，調整達到「有酮彈性 12/3」的斷食目標，可能要花上幾週、甚至幾個月的時間適應。遵守我們的指引，你應該能讓斷食的時間每天延長一些，直到達成你的目標。許多病患發現，當他們採取「有酮彈性 12/3」的生活方式後，他們會自然而然地變成一天只吃一到兩餐。只要你能維持健康的體重，並且覺得有力氣，這其實是成功的現象。事實上，當你恢復對胰島素的敏感度，一天一次的長時間斷食會變成生活的一部分，也讓你省去很多買菜、煮飯、進食與收拾的時間。達成這個階段的人，大部分都會表示自己感覺更有活力，認知也變得更清晰。

延長斷食時間的技巧

- **分辨飢餓與真正低血糖症的差別，低血糖症非常危險。**低血糖症會有許多症狀，如頭重腳輕、意識混亂、口齒不清、視力模糊、飢餓感、煩躁感、顫抖、焦慮與盜汗，而且可能半夜醒來。[5] 如果你（因為症狀輕微）不確定自己是什麼狀況，請根據第十八章、第 305 頁的指示測量血糖。真正的糖尿病患者，只要血糖低於 70 mg/dL 就屬於低血糖。值得注意的是，對胰島素敏感的人可能血糖值更低卻不會出現任何症狀。
- **如果血糖值低於 70 mg/dL 且症狀嚴重，請立即攝取快速見效的糖分來源如果汁。**雖然這樣做似乎與最後目標相悖，但我們必須先處理當下的低血糖症。照著「有酮彈性 12/3」對營養攝取的建議做，用纖維豐富、非澱粉類蔬菜，以及健康油脂來取代糖分與精緻澱粉，這種低血糖情況將不再發生。附帶一提：糖尿病患者要開始這個計畫之前，必須與醫師討論，讓醫師在過程中指引你如何降低藥物劑量，避免發生低血糖症的情形。

- **如果血糖在正常範圍內，單純只是感覺到飢餓，請試著吃一些健康油脂如堅果、種子或酪梨片，鼓勵身體進入酮症。**試著每天延長斷食時間五至十五分鐘，直到你達成建議的目標。
- **考慮利用酮類補充品，如三酸甘油酯（MCT 油或椰子油）或外源酮如酮鹽或酮酯，以加速進入酮症**（第二十一章提供更多選擇）。一旦你的胰島素敏感度恢復，也成功進行「有酮彈性 12/3」生活方式以後，就能燃燒體內儲存的脂肪，自然產生內源性（來自體內的）酮，不需要任何外源酮了。補充品最好只是過渡時期的短暫方案。

斷食結束時間比較晚的人，常常會不知道早上的補充品該怎麼吃，才不會干擾到自噬作用。其實你不必擔心，因為補充品本身的熱量非常低，對自噬作用的影響也非常小。有些補充品成分如白藜蘆醇（resveratrol）與薑黃素（curcumin）更有提升自噬作用的效果。[6] 有些人因為基因的關係，將 β- 胡蘿蔔素轉換成維生素 A_1（也就是視黃醇〔retinol〕）的能力比較差，需要額外攝取維生素 A，請你在攝取脂溶性補充品時（如維生素 D、E、K 與薑黃素），務必搭配魚油或魚肝油。

體重下降過多

我們發現有些患者的體重難以維持，這會造成一些反效果。「身體質量指數」（BMI）是比較粗糙的評估方式，因為只考慮到身高與體重，其實根據每個人的身型與肌肉組成，還有很多因人而異的微調空間。我們建議，六十五歲以下女性的 BMI 指數至少應在 18.5，男性則至少是 19.0，超過六十五歲的人則要維持高一點的指數。如果體重掉到這個數字以下，你患有肌少症（sarcopenia，失去精瘦的肌肉）與骨質缺乏症（osteopenia）的風險會增加，兩種症狀都會隨著老化出現，也與認知衰退風險增加有關聯（第十三章會再討論這個話題）。現在你只要了解，如果體重降太多就必須調整自己的策略。以下是一些有用的小建議。

增重策略

- **考慮縮短斷食時間。**雖然仍要在就寢前幾個小時停止進食，但早上可以遵照「有酮彈性 12/3」的食物金字塔進食。
- **吃更多健康油脂！**
  - 在沙拉與蔬菜裡多加一到兩大匙高多酚特級初榨橄欖油（extra virgin olive oil, EVOO）。這是多添加一些熱量的簡單方法。
  - 多享受一把（或兩把）堅果。堅果健康又美味。可以盡情享受。夏威夷豆與胡桃對增重格外有幫助。
  - 在咖啡裡添加印度酥油（ghee）、椰子油或 MCT 油。這是增加熱量同時又能引發酮症的簡單方法。來自椰子油與 MCT 油的外源酮，對想增重的人可能特別有用，因為體脂低可能會阻礙內源酮產生。

- 如果你出現腸胃道症狀，可以考慮使用消化酵素。但請見第八章的相關注意事項。

❖ **確保飲食中有足夠的蛋白質**（請複習第十章裡的建議）。你的身體無法合成或儲存身體重要機能需要的蛋白質，因此你應該從飲食中攝取，否則身體可能會開始吞噬肌肉，這樣可就不好了！你在療癒消化系統、身體也在擺脫毒素影響時，可能需要額外攝取更多蛋白質。充足的胃酸也非常重要，才能確保蛋白質好好地被消化。

❖ **要讓自己更強壯**。務必強化肌肉與骨骼。你的運動計畫中要有一部分是肌力訓練與重量訓練。

❖ **別忘了吃抗性澱粉**。每餐都添加少量煮熟、放涼的豆科植物、根莖類蔬菜或塊莖類食物。用特級初榨橄欖油或印度酥油做為美味的淋醬，就能同時減緩任何升糖效應，同時又能添加更多熱量。你也可以每週一到兩次讓身體不要進入酮症，例如吃一些地瓜，就能避免體重繼續往下掉。

❖ **積極投入規劃並準備餐點**。搜集食譜，尋找有創意的方法來準備你最愛吃的食物，刺激你的食欲。如果你是為患有阿茲海默症的人準備食物，讓他也參與規劃及準備餐點。用眼睛看、用手觸摸和用鼻子聞，都能促進我們消化酵素的分泌，讓身體為進食做好準備。

❖ **吃東西的時候要放鬆**。關掉電視、關掉手機，把工作放到一旁，讓吃飯時間變成一種滋養又讓人放鬆的儀式。慢慢享受食物，好好地再多品嘗一份美食，因為你值得。

行動計畫

- 睡前至少三小時開始斷食，最少斷食十二小時以上。
- 帶有 ApoE4 基因者可以試著延長斷食時間到十六小時以上。

注意事項

- 低血糖症
- 低血壓
- 體重減輕過多
- 酮流感（keto flu）。當你延長斷食，並減少攝取單一碳水化合物，身體就應該能開始製造酮。恭喜！這就是「有酮彈性12/3」的目標之一。但有些病患回報此時會出現一些症狀，俗稱「酮流感」，但這只是暫時的。不是每個人都會有這些症狀，嚴重程度也因人而異。脫水（及其導致的礦物質流失）是過渡時期產生這些副作用的主要原因。隨著斷食延長，你的身體會燃燒肝臟與肌肉裡多餘的糖原（儲存的葡萄糖）。分解糖原會釋放出很多水分。當碳水化合物攝取量與糖原儲存量降低，你的腎臟會透過製造尿液將這些多餘水分排除掉，導致脫水現象。[7] 如果你同時也戒掉加工食品，你攝取的鹽分也會大幅減少。在這過渡時期，以及採取「有酮彈性 12/3」生活方式時，務必要補充水分及海鹽*，補足少掉的礦物質。大部分的人即使補充了海鹽，這樣的轉變也會導致血壓降低；而一小部

* 如果你選擇未加碘的鹽，記得要在飲食中從魚類或海菜類攝取適量的碘。

分人可能會因為添加鹽而有高血壓的風險。一定要監測自己的血壓，看身體對這些做法的反應。

酮流感可能症狀

- 頭痛
- 注意力難集中，出現「腦霧」
- 倦怠感
- 反胃
- 口臭
- 腿部抽筋
- 心跳加快
- 暈眩感（低血壓）
- 體能下降

脂肪中的毒素　有些毒素，包括頑強的有機汙染物，會儲存在動物包括人類的脂肪中。當我們開始燃燒自己的脂肪時，我們會暫時性地重新暴露在自己儲存的毒素中，造成一些與酮流感類似的症狀。因為「有酮彈性 12/3」會促進脂肪燃燒，所以支持身體排毒就非常重要，尤其是適應生酮的初期，當你還在減掉多餘體重時。為了促進身體產生能幫助排毒的穀胱甘肽（glutathione），要優先攝取十字花科、蔥蒜類蔬菜，菇類、菠菜、蘆筍、酪梨、秋葵與肝臟。薑黃素、N- 乙醯半胱胺酸（N-acetylcysteine）、硫辛酸（alpha-lipoic acid）、硒、鋅與奶薊等補充品，也能幫助身體排毒。[8] 飲用乾淨水讓身體補足水分、吃大量植物纖維也能促進排毒。[9] 透過運動或三溫暖排汗，也能幫助這段期間。[10]

第八章

金字塔第二層：盡情享受

能盡情享受一樣東西真是美好。

——梅．蕙絲（Mae West）

蔬菜

請逛超市生鮮蔬果區盡情地買吧，但更好的是能從自己種的菜園中採收，或從當地農夫市集購買。「有酮彈性 12/3」飲食計畫中，對非澱粉類蔬菜幾乎沒有任何攝取限制。你可以盡情食用五顏六色如彩虹般的蔬菜。盡可能找顏色最深、最鮮豔的植物；尋找野生或新品種的蔬菜和香氣撲鼻的香藥草。忘掉蒼白淡綠的結球萵苣，改成尋找紅色、暗紅和深銅色的葉菜，例如菊苣這種超級抗氧化的紫萵苣，還有紅生菜（Outredgeous；一種顏色特別深又富含花青素的紅蘿蔓萵苣），因為花青素是一種可以保護神經的類黃酮。[1] 放膽嘗試，挑戰自己，每次逛生鮮蔬果的時候就嘗試一種新的蔬菜。試著跟球莖甘藍（kohlrabi）、朝鮮薊、根芹菜（celeriac）、秋葵和豆薯熟悉一下！如果可以，盡量找有機、本地與當季的蔬菜。你每一餐的餐盤上，應該大部分都是各種生的或輕烹調的蔬菜（有些營養素的生物利用率會在烹煮過後上升），在上面淋滿特級初榨橄欖油，也會有助於增加植物營養素與抗氧化物質的生物利用度。[2]

你大部分應攝取非澱粉類蔬菜。升糖指數（glycemic index, GI）是用來衡量食物對血糖的影響。這些非澱粉類蔬菜的升糖指數都在 35 以下（以白糖為標準的 100）。另一個有用的名詞是「淨碳水化合物」（net carbs），就是碳水化合物減去纖維後的公克數。一般來說，低升糖指數或低淨碳水化合物對血糖的影響較小。[3] 將任何蔬菜與健康油脂（如富含多酚的特級初榨橄欖油）同時一起吃下肚，也能降低對血糖的影響。下方列表能幫助你選擇對血糖影響較小的蔬菜。

■ 蔬菜水果 ■

蔬菜	葉菜（L）	十字花科（C）	水果、豆科植物與真菌	香草與香料
朝鮮薊 *	芝麻菜（C）*	芝麻菜（L）*	橡果南瓜 ***x	羅勒 *
蘆筍 **	甜菜葉 *	花椰菜 *	酪梨 *	月桂葉 *
竹筍 *	甘藍菜（C）*	花椰菜苗 *	小黃瓜 *x	黑胡椒 *
甜菜根 ***♦（煮熟）	蒲公英葉（C）*	抱子甘藍 *	茄子 *x	肉桂 *
甜菜根 **♦（生）	萵苣 *：散葉萵苣（紅、綠、橡色），奶油萵苣（波士頓萵苣、貝比萵苣），嫩葉（綜合嫩葉），蘿蔓（紅、綠）	甘藍菜（L）*：青江菜、白菜、大白菜、皺葉甘藍（savoy）、紅甘藍、綠甘藍	四季豆 *x	細香蔥 *

（續前頁表）

蔬菜	葉菜（L）	十字花科（C）	水果、豆科植物與真菌	香草與香料
紅蘿蔔 ***（煮熟）	洲菊苣 *：苦苣（endive）、闊葉苦苣（escarole）、皺葉菊苣（frisée）、（紫萵苣）	白花椰菜 *	菇類 *：蘑菇、雞油菇、褐色蘑菇、秀珍菇、牛肝菌、波特菇、靈芝、香菇	香菜 *
紅蘿蔔 **（生）	羽衣甘藍（C）*♦	甘藍菜葉（L）*	秋葵 *	
芹菜 * ♦	芥菜（C）*	蒲公英葉（L）*	橄欖 *	小茴香 *
根芹菜 **	馬齒莧 *	辣根 *	豆類 *x：青豆、甜豆、荷蘭豆	蒔蘿 *
小茴香 *	菠菜 *♦	羽衣甘藍（L）*♦	甜椒 *x	薑 *
大蒜 *	瑞士甜菜（C）*	球莖甘藍 *	南瓜 ***x	薰衣草 *
棕櫚芯 *	蕪菁葉 *	芥菜（L）*	金線瓜 *x	檸檬草（香茅）*
菊芋 *（洋薑）	西洋菜（C）	紫萵苣（L）*	黏果酸漿 *x	瑪卡 *
豆薯 *		蘿蔔 *	番茄 *♦ x	馬鬱蘭 *
韭蔥 *		甘藍菜苗（broccoli rabe）*	黃南瓜 *x	薄荷 *
洋蔥 *		瑞士甜菜（L）*	櫛瓜 *♦ x	奧勒岡 *
海菜 *		蕪菁（L）*		香芹 *
青蔥 *		西洋菜（L）*		迷迭香 *
珠蔥 *				番紅花 *
				鼠尾草 *
				龍蒿 *
				百里香 *
				薑黃 *
				山葵 *

符號說明

葉菜類（L）十字花科（C）

升糖指數：低 * 中 ** 高 ***

美國農業部有機認證 ♦

凝集素含量高 x

彩虹蔬菜。富含類胡蘿蔔素（β-胡蘿蔔素、茄紅素、葉黃素與玉米黃素〔zeaxanthin〕）及類黃酮的蔬菜，兩者都富含強效的抗發炎與保護神經的成分。[4] 努力尋找飲食中的彩虹吧！一般而言，顏色愈深對健康愈有益。簡單舉例，這類蔬菜包括深綠色葉菜、紅色捲心菜（red cabbage）、紅洋蔥、紅蘿蔔（最好生吃，因為煮熟會提升升糖效應）、茄子、番茄（尤其是番茄煮熟可以增加茄紅素），以及紅、黃、橘色甜椒。

綠色葉菜能啟動多種神經保護機制。那些每天享用綠色葉菜的健康年長者和少吃或不吃綠色蔬菜的人相比，認知衰退的速度比較緩慢。[5] 綠色葉菜富含葉酸（folate），葉酸這個字就是來自 foliage（樹葉）這個字。葉酸與維生素 B_{12} 和 B_6 結合後，能降低血液中的同半胱胺酸（蛋白質代謝過程中產生的物質），同半胱胺酸濃度若升高，會促進發炎，同半胱胺酸濃度高與認知衰退、腦白質損傷（white matter damage）、腦部萎縮、神經纖維糾結（neurofibrillary tangle）及失智症有關。[6]

深綠色葉菜。包括芝麻菜、香菜、奶油生菜（butter leaf lettuce）、綜合生菜（mesclun greens）、羅勒、甜菜葉、紅橡葉生菜（oak leaf lettuce）、瑞士甜菜，以及大黃和甜菜根，都是膳食中硝酸鹽含量最高的食物。[7] 而且沒錯，芝麻菜可是最新的威而鋼！（成功抓住你的目光了嗎？）植物性硝酸鹽會轉變成一氧化氮，這是一種強力的血管舒張劑，因此能促進心血管健康，自然讓血管放鬆、降血壓，促進全身血液循環，對心臟與腦部尤其有益。[8] 其他綠色葉菜包括羽衣甘藍、菠菜、芥菜、甘藍菜、紅蘿蔓、蒲公英葉、西洋菜、甘藍菜苗、苦苣與小茴香。無論是新鮮生吃或稍微拌炒，請把握每一餐、任何一餐的機會，將營養豐富綠色的蔬菜納入飲食中。

十字花科蔬菜。是最強大且營養密度最高的蔬菜之一。十字花科蔬菜裡的硫嘗起來帶有苦味，但也是這個成分提供了諸多健康益處。穀胱甘肽（重要抗氧化劑）的合成、肝臟排毒，身體製造某些胺基酸，都需要硫，硫也為人體許多組織與荷爾蒙提供了組成原料。[9] 十字花科蔬菜能排毒，對人體特別有幫助。例如：蔥蒜類蔬菜（洋蔥、珠蔥、大蒜與韭蔥）和蕓薹屬（brassicas，包含甘藍菜、花椰菜、白花椰菜、抱子甘藍、青江菜）能幫助身體排毒、避免氧化損傷（oxidative damage），並且改善葡萄糖代謝。[10] 十字花科蔬菜在刀切與咀嚼過後，會轉化並釋放出獨特的硫化物。烹煮這類蔬菜時，請在切好後 10-45 分鐘再下鍋，讓十字花科蔬菜裡對熱敏感的芥子酶（myrosinase）先釋放出來，才能轉換成對健康有益的硫化物。[11] 十字花科蔬菜最好的食用方式是水煮、清蒸或以中火清炒，讓它保有一點脆度。[12] 也可以加入芥末籽或其他的生十字花科蔬菜如花椰菜苗，這樣不必等待就能達到同樣的效果。[13]

花椰菜這種十字花科蔬菜能啟動 Nrf2（nuclear factor erythroid 2-related factor 2）路徑。[14] 每個細胞裡都有 Nrf2，這是一種強大的蛋白質，負責身體排毒與抗氧化反應的「總調節」。Nrf2 就像細胞裡的恆溫裝置，能感應氧化壓力及其他壓力來源，並啟動相關保護機制。活化 Nrf2 能有效對抗與阿茲海默症有關的毒素與氧化壓力（氧化壓力是指自由基與具破壞力的化學物質所造成的影響）。[15] 攝取花椰菜苗（約三至四天大的花椰菜）最能啟動 Nrf2，而且在家裡也能種植。（務必購買有機、無毒認證的種子來栽種，因為所有植物的嫩芽都容易受到汙染。）另一種做法則是服用補充品補充蘿蔔硫素（sulforaphane）。

酪梨、橄欖與番茄。是可以加進任何沙拉的美味地中海寶物。嚴格來說，它們都算水果，但我們刻意將它們納入食物金字塔的蔬菜類，為的就是鼓勵大家多多攝取。水果與蔬菜的分類其實有很多重疊的地方，想想看，蔬菜基本上是指植物任何可食的部位，包含葉子、莖幹、根、塊莖、堅果、種子或果實。酪梨、橄欖與番茄是花朵結成的果實，內含種子，植物學上稱之為「水果」。不過，從烹飪的角度來看，它們經常因為帶有鹹味而被當成蔬菜使用。

酪梨是世上最健康的食物之一。這種水果是含有最多健康脂肪（單元不飽和脂肪酸）的食物之一，又幾乎沒有任何糖。酪梨不會引起血糖飆升，也能幫助你達到酮症狀態。酪梨富含鉀、鎂、維生素 C 與 E，脂肪還能幫助你吸收脂溶性維生素（維生素 A、D、E 與 K）。[16] 酪梨也富含可溶性纖維，能支援代謝，還有助降低小而緻密的低密度脂蛋白（sdLDL）和低密度脂蛋白顆粒（LDL-P）的數量。[17] 在任何一餐中加進酪梨都很容易，也不需要特別找有機的，因為它們的果皮很厚實，具保護作用。

橄欖的碳水化合物含量低，好脂肪（單元不飽和脂肪酸）含量高，又含有豐富的植物營養素，因此加進任何沙拉裡或單吃都很健康。[18] 橄欖能抗氧化、抗發炎、抗動脈粥狀硬化、抗癌、抗菌與抗病毒，還有降低血糖與血脂的效果。[19] 由於橄欖原本帶有苦味，所以通常會以鹽滷醃製後食用，嘗起來帶有鹹味。進行鹽滷醃製之前，橄欖必須先經過發酵。發酵過程會自然產生豐富的乳酸桿菌（*Lactobacillus*；一種有益腸道的菌），讓橄欖變得更有健康效益。[20]

番茄是地中海飲食中不可或缺的一部分，它對健康的好處也廣為人知。[21] 番茄富含類胡蘿蔔素（讓蔬果呈現鮮豔紅、黃、橘色的天然植物色素），特別是茄紅素，能抗癌、預防心臟病、對抗氧化壓力與眼疾。[22] 年長者飲食中若富含類胡蘿蔔素並配合 omega-3，認知表現會有所改善，腦部網絡也會運作得更有效率。[23] 因為類胡蘿蔔素是脂溶性維生素，所以與食物脂肪一起攝取，能大幅增加保護神經的多酚與類胡蘿蔔素的吸收。[24] 只要在飲食中加入西班牙番茄辣醬（sofrito）就能有這些效果，而且簡單又美味！西班牙番茄辣醬是大部分地中海醬料中的底醬，一般含有番茄、大蒜、洋蔥與辣椒，以橄欖油烹調。近期一項研究顯示，一份西班牙番茄辣醬就能有效抑制身體中的發炎標記。[25] 值得一提的是，地中海地區的番茄一般在烹調之前會去皮、去籽，降低番茄中凝集素（lectin）的成分。所有罐頭番茄都用壓力鍋煮熟過，這也會降低凝集素。請尋找美國農業部認證有機番茄罐頭，最好是去皮、去籽的。

香藥草與香料。是烹調原形食物的重要部分。這些植物通常比傳統蔬菜包含更多能對抗疾病的抗氧化物與多酚類（polyphenols；多酚是植物對抗細胞損傷的化合物）。[26] 香藥草與香料也公認有抗病毒與抗菌的特性。[27] 像香芹、羅勒、香菜、迷迭香、鼠尾草、百里香、奧勒岡、小茴香、孜然與薄荷這類香草與香料，可以很簡單地加進任何一餐，甚至能放入醃料和油脂中，可以增添風味並提升健康效益。許多常見的香草與香料，如番紅花、薑黃、肉桂、薑、人蔘、鼠尾草、大蒜、黑胡椒與紅椒粉，都公認有能保護神經的特質，可能可以幫助預防、甚至治療阿茲海默症。[28]

❖ **薑黃**。是香料區的大明星。它是咖哩粉的主要成分，在印度用來增添食物風味與作為藥物的時間已長達數千年。薑黃粉與刨絲的薑黃根都能用來烹飪，為食物添加強烈的薑味，又帶有芥末或辣根的辛辣。（要注意，有些薑黃裡會摻雜鉛，所以最好是跟信任的來源購買。）薑黃素是薑黃裡的有效成分，具有抗發炎，以及與乙型類澱粉蛋白結合的效果（beta-amyloid-binding effects）。薑黃素的吸收成效不佳，不過，若搭配黑胡椒食用，生物利用率會增加百分之兩千。[29] 另外，印度咖哩中也包含了許多能增加薑黃素生物利用率的元素，例如，椰奶中的脂肪（薑黃是脂溶性的）、含槲皮素的食物（如洋蔥），以及加熱。許多研究都顯示，薑黃素能透過多種機制展現失智症治療的成效，其中最令人振奮的是在加州大學洛杉磯分校做的小型隨機分配、雙盲、安慰劑對照臨床試驗。受試者介於五十至九十歲之間，都有輕微記憶方面的問題，但未被確診罹患阿茲海默症，他們被隨機分配服用90 mg 的薑黃素或安慰劑長達十八個月。在研究期間，服用薑黃素者的記憶力提升了百分之二十八。同時，他們的憂鬱症狀減緩，腦部中的乙型類澱粉蛋白與濤蛋白（tau）濃度也降低了。[30]

❖ **番紅花**。是我們目前談到的香料之中最珍貴的一種，在大部分高級超市裡都能看到，深紅色的細長條狀很好認，不過有時候也會被磨成粉。番紅花在烹煮時會釋出一點土味和甜味，有點類似蜂蜜的風味，並能把食物染成深濃的金黃色澤。[31] 番紅花最近被用在一個阿茲海默症的小型臨床試驗中，結果令人印象深刻。[32]

❖ **茶類**，通常是由乾燥香藥草混和而成，有一些香藥草有抗阿茲海默症的功效。「表沒食子兒茶素沒食子酸酯」（Epigallocatechin-3-gallate, EGCG）是綠茶中的一種類黃酮化合物，能夠穿透血腦障壁，也是綠茶中主要的抗氧化物質。務必讓泡茶的水溫控制在大約攝氏 76°C（華氏 170°F）才能保有健康功效。你也可以選擇冷泡，但必須浸泡至少兩小時。如果可以，盡量購買散茶（再用濾器泡茶），因為有些公司會在茶袋上使用塑膠成分，導致沖熱水時會有塑膠微粒釋放在茶湯裡。抹茶含有最高濃度的 EGCG，比一般綠茶高出百分之一百三十七。務必尋找來自日本（而非中國）的有機抹茶，以避免重金屬汙染。製作抹茶時，用溫水或冷水都可以，因為抹茶不必浸泡。

行動計畫

- 每天至少吃六到九杯深色、有機、當季、本地的非澱粉類蔬菜，並逐漸增加食用量。
- 飲食要包含綠色葉菜，尤其是會產生一氧化氮的蔬菜。
- 飲食要包含十字花科蔬菜，注意備料及烹調方式，才能讓健康效益最大化。
- 給自己一點挑戰，每次去買菜時都帶回一種新的蔬菜（或是常見蔬菜的新品種），拓展自己的味蕾體驗。
- 飲食要包含新鮮的香藥草、香料與茶。

注意事項

華法林（Warfarin，藥名可邁丁〔Coumadin/Jantoven〕）干擾。如果你在服用華法林，食用富含維生素 K 的食物，如綠色葉菜類和其他蔬菜（以及某些水果）之前，應該要先取得醫師的同意並且在他的監督下進行。華法林是藉由干擾維生素 K 來達到抗凝血的功效，因此飲食中的維生素 K 若提高，可能會減低藥物的功效。

農藥／除草劑。嘉磷塞與其他具滲透性的除草劑與殺蟲劑，在第十九章有完整介紹。另外，已知對人體健康有害、在其他國家被禁用卻在美國仍被使用的殺蟲劑，包括巴拉刈（paraquat；與巴金森氏症、腎臟和肺臟疾病有關聯）、1-3- 二氯丙烯（1-3-dichloropropene；被美國環境保護署歸類為人類致癌物），以及草脫淨（atrazine；一種內分泌干擾素，會破壞免疫系統，可能致癌，對生殖與發育都有影響）。[33]

美國環境工作組織（Environmental Working Group）每年所編列的「農藥殘留量最高的十二項農作物與農藥汙染最低的十五項農作物」（Dirty Dozen and Clean Fifteen），能幫助你判斷哪些蔬果可以放心買，哪些要買有機的。對帶有 ApoE4 基因者而言，選擇有機蔬果特別重要。研究顯示，這個族群若血液中帶有高濃度的有毒殺蟲劑，導致認知功能障礙的風險會高出許多。[34] 雖然美國與加拿大已經禁止使用 DDT 和 DDE 殺蟲劑多年，但至今仍有汙染物殘留。有證據顯示，土壤可能維持有毒狀態長達十五年，而如果是水域環境，汙染最多能殘留一百五十年。[35]

若生鮮蔬果來自其他仍在使用、或較近期才禁止這類農藥的國家，毒素濃度可能會高出許多。這些有毒農藥會累積在身體的脂肪裡，目前百分之八十的健康美國人，仍能在血液中驗出可觀的濃度。[36] 要確保自己暴露的有毒農藥是最低劑量，購買美國農業部認證的有機產品是最保險的方式。

基因改造生物。基因改造生物（Genetically Modified Organisms, GMOs）已經滲入我們的食物鏈了。基改的目的是要培育出能耐受更多除草劑，並能自己產生殺蟲劑的植物。改造出具備這些特點的作物能提供經濟效益，卻也讓人們更常接觸到嘉磷塞除草劑（品牌名為「年年春」〔Roundup〕），帶來各種健康危害。[37] 請避免任何基改食品（以及吃這些作物的動物），包含大部分的大豆、玉米、芥花油、乳製品、糖、小麥與櫛瓜。貼有「USDA 有機認證」（Certified USDA Organic）的標章，就表示這個產品不是基改生物。「非基因改造生物計畫認證」標章（Non-GMO Project Verified）則代表，在生產過程的各個階段，基改影響程度在百分之〇．九以下。

BPA/BPS。雙酚 A（bisphenol A）與雙酚 S（bisphenol S）這兩個化學成分是親戚，通常存在於塑膠、食品、飲料罐內層、感熱收據及其他消費品中。雙酚 A 已知會傷害腦部，而這兩種化學物質都會干擾內分泌。要注意塑膠或鐵鋁罐產品上是否有「無 BPA」標章。如果找不到標章，記得把產品包裝翻出來看回收標準號碼。避免購買標示為七號的產品。要注意的是即使不含 BPA，仍可能有 BPS；想要兩者都避免，就要找利樂包的容器（由百分之七十五的厚紙板製成）。利樂包會有森林管理委員會（Forest Stewardship Council, FSC）的 FSC 標章。這點對罐裝番茄特別重要，因為番茄的酸性可能會讓這些毒素更易釋出。也因為這一點，最好避免所有包裝食品，如果可以盡量自己親手製作。

重金屬。任何來自開發中國家，以及高度汙染的工業開發國家（如中國與印度）的蔬菜，重金屬汙染是一大憂慮。通常這些地區會把廢水當作灌溉用水，而採礦或冶煉產生的副產品，都會讓土壤被重金屬汙染。[38] 美國三分之一的蔬菜及一半的水果都是進口的，而我們無從得知進口的有機生鮮蔬果是否安全，[39] 因為這些商品只會被「隨機檢查」和「現場檢查」，不知道檢查的頻率為何。[40] 因此，建議只購買通過美國農業部認證的有機商品。

凝集素。凝集素是一種與糖結合的蛋白質，可能會破壞腸壁完整性（腸漏症），造成消化系統發炎，也可能導致輕微（各種痠痛）或大範圍全身性自體免疫疾病。凝集素高的食物包括穀類、類穀物（pseudograins）、豆科植物、某些蔬菜（尤其是夜影科植物如番茄、馬鈴薯、茄子、枸杞、甜椒和辣椒）、堅果（尤其是腰果）和種子。浸泡並用壓力鍋烹煮豆科植物，浸泡及（或）讓堅果或種子發芽，或是幫高凝集素蔬菜（尤其夜影科植物）剝皮並去籽，都能減少凝集素。不過，對那些非常容易受炎症影響的人來說，這些方法可能還不夠。這些人可能需要一套療程幫助他們辨認並去除造成發炎的因素，並且先修復腸胃道，再重新攝取這類食物（請見第九章）。若有興趣繼續探討這個議題，可以參考史蒂芬．岡德里所著的《植物的逆襲》。

FODMAP 食物。蔥蒜類蔬菜（特別是洋蔥和大蒜）、其他十字花科蔬菜或豆科植物吃得多的時候，每個人都可能發生脹氣和排氣多的情況。欲了解更多關於這個議題及其解決方式，請見第九章關於 FODMAPS 食物的部分。大多時候，只要限制這類食物的攝取量，直到腸胃道修復到最佳狀態，就是最好的解決辦法了。

促甲狀腺腫物質（goitrogen）。在傳統社會，發生甲狀腺腫大的原因是因為土壤裡缺少碘（當時添加碘的鹽還沒問世）。大量生吃十字花科蔬菜（以及許多其他食物、藥物及化學物質），會阻礙甲狀腺吸收碘，導致身體製造甲狀腺荷爾蒙不足。十字花科蔬菜應該稍微煮過再吃，能減少促甲狀腺腫的情形。橋本氏甲狀腺炎（Hashimoto's thyroiditis）通常是自體免疫系統反應所造成的，不在這裡討論；如果是缺碘造成你甲狀腺腫大，應該多尋找能補充碘的食物來源（如海鹽、海帶或其他海菜，魚和蛋），並且在補足體內碘的含量之前，要避免生食大量（超過四百五十克）的十字花科植物。弔詭的是，若碘攝取過多也會造成橋本氏甲狀腺炎，外食族或常吃加工食品的人要特別注意，因為這些餐點會加入大量添加碘的鹽。

草酸鹽（oxalate）。草酸鹽含量高的食物有胡桃、杏仁、菠菜、大黃、甜菜根、甜菜葉與巧克力；若大量食用這種化合物，對天生易受影響（以及腸胃健康受損）的人，會造成腎結石及發炎。葉菜煮熟後體積會縮減很多，所以很容易吃得過量。要留意是否出現尿液變臭、膀胱炎頻繁發作、腎結石，甚至是如纖維肌痛和神經疼痛等症狀，可以請醫師檢查尿液中的草酸鹽值來確認。通常減少攝取草酸鹽含量高的食物，就能修正這個問題。烹調、發酵及讓食物發芽後再食用，能減少攝取草酸鹽。腸胃修復後，你會發現自己慢慢可以增加攝取量。

組織胺不耐（histamine intolerance）。有些人，特別是有腸漏

症或正服用某些藥物（如雙胍類降血糖藥）的人，對組織胺會比較敏感；組織胺是一種神經傳導物質，平常會保護我們的免疫、消化與神經系統。如果你對組織胺有不耐，攝取組織胺含量高的食物，如菠菜、酪梨、夜影科植物、發酵食物、大骨高湯或茶，可能會出現類似過敏或偏頭痛的症狀。更多資訊請見第九章。

健康脂肪

只要遵循「有酮彈性 12/3」的指示，就能盡情享用健康的脂肪。脂肪非常有飽足感而且熱量密度高，很難吃得太多。我們能理解對許多人而言，增加脂肪攝取量一開始是一件很令人害怕的事，畢竟幾十年來醫療人士和政府飲食指南都推薦低脂飲食，但現在，由於人們重新檢視這些飲食建議所根據的「證據」，追求低脂的觀念也在慢慢改變。[41]

首先，健康的脂肪能促使酮產生，酮能為阿茲海默症前期及發病後缺乏燃料的神經細胞提供能量。如果你除了攝取健康脂肪和進行富含抗氧化物和蔬食為主的低碳飲食之外，還搭配斷食與運動，會比光靠飲食更容易產生酮。

健康脂肪比例高的飲食，比高碳水化合物飲食，更能有效地讓血糖標記達到最佳。近期有一個針對一百多份論文進行整合分析的研究發現，用不飽和脂肪取代碳水化合物能大幅改善血糖標記。不過，光是減少碳水化合物和飽和脂肪是不夠的，只有當兩者都以大量不飽和脂肪——橄欖油等健康的植物油、酪梨、多脂魚類、堅果和種子——取代，血糖才會有明顯的改善。由單元不飽和脂肪酸或多元不飽和脂肪酸提供的能量每上升百分之五，糖化血色素就會改善百分之〇．一。這看起來不多，但研究者估計，糖化血色素每降低百分之〇．一，第二型糖尿病的發生機率就能降低百分之二十二，心血管疾病的發生率也能降低將近百分之七。[42]

許多研究顯示，地中海飲食之所以能改善認知功能（對帶有 ApoE4 基因者也有用），關鍵在於脂肪。有項研究拿高脂（橄欖油與堅果）版本與低脂版本的地中海飲食做比較，發現高脂飲食組的認知功能較好。[43] 就連在帶有 ApoE4 基因者身上，也有這種趨向。[44] 在另一項近期的研究中，一百八十位年長者參與試驗，每個人都採取地中海飲食一整年。其中一半受試者額外補充 30g（2 大匙）的特級初榨橄欖油。飲食中脂肪較高的一組，認知能力出現顯著改善。[45]

腦部百分之六十至七十由脂肪組成。脂肪能支持神經元、粒線體膜、髓鞘（myelin sheaths；神經傳導的絕緣體）及其他結構。我們攝取的脂肪品質會影響這些結構的功能好壞。[46]

脂肪主要有四種（大部分食物都同時包含多種脂肪，但通常會以一種為主）。

1. 單元不飽和脂肪酸：酪梨、橄欖、橄欖油、堅果與種子
2. 多元不飽和脂肪酸：
   - Omega-3：
     - EPA（二十碳五烯酸）與 DHA（二十二碳六烯酸）：藻類、磷蝦與冷水多脂魚類
     - ALA（α - 亞麻酸）：核桃、亞麻籽、奇亞籽、紫蘇油、大麻籽與大豆

- Omega-6：堅果、種子與來自堅果和種子的油脂

3. 飽和脂肪酸：動物脂肪，包括肉類與乳製品；椰子與 MCT 油
4. 反式脂肪*（Trans fats）：人造奶油，酥油，其他可常溫放置在貨架上的產品（餅乾、蛋糕、蘇打餅、薯片、微波爆米花、奶精）以及油炸食物（薯條、甜甜圈與大部分外食的油炸食物）

反式脂肪與工業氫化植物油與種子油，絕對是吃不得的東西。請盡可能優先選擇植物性單元不飽和脂肪、omega-3 與飽和脂肪，如果條件完備（加工方式正確、來源可靠、攝取時搭配低碳飲食、攝取高纖食物，以及 omega-6：omega-3 比例佳），這些脂肪可以成為飲食中一大部分的熱量來源，幫助身體打造出健康的代謝狀態。

脂肪愈飽和就愈穩定，也愈不容易氧化與變質。不過，我們建議動物性脂肪還是少量就好，一部分是因為毒素會儲存並積累在動物脂肪裡，[47] 因此，最好選擇野生或放牧的動物產品。[48] 帶有 ApoE4 基因者通常特別容易吸收飲食中的脂肪，導致膽固醇升高。為了以防萬一，我們建議少量攝取飽和脂肪，並優先選擇單元不飽和脂肪酸與多元不飽和脂肪酸如橄欖油、堅果、種子、酪梨與多脂魚類（更多資訊請見第八章）。

omega-3 與 omega-6 都是必要的多元不飽和脂肪酸，意思是這類脂肪我們身體無法自行合成，必須透過飲食攝取。因為它們屬於多

* 反式脂肪含量只要不超過 0.5g，食品廠商就可以在包裝上宣稱產品是零反式脂肪。多吃幾份就是積沙成塔！

元不飽和脂肪酸，所以比較容易氧化變質，氧化變質後容易促成身體發炎，尤其在我們的腦部這類脂肪含量高的部位。[49] omega-3 能抗發炎，但 omega-6 卻會促發炎。我們工業化的飲食包含不健康的植物油、穀物、穀物飼養的動物，這讓我們攝取到較多的 omega-6。我們祖先攝取到的 omega-6 與 omega-3 比例比較接近 1：1，但標準美式飲食的 omega-6 與 omega-3 攝取比例通常都飆升到 25：1。[50] 在現代，要達成祖先的 1：1 比例幾乎是不可能的，而且如果你的飲食是以原型食物為主，其實不必過度執著要達到這個比例。我們建議你把目標放在 4：1 或更低，但不要低於 0.5：1，因為如果比例低到這種程度，通常可能會讓血液過度稀釋導致出血。如果你的身體容易出血，或有中風的家族病史（尤其是 ApoE4 同型合子男性），請見第十二章第 226 頁的警語。

為了打造一個更抗發炎的飲食組合，我們建議去除掉飲食中不健康的 omega-6 植物油，並增加健康的 omega-3 脂肪。

避免食用高溫加工或以化學方式萃取的油脂。要找冷壓的油品。要買玻璃瓶裝的油，因為油會讓塑膠中的成分溶解出來，讓你暴露於容易累積在身體裡的毒素中。[51] 不飽和脂肪酸的油脂如特級初榨橄欖油、藻油或酪梨油，最好是儲存在深色玻璃瓶裡。

特級初榨橄欖油——腦部健康的最佳選擇

選擇飲食上的油品時，請優先選擇新鮮、富含多酚的特級初榨橄欖油。特級初榨橄欖油的關鍵成分是多酚類，能保護心血管及神經。特級初榨橄欖油透過多重機制提供健康益處：促進自噬作用，改善代謝標記（metabolic markers），減少神經發炎，改善神經突觸

■ 健康油脂 ■

特級初榨橄欖油（多酚含量高，能知道收成日期，冷壓）	椰子與椰子油 ♦♥（未精製、冷壓、初榨或特級初榨，無化學加工）
酪梨與酪梨油	MCT 油 ♥
堅果	紅棕櫚油 ♥（未精製、初榨、永續認證）
種子	可可脂
核桃油	多脂魚類 ♥
夏威夷豆油	蛋黃 ♥（來自放牧母雞）
芝麻油	印度酥油 ♥（來自放牧乳製品）
紫蘇油	奶油（D）♥（來自放牧乳製品）
藻油	豬油 ♥（來自放牧的動物）

符號說明
USDA 有機認證 ♦
促發炎奶製品（D）
飽和脂肪酸（SFA）♥

完整性，減少乙型類澱粉蛋白與濤蛋白，同時還能增加腦源性神經滋養因子。[52] 特級初榨橄欖油也能改善身體的血脂組合，包含：透過提升膽固醇外流（cholesterol efflux）、讓高密度脂蛋白（「好」膽固醇）發揮更多功能、降低低密度脂蛋白（「壞」膽固醇）。達到提升腦部和心臟健康的目標。[53]

你應該吃最新鮮、多酚量最高的特級初榨橄欖油，多酚含量愈多，味道會愈苦，個人的忍受程度不同。你需要一點時間適應，但這麼做是值得的。「優質初榨橄欖油」網站（Ultra Premium Extra Virgin Olive Oil）能幫助你找到最新鮮、最高品質的特級初榨橄欖油，收成日期與詳細的化學成分都寫得清清楚楚，價格甚至跟一般超市品牌差不多，超市品牌的橄欖油經常被混入其他價格較低廉的油品。[54] 特級初榨橄欖油主要是拿來當作點綴（不會經過加熱）。你也可以用特級初榨橄欖油搭配升糖指數低的醋或柑橘，做出美味的沙拉醬；也能用新鮮香草和香料調味，當作蔬菜的淋醬或沾醬。烹煮時使用特級初榨橄欖油，會稍微破壞油裡的多酚與維生素 E。[55] 如果你仍決定這樣做，記得使用多酚較高的，並且盡量保持低油溫，降低加熱帶來的破壞。

用脂肪烹飪

烹調用油要選發煙點高的油，意思是在高溫下也不會冒煙（冒煙表示成分正遭到破壞）。中火烹調的溫度大約是 177°C（350°F）。烹調用油的好選擇包括酪梨油（發煙點是 270°C/520°F）、印度酥油（252°C/485°F）、芝麻油（210°C/410°F）、椰子油（177°C/350°F）與奶油（177°C/350°F）。特級初榨橄欖油的發煙點是 160-210°C（320-410°F），發煙點愈高表示成分裡的多酚含量愈高。你可以在油品裡加入香草如迷迭香，讓油變得更加有益健康。[56]

堅果與種子：營養超豐富

吃堅果的人比較長壽。[57] 堅果能同時保護心血管與神經，幫助維持酮症狀態，也是非常優質的健康脂肪、蛋白質、維生素、礦物質與纖維來源。[58] 堅果與種子最好吃新鮮、有機的，盡量選擇生的（未烹調過）、浸泡過和發芽的，因為這些處理方式能降低凝集素、植酸與酶抑制分子（enzyme inhibitors），這幾個成分容易損害消化功能與營養素吸收。[59] 堅果與種子能生吃，當作乳製品的替代品，也能略微拌炒或烘烤過再食用。如果你偏好烘烤過的堅果與種子，最好用 76-100°C（170-220°F）的低溫脫水或烘烤，不同種類的堅果或種子需要的溫度與時間都不同。用烤箱烘烤堅果或種子的時候，務必隔一段時間翻面，才能烤得均勻。每一種堅果與種子含有的單元不飽和脂肪酸、多元不飽和脂肪酸，與飽和脂肪酸比例都不同。要注意，多元不飽和脂肪酸若烘烤溫度過高，特別容易氧化變質。你可以試著用不同香料——紅椒粉、孜然、咖哩粉和海鹽都不錯——在烘烤之前跟堅果和種子拌勻；也可以用低溫翻炒切片的杏仁，並加上海鹽、大蒜與迷迭香一同撒在沙拉上；或將生核桃混合少量甜菊糖（stevia）和肉桂，撒在優格或克非爾（kefir）上當甜點。（堅果奶是乳製品的優質替代品——詳情請見第十一章。）

若你無法自己烘烤堅果和種子，請選購乾烤（無添加任何油）的產品做為替代方案（雖然高溫烘烤有點破壞堅果和種子的健康成分，不過不致於完全破壞）。[60] 我們不建議攝取用不健康的油烘烤的堅果（列在第 149 頁）。堅果與種子如果庫存量比較多，可以存放在冷凍庫，少量則可以放在冷藏保鮮。

核桃、夏威夷果、開心果、胡桃、栗子、杏仁、榛果、松子與芝麻或黑芝麻、黑小茴香籽、亞麻籽或大麻籽都是非常好的選擇。腰果、南瓜籽、葵花籽與奇亞籽雖然也很好，但對凝集素敏感的人可能會造成一些問題。（將它們浸泡與發芽可能會有些幫助。）巴西堅果是非常好的硒來源，但一天應該只吃幾個就好，因為一顆堅果含有 68-91 mcg 的硒；吃五顆就會超過成人每日建議量（400 mcg）的上限，並且出現毒性副作用。[61]

- **核桃**因為富含 omega-3 脂肪酸，與腦部健康及提升認知功能有關，但應該生吃且不要加熱，因為多元不飽和脂肪酸很容易氧化。[62]

- ❖ **榛果**有保護神經的作用，特別是能避免腦部萎縮。[63] 另外，因為單元不飽和脂肪酸含量高，能降低低密度脂蛋白與總膽固醇。[64] 榛果的植酸（抗營養物質）含量高，因此需要限制攝取量。
- ❖ **夏威夷果仁**對血脂組合（lipid profiles）有正面影響。它是單元不飽和脂肪酸含量最高的堅果，同時又有低碳水化合物與低凝集素的特質。[65]
- ❖ **胡桃**的優點在於，它成分裡的健康脂肪比重相較於碳水化合物和蛋白質高出非常多，能改善胰島素抗性恆定模式的評估值，並且降低心血管代謝疾病風險。[66]
- ❖ **杏仁（扁桃仁）**富含蛋白質、單元不飽和脂肪酸與抗氧化物，經證實能保護神經，對控制血糖很有幫助，能改善血脂組合，並且降低氧化壓力。[67] 褐色表皮的抗氧化物質最多，但凝集素含量也高[68]（對凝集素敏感的人，可能要找去皮的果仁）。在美國礙於法律規定，就算包裝寫的是生杏仁，也都經過高溫殺菌處理，只有從販賣小包裝的供應商才可能買到真正的生杏仁。
- ❖ **亞麻籽** omega-3 脂肪酸含量同樣很高，對心臟與整體健康都很好。[69] 亞麻籽的 omega-3 是植物性的，名為 α - 亞麻酸（α-linolenic acid, ALA）。亞麻籽是木酚素（lignans；一種幫助平衡荷爾蒙的多酚）最豐富的來源，同時也是非常好的抗氧化物及纖維來源。亞麻籽應該生吃，並且新鮮現磨、泡水整夜或預先發芽，這樣可以幫助消化，並且提高營養成分的生物利用率。[70] 亞麻籽很容易壞，所以一次只能磨少量並冷藏，整粒種子則可儲存在冷凍庫中。

吃堅果與種子是提高飲食中的油脂量、幫助進入酮症的健康方式。它們熱量密度很高，對想增重的人可能會很有幫助。同樣的，如果你發現採取「有酮彈性 12/3」後體重有增加，你也可以減少攝取量。

咖啡愛好者，歡呼吧！

咖啡豆其實是咖啡漿果的種子，能製成一種深色、香氣四溢又強勁的飲品，咖啡源自衣索比亞，自十五世紀以來便廣為世人享用。許多研究都發現，這個我們鍾愛的早晨醒腦劑，與健康和長壽有密切關聯。[71] 咖啡有保護神經的益處，與降低認知衰退風險也有關。咖啡的興奮作用能增加腦部的警覺性與認知表現，同時對老化的腦部，以及阿茲海默症患者的腦部，有減緩記憶衰退的效果。[72] 這些健康益處來自咖啡裡的多酚類與生物活性化合物，不論用哪種沖泡方式都能帶來這些好處，連去咖啡因的咖啡也是。咖啡的好處包括：能增加環腺苷單磷酸（cyclic AMP；一種對記憶極為重要的細胞信使）、改善胰島素敏感度，並且刺激身體產生抗氧化反應。咖啡能使得 Nrf2 系統更活躍，啟動每一個細胞裡的保護機制。[73] 咖啡裡的生物活性化合物能抗發炎和抗菌，同時能避免罹患糖尿病以及某些癌症。[74] 人們也發現，咖啡沖泡過程中產生的化合物苯基林丹（phenylindanes），可抑制乙型類澱粉蛋白與濤蛋白纏結。[75]

若你擔心每天早上的那杯咖啡會干擾生酮作用，不必再煩惱了！研究發現，光是喝咖啡就能增加血液中的酮。[76] 斷食時請放心享用黑咖啡，有需要也能搭配少量可使用的甜味劑。有胰島素抗性因而難以進行斷食的人，應考慮在咖啡裡加一點 MCT 油，直到身體修復並開始產生內源酮。另外，最好能找到有機、無黴菌的咖啡，尤其是正在對抗第三型（毒性型）阿茲海默症的人。

雖然咖啡有很多健康益處，有些事情我們還是必須小心謹慎。每天喝超過 1L（約 250 ml 毫升的咖啡喝超過四杯）咖啡，證實會讓同半胱胺酸濃度升高百分之二十。[77] 同半胱胺酸升高與腦部萎縮和認知功能衰減有關聯。[78] 務必適可而止，過中午就不要飲用，尤其是咖啡因代謝緩慢的人。咖啡過量或是太晚喝咖啡，可能會影響晝夜節律與睡眠品質。要注意的是，咖啡裡的酸性物質可能會加重胃食道逆流症狀。另外，若長期處在壓力大且皮質醇升高的狀態，最好在問題的根本原因解決之前，盡可能避免攝取咖啡因。

不健康脂肪舉例

- 大豆油
- 玉米油
- 芥花油
- 花生油
- 葵花油
- 紅花子油

- 棉籽油
- 棕櫚仁油
- 反式脂肪

不健康脂肪的種類很多，不勝枚舉。一般而言，請避免種子、穀類、豆類或任何植物油，這些精煉油屬於多元不飽和脂肪、omega-6 含量高、經加熱或化學萃取製作，或經過基改。

行動計畫

- 增加健康脂肪（同時增加植物）的攝取量，以修復胰島素抗性的問題，同時產生酮做為腦部的能量來源。
- 優先選擇高多酚的特級初榨橄欖油、酪梨、堅果與種子。
- 記得高升糖和促發炎食物，不要和脂肪一起吃。
- 請注意，隨著你的身體逐漸修復，飲食中需要的脂肪量可以逐漸減少。

注意事項

腸胃不適。要解決這個問題，在增加脂肪或堅果與種子的攝取量時，循序漸進，可能會有幫助。膽囊功能不佳的人調適過程可能最為辛苦。如果增加脂肪攝取量會讓你腹部右上方疼痛，請找醫師檢查是否有膽囊相關疾病。膽囊儲藏膽汁，膽汁負責分解脂肪。雖然一般而言，沒有膽囊的人也能採取高脂肪飲食，但有些人可能還是慢慢增加比較好。出現腸胃道不適症狀（包括拉肚子）的人，可能要考慮同時攝取含脂肪分解酶的消化酶、牛膽汁補充劑（ox bile）或苦味香草。更多資訊請見第九章。

體重減輕。許多人在增加脂肪攝取量之後，體重會下降，這是因為脂肪非常有飽足感，以至於攝取的總熱量減少（請見第七章的注意事項）。

體重增加。有些人增加脂肪攝取量後體重會增加。這些人可能需要延長斷食的時間並且增加運動。他們可能攝取太多碳水化合物卻不自知，導致胰島素抗性仍然持續。運用飲食追蹤應用程式如Cronometer，可幫助你發現隱藏的熱量，如糖分與穀物。還有，尚未診斷出來的食物過敏源，也可能導致你發炎而體重增加（請見第九章關於如何進行「食物排除試驗」〔elimination trial〕）。

堅果與種子裡的黴菌。務必要注意，任何堅果與種子都不應該

檢查 176,904 名因心臟疾病住院患者的膽固醇值，發現……

膽固醇在正常值卻心臟病發作是常見情況

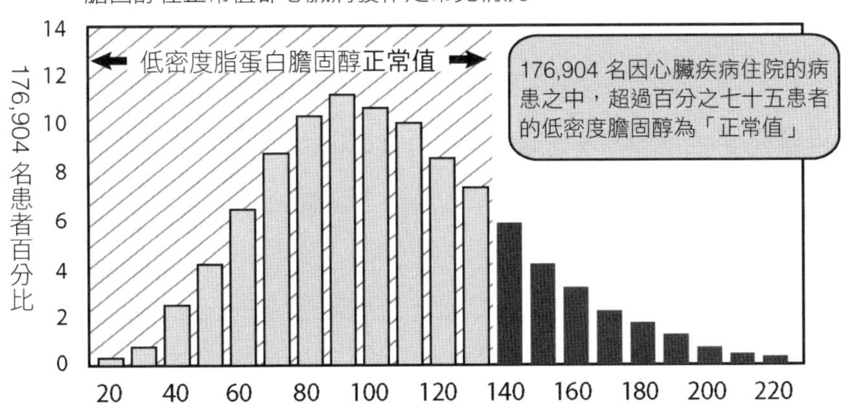

大部分心肌梗塞（心臟病發）發作的病患，低密度脂蛋白膽固醇呈現正常值。比較好的預測指標是三酸甘油酯對高密度脂蛋白膽固醇（TG/HDL）的比值。

有壞掉或發黴的味道。硒含量高的巴西堅果經常有黴菌。[79] 避免食用花生（尤其是花生醬），因為花生是豆科植物並且與會導致身體發炎的黴菌感染有關。[80]

血脂升高。有些人在增加他們飲食中的脂肪量（尤其是飽和脂肪）後，可能會看到血脂檢驗項目的總膽固醇值與低密度脂蛋白膽固醇升高。尤其是帶有 ApoE4 基因者，因為他們的身體特別會吸收飲食中的脂肪。[81] 這個情況需要擔心嗎？這取決於許多我們將檢查的其他佐證因素。我們的飲食建議也會帶來令人開心的改變，血糖標記（如空腹胰島素與糖化血色素）降低，高密度脂蛋白膽固醇上升，以及三酸甘油酯降低，這些都能減少整體心血管疾病的發生機率。

降低膽固醇可以降低冠狀動脈疾病的發生機率，此一脂質假說在過去幾年已被重新檢視。至今仍沒有證據能證明此一假說的真實性，但政府多年來卻仍依據這個假說制定飲食指導方針。[82] 事實上，如果去看看那些因冠狀動脈疾病住院病患的膽固醇值，你會發現大部分人的膽固醇都在正常值。[83]

僅只看膽固醇值絕對沒用，但看總膽固醇的組成比能提供的資訊可就多了，能幫助我們確定真正的風險在哪裡。[84] 總膽固醇是將低密度脂蛋白膽固醇、高密度脂蛋白膽固醇，以及百分之二十的三酸甘油酯，三者加總在一起。若評估「三酸甘油酯」和「高密度脂蛋白膽固醇」的比值，風險模式會更加清楚。[85] 三酸甘油酯對高密度脂蛋白膽固醇的比值盡量不要超過 2:1，最理想的是低於 1.1。

若檢視「糖化血色素」這個血糖標記，你會看到當糖化血色素值上升，發生冠狀動脈問題的可能性也會上升，兩者呈線性關係。[86]

……三酸甘油酯／高密度脂蛋白比值高較容易發生

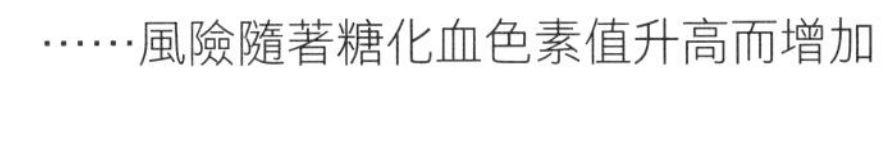

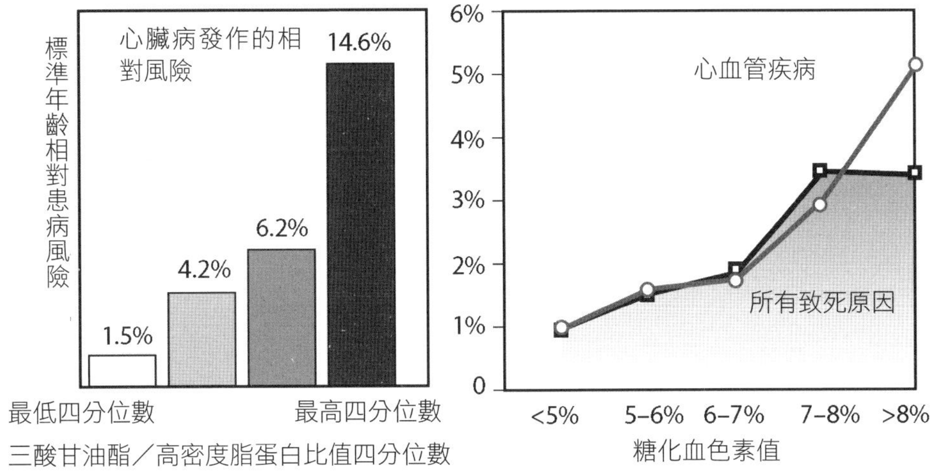

資料來源：「歐洲癌症營養前瞻性調查－諾福克區」（EPIC-Norfolk）研究

當糖化血色素升高，罹患心血管疾病風險也會升高。

「糖化血色素」是糖化的血紅素（血紅素上黏了一個糖分子），這能反映大約過去三個月的空腹血糖值。糖化血色素值最低的人，罹患心血管疾病的風險也最低。更全盤地了解「膽固醇」上升是什麼意思，能幫助你監測自己罹患心血管疾病的風險。

還有其他生物標記也能幫助你更精確地監測自己的患病風險，包括氧化低密度脂蛋白（Ox-LDL；目標值要 <60 U/L），以及其他更精密的脂質顆粒大小測試，如低密度脂蛋白的顆粒數量（LDL-P；目標值要 <1200 nmol/L），以及小顆粒而緻密的低密度脂蛋白（sdLDL；目標值要 <28 mg/dL），以上這些數值都與糖化血色素有密切相關。另外，如果你有明顯的家族病史或其他風險因素，可以考慮進行低輻射心臟電腦斷層掃描（CT），看看有沒有冠

狀動脈鈣化（coronary artery calcification, CAC）的情形，在美國，依照居住地，成本大約在一百至四百美元之間。男性超過四十歲，女性超過五十歲可考慮進行基本檢查。如果你發現自己確實有冠狀動脈疾病，請盡可能找一位採取低碳水化合物路線的心臟科醫師或血脂專科醫師，讓他們來協助你保護腦部。

許多醫師一看到病人的總膽固醇超過 200 mg/dL，不先額外蒐集資訊找出真正風險，就迅速開立他汀類藥物（statins）給病人。他汀類藥物會增加認知衰退的可能性。[87] 因此，如果真有必要使用他汀類藥物，例如有家族性高膽固醇血症，你一定要好好與心臟科醫師配合。其中一個方法是，找到最低劑量的親水性（而非親脂性）他汀類藥物，再搭配名為怡妥錠（學名 ezetimibe）的藥物，如此一來，便能在減少低密度脂蛋白顆粒的同時，也保護腦部的膽固醇合成。如果真的因為使用史達汀類藥物而出現認知衰退的情況，你可以追蹤一種稱為「鏈甾醇」（desmosterol）的膽固醇生物標記。數值低，表示腦部中的膽固醇減少，這與你的認知衰退有關。[88]

現在來談談飽和脂肪吧，畢竟我們把它列為健康脂肪之一。攝取飽和脂肪到底好不好一直眾說紛紜，人們以為這是心血管疾病的風險因子，很可能是錯的，因為「飽和脂肪跟著什麼食物一起吃下肚」這個因素被忽略了。有一種特別傷身的食物組合叫做「百食達三角」（Berfooda Triangle），馬克·海曼醫師在《吃油讓你瘦》一書中指出，百食達三角的三個頂點分別是飽和脂肪、單一碳水化合物，與缺乏纖維。吃下漢堡、薯條和一杯含糖飲料，跟吃一小片草飼牛肉搭配一大碗營養滿滿的各式蔬菜，效果是非常不同的。認為飽和脂肪可能導致心血管疾病與阿茲海默症的相關研究，絕大多數沒有考量到飽和脂肪本身的品質，以及跟什麼東西一起吃。

不過，飽和脂肪確實會讓某些人的膽固醇上升，包括帶有ApoE4 基因者。[89] 因此，為了安全起見，我們建議這類人要將飽和脂肪的攝取降到最低，優先攝取單元不飽和脂肪酸與多元不飽和脂肪酸——也就是高多酚特級初榨橄欖油、酪梨、多脂魚類、堅果與種子——這類油脂都被證實能降低心血管疾病發生。

膽固醇在阿茲海默症中究竟扮演什麼角色，目前大家仍不十分了解。證據顯示，中年人若有高膽固醇（未檢視各膽固醇比），可能會與阿茲海默症有關聯，但矛盾的是，隨著年紀漸長，高膽固醇

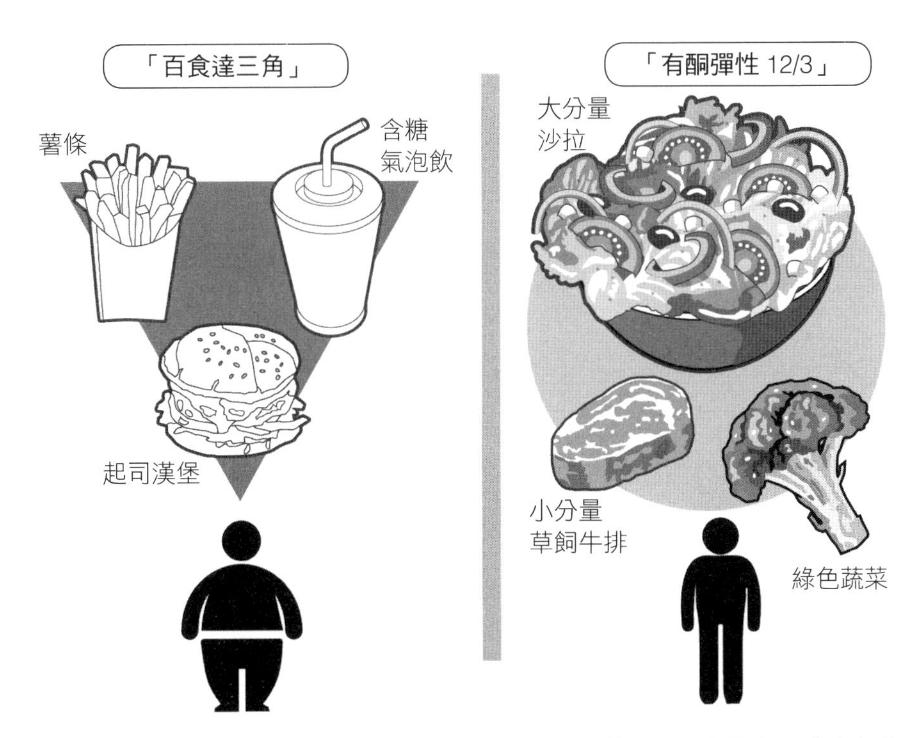

「百食達三角」 飽和脂肪、單一碳水化合物和缺乏纖維，三者結合是非常危險的組合。

似乎又有保護神經的效果。[90] 我們建議將重點放在降低發炎及與血糖相關的生物標記，同時維持健康的血脂組合。

血管型失智症或心血管疾病 血管型失智症或有心血管疾病的病患，應該優先治療背後的胰島素抗性問題，再考慮追求營養性酮症。這類病人可能可以考慮在這段時間使用酮酯或酮鹽，幫助提供腦部足夠的能量。在增加攝取健康油脂——高多酚特級初榨橄欖油、酪梨、多脂魚類、堅果與種子——的同時，禁止攝取糖與精緻澱粉是非常重要的。這類病患特別應該由醫師協助，最好是心臟科醫師，並採取低碳水化合物的方式。

此外，你也可以考慮使用 iHeart 指尖監測裝置，來檢測自己血管硬化的狀況，看看自己的心血管健康是否真的有因為採取「有酮彈性 12/3」，而逐漸改善。iHeart 測量到的結果與 SphygmoCor 脈波感測器（這是檢測脈波傳導速率〔pulse wave velocity, PWV〕的標準方式）測到的結果有高度相關性。脈波傳導速率不佳，是未來罹患心血管疾病與失智症的重大風險因子（另外請見第十八章）。[91]

第九章

金字塔第三層：讓腸胃升級

直覺往往來自普世皆知的知識。

——德巴希許．米瑞達（Debasish Mridha）

腸道健康是任何療程的基礎，它是治療腦部認知衰退的一個重要機會——因為腦部與腸道具有精細、複雜且雙向連結的關係。操控腸道微生物群系來達到腦神經保護作用已成為重要領域，相關科學文獻呈現爆炸性的成長。[1] 腸道裡的微生物群系為我們的營養、免疫、荷爾蒙與神經系統，提供了健康運作的基礎。如我們一再重申的那樣，人類基因的設計有其限制，而現代世界裡的壓力來源，已開始成為人類許多慢性病的關鍵促成因素。諸如壓力大、缺乏運動、過度消毒的生活，與充斥糖分卻缺乏營養或纖維的飲食，再加上暴露在抗生素、除草劑、殺蟲劑與其他化學物質中，對腸胃道的完整性及其微生物群系，都帶來毀滅性的衝擊。慢性病如肥胖症、糖尿病與自體免疫和神經相關疾病激增，可能的共同根源就是腸道微生物群系的運作出了問題。[2]

如果你有相關病症如腸漏症（腸壁通透性過高）、腸胃道微生態失調（消化道內出現微生物失衡）、小腸菌叢過度增生（small intestinal bacterial overgrowth, SIBO；本來生長在腸道其他部位的菌叢開始在小腸裡生長，因而導致各種症狀）、大腸激躁症（irritable bowel syndrome, IBS，出現的症狀是腹痛伴隨腹瀉、便祕或兩者都有），或是幽門螺旋桿菌（一種與胃潰瘍有關的常見感染），你可能還需要更多介入手段來規劃出一個最佳的健康與營養計畫。我們必須強調，這些腸胃道失調症狀實在很常見，許多人一直未被確診也未接受治療。

好消息是，要拿回治癒腸胃道健康的主導權，只需用心觀察自己吃什麼、怎麼吃，以及吃這些食物時產生的症狀。仔細觀察有無早期症狀，我們就能改善並治癒腸道。事實上，讓消化處於最佳狀態，或許能讓你完全避免（甚至修復）食物過敏與敏感症狀。對許多人而言，最重要的是探討腸胃道疾病背後的根本原因。以下是應該考量的幾個重點：

食物過敏或敏感（不耐症）

- ❖ 任何真正的食物過敏，都應由過敏專家經過正式檢測來診斷。食物過敏可能非常嚴重，甚至會危及性命，通常過敏食物吃下去之後不久症狀就會發生，症狀包括嘴巴內有刺痛或刺癢的感覺；皮膚發癢，出現丘疹或濕疹；嘴唇、臉、舌頭或喉嚨腫脹，或是出現呼吸困難；腹痛、噁心、腹瀉或嘔吐；暈眩、頭重腳輕或暈厥。
- ❖ 食物「敏感」發生時，通常離吃的時間已經比較久，症狀較輕，通常僅限於腸胃道症狀，如排氣、脹氣及便祕或腹瀉，但也可能出現疹子、痘痘、關節炎、全身性疼痛、頭痛、疲勞感、情緒波動大、煩躁感與「腦霧」情況。

❖ 除了穀物（尤其是小麥）和乳製品，常見的食物過敏與敏感來源，包括雞蛋（通常是對蛋白過敏，而非蛋黃）、花生、大豆、核果或堅果、貝類、夜影科植物（如茄子、番茄、辣椒、甜椒與馬鈴薯），以及加工食品中使用的多種成分與化學物質。

❖ 確定食物敏感的最佳方式，就是進行食物排除試驗。從飲食中排除最常見的幾個觸發過敏物：所有穀類（尤其是小麥）、乳製品、玉米、大豆、雞蛋、夜影科植物與糖，以及所有加工食品長達三週。糖也榜上有名，因為它經常是造成發炎的元凶。如果食物排除試驗後你覺得身體比較舒服，再依序一個一個重新嘗試這些食物，從雞蛋開始，夜影科植物，美國農業部認證有機、最好是發酵過的黃豆，以及（可省略）少量 A2 乳製品。前兩天、每天兩次攝取該食物，第三天則避開不吃該食物。第四天再攝取下一樣食物。記錄自己對這些食物的反應。在逐漸修復身體的同時，發現自己對哪些食物比較敏感，其實是件非常有成就感的事。有些人在腸道修復之後，會發現自己偶爾也能耐得住吃進少量的元凶食物。（對一些人而言，食物敏感測試如 Cyrex、Zoomer、Alletess、Meridian Valley Lab、MRT、Alcat 等，可能有助於找到過敏原。）

腸胃道功能障礙的常見根本病因（通常會彼此累積）

除了找出食物過敏與敏感來源並排除它們，仍有許多因素會影響腸胃道健康，並且造成腸道黏膜發炎、腸胃道失衡，以及胃排空（gastric emptying）延遲。這些因素包含：

- 抗生素
- 抗發炎藥物：阿斯匹靈、伊布洛芬（ibuprofen；藥名如：莫痛寧〔Motrin〕）、萘普生（naproxen；藥名如 Aleve）
- 氫離子幫浦阻斷劑，又稱 PPI 藥物（藥名如：Prilosec、Nexium 與 Prevacid）
- H2 受體阻斷劑（如含有雷尼替丁〔ranitidine〕成分的藥品 Pepcid）
- 制酸劑中的氫氧鋁（藥名有 Tums、Rolaids）
- 抗膽鹼藥物：抗組織胺藥物（如驅特異〔Zyrtec〕、Benadryl），三環抗憂鬱藥（含有 amitriptyline 或 doxepin 成分），巴比妥酸鹽類（藥名如 Amytal Sodium、Seconal），肌肉鬆弛劑（藥名如 Flexeril、絡脾生〔Robaxin〕），以及苯二氮平類藥物（藥名如贊安諾〔Xanax〕、利福全〔Klonopin〕）
- 酒精
- 過量的糖分，尤其是在軟性飲料與特製咖啡飲品中的高果糖玉米糖漿
- 人工甘味劑
- 嘉磷塞

- 壓力
- 胃酸不足

許多腸胃道疾病的重大成因，是「胃酸不足」。大部分成人隨著年紀漸長，鹽酸也會減少，有些人則可能是長期壓力或甲狀腺功能低下所導致。普遍使用氫離子幫浦阻斷劑或其他制酸劑，來治療胃灼熱或胃食道逆流（GERD；一種胃酸從胃部逆流進食道的症狀），更讓胃酸不足的情況惡化。聽起來很弔詭，但其實是胃酸過少造成了胃食道逆流，因為沒有足夠的胃酸來好好消化食物。「有酮彈性 12/3」涵蓋的飲食策略與生活方式，最終能協助治療胃食道逆流，不過你也應該考慮採取以下幾種附加措施。

治療胃食道逆流的生活策略

- 減少腹部脂肪，並且避免穿腰部很緊的衣物。
- 避免刺激物，像是咖啡因、酒精、尼古丁、巧克力、柑橘類、番茄為底的食物、辛辣食物、炸物、麩質、乳製品與加工食品。
- 在這段修復期間要少量多餐。
- 確保你有充足的胃酸來好好消化食物。
- 避免在壓力下進食。
- 要細嚼慢嚥。
- 睡前三小時不要進食。
- 床頭墊高 15-20 公分。

戒掉胃灼熱藥物（PPI藥物）

有一件事必須要強調，長期服用氫離子幫浦阻斷劑，可能增加罹患失智症、憂鬱症、大腸癌、肺炎與髖部骨折的風險；造成缺乏維生素 B_{12}、維生素 C、鐵、鈣、鎂與鋅；同時也會造成腸道微生物菌叢失衡。[3] 胃部要正常產生胃酸，許多必要的消化酵素才能正常運作，特別是用來消化蛋白質的胃蛋白酶。胃酸也負責將飲食中接觸到的細菌、病毒、寄生蟲與酵母殺死。

戒掉氫離子幫浦阻斷劑並非易事。有些病患覺得有效的方式是：慢慢減少劑量，並暫時增加使用 Pepcid 藥物（一種 H2 受體阻斷劑）；吃消化酵素、無糖的去甘草素之甘草根萃取物、蘆薈、左旋麩醯胺酸（L-glutamine）、肌鈦鋅（zinc carnosine）、鎂與益生菌也有幫助。找功能醫學的醫師幫忙，可能大有幫助，尤其如果胃食道逆流是因幽門螺旋桿菌或細菌或酵母菌增生所引起的。

讓消化最佳化的策略

這裡提供你幾個方法，來幫助你在轉換成包含更多蔬菜、脂肪、抗性澱粉、益生元纖維和富含益生菌的新飲食方式時，消化得更順利：

- ❖ 消化從每一餐備料的階段就開始了。請盡量讓每個一同用餐的人參與烹調的過程。因為在烹飪時聞到食物的味道，能釋放幫助消化的胰酶。[4]
- ❖ 在人類歷史上，吃東西一直是社交連結的一環。與你關心的人一同用餐，你的副交感神經系統會放鬆，讓身體消化食物、吸收營養的能力發揮到最大。[5] 如果你一個人吃飯，請考慮關掉電視或電腦、放下手邊的工作。用餐時間是放鬆，以及滋養自己的神聖時刻。

❖ 請細嚼慢嚥。消化的第一步是好好咀嚼食物，這樣能釋放許多酵素，包括分解澱粉的澱粉酶（amylase），以及分解脂肪的解脂酶（lipase）。[6] 一餐中的飲品、液體應該愈少愈好，才不會稀釋胃裡天然的消化酵素。請避免喝冰飲，因為維持天然的體溫才能讓消化保持最佳狀態。

❖ 考慮使用酸性替代品來幫助消化（除非你有潰瘍或食道炎）。試試看，餐前或餐後在一小杯水裡加入一大匙有機蘋果醋，或補充甜菜鹼鹽酸（betaine HCl）、胃蛋白酶（pepsin），這些都是幫助消化的方法。（一開始，一餐若有 15-20 g 蛋白質，請補充 500-650 mg 甜菜鹼鹽酸，之後每兩天增加一顆，覺得不舒服就停。目標是在不會不舒服的情況下，食用最多顆的劑量，但不要超過五顆。）如果酸性替代品讓症狀惡化，可以考慮試試在一小杯水裡加入 1/2 小匙的食用小蘇打。

❖ 加入苦味香藥草（洋甘菊、奶薊、蒲公英、北美黃蓮、牛蒡〔burdock〕、龍膽花），苦味蔬菜或香料（薑、肉桂、白荳蔻），或利用有天然消化酵素的水果，如檸檬、酪梨、青木瓜、青芒果或未成熟的奇異果來幫助消化。將大骨高湯、抗性澱粉與益生元及益生菌食物加進飲食中，也能改善腸胃道的健康，增加吸收，同時促進微生物菌叢的平衡。特定的補充品如（萃取自鳳梨的）鳳梨酵素、（萃取自木瓜的）木瓜酵素，或無糖去甘草素之甘草根萃取物也有幫助。

- ❖ 排便或許算是正常消化中最重要的部分了。增加攝取腸道喜歡的食物種類能讓排便量較大，排便更順暢，同時也能排毒。排便正常才能支持身體的微生物菌叢，（透過纖維）改善血糖控制與血脂組合，降低罹患大腸癌機率，並且幫助降低雌激素以避免子宮癌與乳癌，你整個人也會感覺更健康。[7]
- ❖ 如果一週排便次數低於三次或排便很吃力，就是有便祕問題。最好一天排便至少一次。飲食若充滿加工食品、糖分、麩質、乳製品與肉類，會導致便祕。運動、補充水分及增加蔬菜攝取（尤其是益生元纖維與抗性澱粉），能幫助排便。你也可以考慮攝取一些補充品：有機洋車前子粉（psyllium fiber）、亞麻籽粉、天然阿拉伯膠（acacia fiber）、蒟蒻粉、益生菌或檸檬酸鎂。

協助修復腸漏的大骨高湯

大骨熬的高湯是歷史悠久的食物，裡面富含麩醯胺酸（glutamine），一種能幫助治癒腸漏症（腸壁滲漏程度增加）的胺基酸。麩醯胺酸是大骨高湯含有的多種胺基酸之一，也是身體裡最多的胺基酸，消化系統內壁黏膜最喜歡的能量來源。這些黏膜細胞（enterocyte）在腸道裡形成只有一個細胞厚的屏障，並在免疫系統的調節下，動態且活躍地參與塑造我們的腸道。許多因素都能破壞這個重要屏障的完整性，包括食物過敏原、壓力與毒物。大骨湯裡的麩醯胺酸能滋養這些黏膜細胞，支持細胞之間的緊密連接

（tight junction），降低腸道的滲漏。[8]

雖然大骨湯有健康上的好處，但基於諸多原因，我們仍建議一週僅攝取幾份大骨湯就好，不必太多。首先，這些大骨可能讓重金屬釋入高湯裡，尤其如果骨頭是來自在工業汙染盛行區放牧的動物。第二，大骨高湯是蛋白質，動物性蛋白質的攝取限制我們會在第十章討論。再來，有些人擔心大骨高湯釋出的麩醯胺酸會突破腸壁的屏障進入體內，破壞本來就功能不佳的血腦障壁，因而對腦部中的神經傳導物質有不良影響。來自加工食品如味精的麩醯胺酸過多時，更容易有這種現象，而且這負擔可能長期累積。

麩醯胺酸同時是麩胺酸（glutamate）與 γ - 胺基丁酸（GABA）的基本要素，前者具腦部興奮劑的作用，後者則能讓腦部平靜下來。在健康的腦部裡，這兩種神經傳導物質以一種穩定的方式運作、相互平衡。但是失衡的狀況，如麩胺酸過多，也可能會發生，會導致焦慮症、憂鬱症、躁動不安、無法集中精神、頭痛、失眠、疲勞等症狀，也可能變得對疼痛更為敏感。如果食用大骨高湯後出現任何以上症狀，請立即停止攝取，並將注意力放在其他幫助修復腸道的方法。最重要的是，減少食用麩胺酸過高的加工食品，包括醬油、大豆蛋白、魚露、酒、啤酒、醃製肉類，以及任何加了味精的食物。我們在「大腦食物金字塔」裡建議盡力避免或將攝取降為最低量的乳製品與小麥，也是麩醯胺酸含量高的食物。你得在腸胃道明顯改善之後，才再度嘗試攝取大骨高湯。

另一個與大骨高湯可能有關的問題，是高湯中的組織胺成分。「組織胺」是一種保護免疫、消化與神經系統的神經傳導物質，它會警告身體針對可能的威脅做出反應。組織胺反應的症狀，包括頭痛、搔癢、腫脹、焦慮、腸胃道不適與發疹子。「組織胺不耐」最常與腸漏症同時出現，讓這個策略呈現一種無法擺脫的矛盾狀態。[9] 你要努力找出並除去其他組織胺含量高的食物，並且同步利用這裡說明的策略幫助修復腸道。組織胺含量高的食物（通常是經過熟成的食物）包括煙燻肉與煙燻魚、發酵食物、醋、酒精、發酸的食物、果乾與剩菜。菠菜、酪梨、柑橘、夜影科植物、堅果、巧克力、紅茶與綠茶，本身的組織胺濃度就高。請等明顯修復之後，再嘗試少量攝取大骨高湯。有些人發現，服用「雙胺氧化酶」補充品（diamine oxidase, DAO；是一種腸道裡本來就有的酶，能分解組織胺），會有幫助。

這種滋養腸道的大骨高湯做法相當簡單。收集約 360-800 g 來自百分之百放牧動物的骨頭。你可以使用剩餘食材留下來的骨頭，也可以直接用買的。在鍋子、慢燉鍋或壓力鍋裡，加入約 3,785 ml 的水蓋過大骨。確定水有蓋過大骨。加入二大匙的醋、適量的鹽、洋蔥、香芹與大蒜，煮到滾以後將火關小，接著在瓦斯爐或慢燉鍋燉煮一整天，或是用壓力鍋煮大約 90 分鐘。持續用小火，在燉煮過程不要讓高湯大滾，這樣會讓膠原蛋白分解，改變蛋白質結構。好的高湯冷卻時會形成果凍狀，裡面富含膠原蛋白和蛋白質。擔心飽和脂肪的人可以除去高湯最上層的油。不要去掉的話，直接過濾掉殘渣就可以享用了。大骨高湯可以冷凍起來，當作其他湯品或燉鍋的基底、幫蔬菜調味，或單獨享用也可以。如果時間不夠無法自己做，Kettle & Fire 品牌提供百分之百放牧動物的大骨高湯。

如果你有腸胃道問題沒有進行治療，本書的療程計畫應緩慢進行，以修復腸道為首要之務。你可能需要功能醫學的醫師幫助你找出，並處理潛在的腸胃道疾病（請見第十八章）。許多有慢性腸胃道功能障礙的病患，會發現自己陷入無止境的檢測與用藥循環，卻沒有找出造成問題的根本原因。

當你的腸胃道開始修復，你進行的其他改變也會得到更好的反應。微生物菌叢中的健康細菌增加，身體的消化、營養吸收與排毒功能也會一併得到改善，因此也能改善免疫系統與神經系統的健康。想要進一步探討腸胃道健康在認知功能方面所具有的作用，可以讀大衛・博瑪特醫師的《無麩質飲食，打造健康腦！》。

能支持腸道健康的食物

各式各樣的益生元纖維（prebiotic fibers）——其中一種是抗性澱粉——結合益生菌食物，就是歷史悠久的最佳腸胃道消化配方。多樣化的高纖植物性食物，尤其是當令食材，是這個成功配方的基本要素。植物性碳水化合物結合了種類多元、組成各異的澱粉、糖與纖維，分別存在於植物的表皮、果肉與種子。人體沒有能夠消化纖維的酵素。能被腸道菌叢消化（發酵）的纖維稱為「益生元」，種類很多，包括一種叫做「抗性澱粉」的澱粉。抗性澱粉不會被消化，反而表現得比較像纖維。有些纖維無法被人類消化，也無法被腸道菌消化，但能讓排便較順暢、加強排毒效果、降低血糖、改善血脂組合，並且讓排便量增加，因此也有助腸道健康。

益生元

益生元對腸道健康極其重要。它們能夠為我們想要培養的健康腸道菌提供營養來源。人類無法消化益生元纖維，所以最後是由結腸裡的益菌來消化。益生元纖維能幫助這些細菌生長，過程中產生的副產品能反過來支持腸道健康。益生元纖維不會在小腸裡被徹底分解吸收，而是由大腸裡的細菌將之轉換成短鏈脂肪酸，如丁酸（butyrate），產生的這些脂肪酸可能有助人體製造酮，解決神經元

■ 益生元纖維 ■

朝鮮薊芯 *	菊芋（洋薑）*
蘆筍 *	豆薯 *
牛蒡 *	蒟蒻（象腳薯）*
菊苣根 *	韭蔥 *
蒲公英葉 *	菇類 *
亞麻籽 *	洋蔥 *
大蒜 *	柿子 ***
青香蕉 *	海帶 *

符號代碼

升糖指數：低 * 中 ** 高 ***

燃料不足的問題，還能幫助打造健康的腸道與微生物群系。[10]

富含益生元纖維的植物有高纖植物、根與塊莖，很多都是抗性澱粉。雖然烹飪能把這些食物變得比較好吃，但也會破壞部分的益生元纖維，所以為能達到最佳效果最好只做最基本的烹調。幾乎所有富含益生元纖維的食物，升糖指數都很低，條列於下：

菇類。是特別有益腦部健康的益生元食物。近期一項研究顯示，一週吃超過兩份（300g）的煮熟菇類，可以將罹患輕度認知障礙的風險降低百分之五十，而輕度認知障礙一般是阿茲海默症的典型前兆。[11] 這些不起眼的菌類富含穀胱甘肽，以及另一種強力抗氧化物質，稱為「麥角硫因」（ergothioneine）。大部分超市裡就能找到的牛肝蕈菇，是這些化合物含量最多的菇類。[12] 菇類也富含維生素 B 以及 β- 葡聚醣（beta-D-glucan）。β- 葡聚醣對先天免疫系統（免疫系統中最古老的部分，是身體的第一線防疫）非常重要，也被認為對逆轉認知衰退有效。[13] 幾乎所有菇類都有加強免疫功能的效果，包括白蘑菇（洋菇）、褐色蘑菇（cremini）、波特菇（portobello）、花菇、靈芝、雞油菇、秀珍菇等。可以加入沙拉生吃，或稍微炒過食用。菇類跟大蒜、洋蔥或其他蔬菜一起烹調，也非常美味。

菇類同樣含有生物活性化合物，可能有助於預防阿茲海默症。有項對十一種菇類（其中有些菇類已被當作藥材）的研究發現，這些菇類可提升神經生長因子的產生，因此能增加腦部灰質（gray matter）。該研究裡的菇類，也包含猴頭菇與冬蟲夏草（*Cordyceps*）。不同地區可能不容易找到猴頭菇與冬蟲夏草，但 Four Sigmatic 公司將兩者混入咖啡之中販售，味道還不錯；這兩種菇也能用補充品方式攝取。

蔥蒜類蔬菜，是另一種重要的益生元，其中包括洋蔥、大蒜與韭蔥、珠蔥、細香蔥等。跟香菇和十字花科蔬菜相同，這些蔬菜能增加身體的穀胱甘肽濃度，而穀胱甘肽除了有抗氧化功能，有時也被稱為身體的排毒大師。[14]

益生元也有補充品，包含洋車前子粉、天然阿拉伯膠、菊糖、果寡糖（FOS）與半乳寡醣（GOS）。我們建議，在飲食中加入富含益生元纖維的食物時，要循序漸進，才能避免造成腸胃道負擔，特別是以補充品形式攝取時，因為這類產品的成分都是超高度濃縮。

抗性澱粉

準備來個大逆轉了嗎？飲食中拿掉澱粉以後，我們現在要來推薦一種特別的澱粉種類：抗性澱粉。這些抗性澱粉與其他碳水化合物的表現相當不同，具有非常多的健康益處。抗性澱粉不易消化，因此性質比較像纖維。抗性澱粉消化得慢，意味著你的身體不會像是對待一般碳水化合物和穀類那樣，將之分解成醣類，完全吸收熱量。[15] 抗性澱粉做為一種益生元纖維，也有助大腸產生丁酸，因此能支持腸道健康、協助提供燃料給腦部。[16]

在人類歷史上，我們的祖先攝取非常大量的抗性澱粉，因為他們的食物未經過機器加工，也未透過加熱而分解，而是整個吃下去。[17] 食物在加工之後，變得特別容易消化，會導致血糖控制不佳、腸道不健康，以及體重增加；至今仍以富含抗性澱粉的原型食物為主食的文化，能保持精瘦的體態。[18] 巴布亞紐幾內亞近海基塔瓦島（Kitava）的居民，就是一個很好的例子，當地人民有很高比例是帶有 ApoE4 基因者。這裡的傳統文化與飲食，讓當地人主要的熱量來自抗性澱粉：樹薯、地瓜和芋頭（以及椰子和魚類），而當地人非常健康，且完全沒有深深困擾西方社會的各種慢性疾病。[19]

抗性澱粉具有非常多健康益處：

- 增加飽足感。[20]
- 改善胰島素敏感度。[21]
- 改善血脂。[22]
- 提升身體燃脂能力。[23]
- 改善消化功能。[24]

務必當心

雖然有人反駁這個論點，但抗性澱粉對血糖其實還是有一些負面效果。一開始請少量攝取，並在餐後一小時與兩小時檢視抗性澱粉對自己的影響。（請見第十八章第 306 頁。）請注意升糖的效果會因人而異，甚至可能每天因為你的壓力值、睡眠狀態、血液淋巴系統傳送（hormonal milieu）、腸道健康等諸多因素而有所不同。你要小心，不要為了吃一塊地瓜，而破壞了自己為修復胰島素抗性、重建代謝靈活度，以及產生酮所做的努力……攝取抗性澱粉，吃適量就好，讓自己能得到其健康益處，但不要攝取過量，以免影響到身體代謝機制的修復。

正在處理第三型（毒性型）阿茲海默症的人——這種阿茲海默症是因為暴露在黴菌毒素（黴菌）或其他毒素中而引起的——可能需要先避免攝取抗性澱粉，直到身體修復到一定程度以後再食用。可採取直鏈澱粉含量低的飲食法（Low-amylose diets），這種飲食要求嚴格避開所有根莖類蔬菜、豆科植物、穀物與類穀物。

同樣地，要注意你的腸道狀況。若有未診斷出來的腸胃道疾病，身體可能一開始會承受不了抗性澱粉（或益生元和益生菌食物），尤其是凝集素高的種類。最好以原型食物型態攝取，並搭配其他蔬菜碳水化合物、蛋白質與油脂一起吃。這也是為什麼一開始要慢慢來，多嘗試不同類型的食物，並且等到腸道已經進一步修復了，再進行此步驟的原因。

我們將不同抗性澱粉編碼分類，主要是為了提醒你，雖然有人反駁這個論點，但抗性澱粉對血糖還是有一些負面效果。我們建議，要煮熟這些本來就應該煮熟食用的抗性澱粉（馬鈴薯、其他根莖類蔬菜、豆科植物與米飯），並且放涼後再吃，才能既增加抗性澱粉的攝取，又降低對血糖的影響。要小心的是，即便把這些升糖指數高的食物先煮熟並放涼，有些人還是沒辦法吃。你可以簡單地透過檢測自己的飯後血糖值，看看該食物對你有什麼影響。（請見第十八章中的第 306 頁。）另外也要注意，某些抗性澱粉的凝集素濃度相當高，包括豆科植物、堅果（尤其腰果）和種子。

■ 抗性澱粉 ■

豆科植物 **（豆類與小扁豆）	山藥 ***
栗子 **	地瓜 ***
開心果 *	馬鈴薯（有色的）***x
腰果 *x	青香蕉 *（生吃）
木薯（樹薯）**	綠色大蕉 *（生吃）
芋頭 ***	青芒果 **（生吃）
蕪菁 **	青木瓜 **
防風草 ***	柿子 ***
蕪菁甘藍 ***	苔麩（teff，衣索比亞畫眉草）***x
豆薯 *	蕎麥 **x
拉丁美洲木薯（yucca）**	蜀黍 ***
油莎草的塊莖（Tiger nut，又稱虎堅果）**	小米 **

符號代碼
升糖指數：低 * 中 ** 高 ***
凝集素含量高 x

豆科植物。豆科植物雖然不在人類老祖宗吃的食物名單之中，但也是非常好的抗性澱粉來源，對素食及純素食者的蛋白質與礦物質攝取特別有幫助。再來，由於豆科植物的纖維與抗性澱粉含量比大部分穀物還多，因此升糖效果比較不明顯。

不過，豆科植物因為含有凝集素、植酸與酶抑制成分，所以可能會造成發炎並損害消化功能、阻礙營養吸收。以下的備料與烹調方式，能夠降低這種效果：

- 將乾豆子浸泡隔夜（四十八小時更好）。
- 浸泡時，每 1 夸脫（約 950 cc）的水加入 1/6 茶匙的小蘇打粉。

- 浸泡過程中，每天換水三次（記得每一次換水要再加入小蘇打粉）。
- 烹調前徹底沖洗。
- 用小火慢燉（最好煮一整天）。
- 烹調過程中要撈起浮末。
- 可以用壓力鍋（如 Instant Pot）煮。
- 烹煮時，加進一條 10 公分長的昆布。
- 烹調時加入辛香料，如小茴香、大蒜、孜然、薑黃、薑、丁香與肉桂。

以上這些技巧都會讓豆類更易消化、不易脹氣，也能幫助你吸收到裡面的營養素。如果時間不夠，罐裝豆類是不錯的選擇，因為這些罐頭都經過高壓烹調，凝集素已經減少了。務必尋找無雙酚 A（BPA/BPS-free）的產品，例如 Eden Foods 品牌的有機豆類。

塊莖。馬鈴薯、地瓜、山藥等塊莖（tuber），都是大塊的根或莖，主要成分是澱粉，其中一部分較難消化。我們的祖先幾千年來都是吃這些，尤其會使用火以後，讓這些食物變得更易消化。烹煮有助增加營養吸收，但也減少了抗性澱粉的含量。放涼能讓部分抗性澱粉回復。色素較深的蔬菜如紅、紫、橘和黃色馬鈴薯，以及地瓜、山藥和芋頭，營養價值比較高。舉例而言，地瓜有非常高的 β-胡蘿蔔素（維生素 A 的前驅物），但含糖量比烤熟的馬鈴薯多出四倍。加入健康油脂，能減緩這種升糖效果。

對夜影科植物比較敏感的人，可能要避免吃馬鈴薯（地瓜和樹薯類不屬於夜影科植物）。避免食用帶有綠皮的馬鈴薯。綠皮部分是黴菌，可以切除。對夜影科植物敏感的人，選擇「有酮彈性12/3」大腦食物金字塔當中較健康的食物比較好，但還是偶爾能吃這些食物。

不是每個人都可以這樣吃！

基本上，這些是給那些胰島素敏感、代謝靈活度夠、活動量大，且需要更多熱量的人的「偷吃步」。

無麩質穀物與類穀物如苔麩、蕎麥、蜀黍和小米，屬於第 173 頁上所列的抗性澱粉。米飯、燕麥和爆米花，也是其他選項。最重要的是要考量它們的升糖能力，以及觀察身體對這些碳水化合物的反應。再者，這些穀物的凝集素含量可能太高，尤其不適合有自體免疫或腸胃道疾病的人。跟豆科植物不同，穀物裡的凝集素含量很難減少。

雖然不是老祖宗吃的食物，但這些穀物仍有些許抗性澱粉和維生素等益處。

- 米飯是全球超過一半人口的主食，有百分之九十的食用人口在亞洲。糙米、黑米與野米（wild rice），比白米有更高的營養價值與纖維。白米的凝集素含量較低，因為稻穀的外殼已被去除，但是升糖指數也比較高。壽司用的米飯一般都是煮熟後放涼。而煮熟放涼，能增加米飯的抗性澱粉含量。你也可以加入健康油脂，來當作升糖效果的緩衝劑。米飯也會濃縮土壤裡的無機砷，但其中的毒性只有長期食用才可能會造成問題。

- 燕麥，無論是鋼切燕麥（加工過程最少）或全粒，厚身燕麥片和生燕麥，都有大量的 β- 葡聚醣，這是一種可溶性纖維與抗性澱粉。燕麥有獨特的抗發炎化合物，而且營養豐富。但就連加工最少的燕麥，淨碳水化合物中的升糖效果可能都算太高。鋼切燕麥可以浸泡、烹調，甚至放涼以增加抗性澱粉。有機全粒生燕麥或烘烤過的燕麥，像是什錦燕麥片，可以搭配椰子、莓果、肉桂，以及認可的奶類及甜味劑。務必要注意只買「無麩質認證」燕麥，才能避免被麩質交叉汙染。
- 爆米花讓人吃了真上癮！光是這點就可以知道為什麼該避開這個零食，因為很容易吃太多！不過，這個穀物還是有些可取之處。裡面有營養素、抗氧化物質、纖維量也算多，也包含抗性澱粉；四杯有機非基改無麩質的氣炸爆米花有大約 11 g 的纖維（其中 4 g 是抗性澱粉），提供的淨碳水化合物是 16 g。你可以用氣炸製作爆米花，淋上一點橄欖油再加一點海鹽、迷迭香或其他香草、香料與營養酵母或海苔碎片，但請限制食用量。電影院賣的爆米花不是個好選擇：一小袋就是七杯的量，中袋是十六杯，大袋是二十杯，而且電影院的爆米花充滿有害成分。微波爆米花更毒。養成吃這種零食的習慣之前，請小心監控它對你的升糖效果。還有，考慮到玉米這種穀物和小麥一樣可能讓人過敏，因此很多人都應該避免食用。

目前採取一般現代飲食的人，每天攝取到的抗性澱粉大約少於5 g。[25] 我們建議一天攝取抗性澱粉 20-40 g。請緩慢增加攝取量，密切注意抗性澱粉如何影響你的消化與血糖控制。抗性澱粉務必要跟其他食物一起食用，共同組成你完整的一餐。另外，添加油脂（如特級初榨橄欖油）可以幫助緩衝血糖飆升的狀況。

益生菌

益生菌食物裡有好菌，好菌會將碳水化合物轉換成乳酸（發酵），並且與致病細菌對抗。人類在有能力冷藏食物之前，所有文化都透過發酵發展出一些讓食物能保存更久、更容易消化的方法，而且發酵能創造出對健康有益的微生物群系。幾千年以來，這些技巧都被用來讓食物更易消化、保存得更久。只有當地才有的食材與獨特口味，發展出與各地文化密切相關，又非常廣泛的益生菌食物與飲品。醋、加熱與低溫殺菌，都會將細菌殺死，所以請避免任何加了醋或添加糖分的益生菌食物。如果要選擇加熱過或低溫殺菌的食物，要確定包裝上有標示製造者有重新添加活菌。以下是我們推薦的益生菌食物：

■ **益生菌** ■

德式酸菜 * 切成細絲的發酵高麗菜（推薦 Bubbies 品牌。）	天貝（tempeh）*♦ 發源自印尼的發酵大豆餅狀食品
格瓦斯（Kvass）** 源自東歐的發酵甜菜根汁飲品（請找含糖量最低的。）	納豆 ** ♦
酸黃瓜 * 發酵的小黃瓜（推薦 Bubbies 品牌。）	康普茶 ** 源自滿洲的發酵茶（請找含糖量最低的。）

綜合醃蔬菜 * 用鹽水浸製、低溫殺菌	非乳製品製作的優格或克非爾（kefir）* 來自椰子或杏仁（扁桃仁）
韓式泡菜 * 源自韓國的辛辣醃白菜或其他蔬菜	白脫牛奶（buttermilk）（D）** 來自 A2 乳製品
鹽水浸製橄欖 * 不添加醋	優格或克非爾（D）** ♥ 使用低溫殺菌的 A2 牛奶製作而成（請找全脂、無額外添加糖，有活菌的產品。）
味噌 ** ♦ 日式泥狀產品，由發酵大豆、米、鷹嘴豆、黑麥或大麥製成	

符號代碼

升糖指數：低 * 中 ** 高 ***
美國農業部認證有機 ♦　促發炎乳製品（D）
雖然乳糖因為發酵而減少了，但其中的蛋白質仍可能促使發炎。
飽和脂肪含量高 ♥

在每天的餐點裡加入益生菌食物，對你有好處。如果你有自己種植有機農園，吃之前不必「洗三遍」！我們的祖先沒有幫食物消毒的習慣，這很可能對腸道有好處。健康的土壤，是健康的關鍵。

微生物群系相關的新研究正在陸續提供我們許多重要資訊，像是哪些菌株可能跟哪些疾病狀態有關。大部分的益生菌食物能提供乳酸桿菌（*Lactobacillus*）與比菲德氏菌（*Bifidobacteria*），但納豆除外，因為納豆含枯草桿菌（*Bacillus subtilis*）。但是另一方面，益生菌補充品或許可以幫助再接種（repopulate）腸道的益生菌，尤其是使用過抗生素以後。不過，益生菌補充品似乎只能短期影響腸道的微生物群系，無法讓補充的那些益生菌在腸道中長期定居。

行動計畫

- 如果你有慢性腸胃道疾病：請處理致病的根本原因，納入讓消化功能達到最佳狀態的策略，並考慮進行為期三週的排除飲食（有必要的話也請一併移除 FODMAP 食物）才能找到潛在的食物過敏。
- 慢慢在每一餐中加入有益生元纖維的食物。
- 如果你適合吃抗性澱粉，在飲食當中找一些機會少量地攝取，必要時要用健康油脂緩和升糖效果。
- 在你胰島素敏感度恢復且腸道健康修復之後，長期的目標是慢慢加入更多抗性澱粉。
- 可以試試看在飲食中加入各式各樣的益生菌食物。

注意事項

腸胃道不適。吃太多益生元纖維、抗性澱粉，或益生元食物吃太快，都可能導致腸胃道不適症狀，如輕微的腹痛、絞痛、腹瀉、排氣和脹氣。我們建議先從少量開始食用，再逐漸增量。由於這些副作用與腸漏症、腸道微生態失調、小腸菌叢過度增生與大腸激躁症有密切關聯，患有這些疾病的人可能比較會有腸胃道副作用。[26]

FODMAP 食物。如果你已經進行過一般的食物排除試驗，來找出隱藏的食物過敏，卻仍有揮之不去的腸胃道症狀，你可能要考慮做進一步排除飲食，除去 FODMAP 食物（發酵性碳水化合物含量高的）。FODMAP 食物是發酵性寡糖（fermentable oligosaccharides）、雙醣類（disaccharides）、單醣類（monosaccharides）及多元醇類（polyols）的縮寫，這幾種短鏈碳水化合物與糖醇不易被腸道吸收，因此會造成腸胃道不適症狀。許多富含 FODMAP 的食物其實非常健康，我們也推薦在飲食中攝取。但就是有些人會難以消化這類食物，因此大量吃這些食物，可能會對許多人造成消化上的問題。我們的目標是努力修復腸道，直到它能夠好好消化這些食物為止。

治療大腸激躁症、小腸菌叢過度增生，與其他功能性腸胃道疾病，如腸道蠕動形態改變（altered motility）時，採取低 FODMAP 的飲食法，可能是一種暫時性的解決辦法。低 FODMAP 的飲食也可以減緩其他疾病的症狀，像是橋本氏甲狀腺炎、多發性硬化症、濕疹、類風濕性關節炎與纖維肌痛（fibromyalgia）。另外，這種飲食方式，對組織胺含量高的食物不適應的人也可能有幫助，組織胺含量高的食物包括發酵食物、大骨高湯、剩菜、酒精等。進行低 FODMAP 食物飲食時，要避免食用發酵食品與益生菌。

大腸激躁症患者繼續攝取 FODMAP 食物時，這些 FODMAP 食物會因腸道裡的細菌而快速發酵，因此產生非常多氣體。這會造成脹氣，也會影響到腸胃道的正常收縮，導致稀便或便祕的情況發生。小腸菌叢過度增生是指一般住在大腸裡的細菌跑進小腸的情況。小腸菌叢過度增生可能導致腸道滲漏、胃酸逆流、脹氣，以及吃完高纖食物（包括益生元和抗性澱粉）立刻出現大腸激躁症症狀。排除 FODMAP 食物，就能切斷小腸裡病原菌的養分供給。雖然僅採取低 FODMAP 飲食，可能不足以治療小腸菌叢過度增生的問題，但這是很好的第一步。有時候你可能會需要特殊的抗生素與抗菌療程。功能醫學的醫師能幫助你執行小腸菌叢過度增生疾病的相關檢測，並且著手展開治療。

如果有以下症狀，你可能對 FODMAP 食物敏感：

- 排氣
- 脹氣
- 腹脹
- 腹部疼痛
- 腹瀉
- 便祕
- 提早有飽足的感覺

跟排除飲食的做法一樣，要先減少 FODMAP 食物的攝取三到六週，看看對症狀是否有幫助，讓腸道修復一陣子，再以一次一種食物的方式慢慢重新嘗試，才能判斷哪種食物會引發症狀。值得注意的是，通常是 FODMAP 食物的「量」引起問題，光是減少一餐裡該問題食物的食用量，可能就能預防症狀出現。我們知道進行排除飲食很困難，但得到的資訊非常有用，讓你能為自己量身打造出長久可行的飲食方式，來滋養你的身體，達到最佳健康狀態。

組織胺不耐症。如前一章所述，有些人，特別是患有腸漏症的人，對組織胺很敏感；組織胺是一種神經傳導物質，平常會保護我們的免疫、消化與神經系統。吃下組織胺含量高的食物後，這種不耐症會出現類似過敏的症狀。組織胺含量高的食物有醋、發酵食物與大骨高湯。更多資訊，請見第 164 頁關於大骨高湯的內容。

嘗試避免氫離子幫浦阻斷劑引發的胃食道逆流症復發（請見第 161 頁。）

血糖值升高（請見第 171 頁。）

第十章

金字塔第四層：明智選擇

我們的選擇塑造了我們的人生。

——尚－保羅・沙特（Jean-Paul Sartre）

動物性蛋白質

在歷史上，野生動物放牧吃草、吃牠們天生該吃的食物，提供我們祖先乾淨、健康的動物性蛋白質，這些蛋白質自然精瘦、富含 omega-3 脂肪酸與共軛亞麻油酸（conjugated linoleic acid, CLA；此化合物與改善免疫功能，並減少發炎症狀有關聯）。為了增加效率與利潤，現代大型農業企業打造出「集中型動物飼養經營方式」（concentrated animal feeding operations, CAFO），為現代超市提供肉品。他們把動物飼養在狹窄且大多不衛生的地方，為動物施打抗生素對抗疾病，並使用生長荷爾蒙讓牠們快速長大。這些抗生素與荷爾蒙都會轉移到我們身上，危害人體健康，造成抗藥性及荷爾蒙失調，因此發生性早熟與胰島素抗性的現象。[1] 集中型飼養的動物也會被餵以非常不天然的飲食，一般都是便宜、受嘉磷塞汙染的穀物，這些食物在動物身上造成的發炎反應也會出現在我們身上。[2] 即使我們為了健康而避免攝取穀物，我們可能仍會因為食用由穀物飼養的集中型飼養動物，而得到穀物造成的不良影響。

許多長壽的傳統社會，如沖繩人，會食用少量的野生或放牧動物。[3] 動物全身上下都不會被浪費。相較之下，現代生活中我們主要只吃大量的肌肉組織（如雞胸肉和牛絞肉），這種蛋白質富含「甲硫胺酸」（methionine；一種必需胺基酸），但是另一種必需胺基酸「甘胺酸」（glycine），我們就很少攝取了，因為甘胺酸多半存在於動物膠原蛋白、骨頭、皮膚與內臟裡。限制身體裡的甲硫胺酸含量，與比較好的代謝樣貌（胰島素敏感度高與燃脂增加）和長壽有關；且若甲硫胺酸過多，身體如果未能正常回收，就可能造成同半胱胺酸升高。[4] 甲硫胺酸應該和其他胺基酸（如甘胺酸）保持某種平衡，才是對健康最好的情況。要達成這種平衡的簡單方法，就是在飲食中添加草飼牛大骨高湯與內臟肉類。[5] 少量攝取肝臟對健康非常有益，裡頭提供了大量的維生素 A、B_{12} 與膽鹼。

為了逆轉認知衰退，我們建議攝取乾淨的動物性蛋白質，並依照個人需求適量攝取。也就是說，我們吃的動物，其生活與飲食方式要盡可能愈貼近牠最原始的型態愈好。

如何計算蛋白質需求量

「有酮彈性 12/3」中「彈性」就是指「彈性素食者」，可以選擇要不要攝取動物性蛋白質。如果你選擇攝取動物性蛋白質，請把它想成佐料或配菜，而不是主菜。

早期人類可能是有什麼就吃什麼，食物可能包含昆蟲、樹皮、樹根、塊莖、植物、魚、蛋，以及偶爾成功獵到的大餐。[6]動物性蛋白質有可能是少見的好東西，而不是每一餐的主食。雖然我們基本身體運作需要蛋白質，但一般的美國人卻吃太多了。瓦爾特・隆戈（Valter Longo）博士的研究顯示，中年時攝取較少量的蛋白質，再隨著年紀漸長而增加攝取量，與長壽有關。[7]許多健康的人可以限制攝取動物性蛋白質，每天、每公斤淨體重（LBM）攝取 0.8-1 g 蛋白質就好。不過也要理解，每個人對蛋白質的實際需求也因人而異（關於每個人蛋白質需求量的詳細說明，請見第十二章）。根據每個人初始的健康狀態，有些人可能一開始需要攝取較多蛋白質，才能幫助修復身體某些潛在的受損部分，隨著復原情況進展，再逐漸減少攝取量。知道自己的蛋白質需求量非常重要，因為有些族群的人可能需要比較多蛋白質：

- 有慢性腸胃道疾病的族群，包括胃食道逆流症（尤其是服用氫離子幫浦阻斷劑及其他制酸劑藥物者）、小腸菌叢過度增生、大腸激躁症等
- 被診斷患有第三型（毒性型）阿茲海默症的族群
- 有隱性疾病、有感染症狀和術後復原中的病患
- 超過六十五歲，尤其肌肉量明顯流失的人
- BMI 指數過低的人（女性低於 18.5，男性低於 19.0）
- 平常進行激烈運動或從事體力勞動的人

要注意的是，屬於這些族群的人，並不是每一個都自動需要在飲食上多攝取蛋白質。尤其是健康、腸胃道消化機能好（特別是有

適當的胃酸），以及每天進行肌力訓練、增加肌肉生長的人，不見得需要多攝取蛋白質。但如果你符合上述清單中一個以上，在你對症處理根本病因或處理無法有效代謝蛋白質的原因之前，應該要比我們建議的量多攝取百分之十至二十，也就是，每 1 kg 淨體重應攝取 1.1-1.2 g 的蛋白質。當然，最終目標還是要慢慢減少至我們原先建議的蛋白質攝取量。

減少攝取蛋白質的同時，為了避免肌肉流失，務必在日常生活裡增加重量訓練。在日常活動中找機會增加負重的活動（請見第十三章）。減少攝取蛋白質的同時，也要密切注意自己的體力。肌肉量減少或體重驟降的人可能需要重新評估蛋白質的攝取量，或檢查是否可能有腸胃道相關機能障礙，導致蛋白質吸收降低。

其他健康、強壯的人，如果攝取我們建議的蛋白質攝取量仍覺得十分有活力，可以考慮進一步限制蛋白質攝取量，改成一週有幾天每天 15-25 g 就好，如此能促進展開自噬作用（一種細胞的清掃作業）、修復健康。你甚至能考慮一週一天以上不吃動物性蛋白質。

所有植物多少都含有蛋白質。如果你吃的是原型食物，完全不必限制植物性蛋白質的攝取，建議攝取各式各樣的植物性蛋白質（以及其他營養素！），愈多種類愈好。素食者與純素食者也能透過吃豆科植物、堅果、種子和蔬菜，攝取到適當的蛋白質。例如，28 g 開心果的蛋白質含量，等同於一顆放養雞蛋；不過，植物性蛋白通常比較不完整，一般而言生物利用率也較低。因此，完全依賴植物性蛋白質的人，要注意自己有沒有缺乏 omega-3、維生素 B_{12}、維生素 A、維生素 D、鋅與膽鹼——這些都對腦部健康至關重要。更多資訊請見第十二章特別針對純素食與素食者的部分。

海鮮和蛋有利腦部健康

你可能在想：哪些動物性蛋白質對改善認知能力最重要呢？野生海鮮與放養雞蛋絕對是贏家！雖然現在是討論動物性蛋白質的段落，但海鮮和蛋最重要的地方在於其獨特的油脂：多脂魚類含有 omega-3 脂肪酸，尤其是 DHA，而蛋黃含有膽鹼。兩者都能提供神經元關鍵支援。[8]

DHA。我們的腦部組成有百分之六十是脂肪，其中腦部百分之九十的 omega-3 脂肪酸就是「二十二碳六烯酸」（DHA）。腦部無法在內部自行產生 DHA，它之所以能維持這麼高的 DHA 含量，主要是透過血腦障壁的血液循環來攝取血脂中的 DHA。[9] 不管在生命哪個階段，維持適當的 DHA 濃度都非常重要，在懷孕、哺乳與嬰兒時期，腦部與眼睛需要 DHA 才能正常發育，而且會有長遠的影響。DHA 對年輕的腦部仍然非常重要，因為腦部的髓鞘化（myelination，包覆在腦神經連結外圍的絕緣體〔叫做髓鞘〕逐漸形成的過程）一直要到三十歲才會完成。[10] DHA 會融合進細胞膜，增加其流動性，對細胞輸送及訊息傳遞非常重要。事實上，DHA 是神經元結構中最重要的脂肪之一。DHA 也會讓腦源性神經滋養因子增加，這是一種具有抵抗阿茲海默症效果的生長因子，能促進新的腦細胞生存，並保護現有的腦細胞。[11] 對老化的腦部來說，DHA 的角色可能更加關鍵，因為腦部老化時會漸漸萎縮、氧化程度增加，而且細胞膜的膜脂組成甚至會出現變化。[12] 許多證據顯示，維持適當的 omega-3 脂肪酸（包括 EPA 與 DHA）對保護神經有非常強大的作用，尤其當你也同時仔細地納入下述的可能影響條件：

讓omega-3脂肪酸的神經保護效果最佳化

1. 攝取的量要足夠。由於諸多遺傳與飲食因素的交互影響，要知道攝取量夠不夠的唯一方式，是進行名為「omega-3 指數」（omega-3 index）的簡單血液檢驗。這個檢驗能測量紅血球上的 DHA 和 EPA 含量。非帶有 ApoE4 基因者，理想數值應該介於百分之八至十之間，而帶有 ApoE4 基因者應該要在百分之十以上。[13] omega-6：omega-3 比例則應該介於 1:1 到 4:1 之間。如果你有出血傾向或有出血性中風的家族病史（尤其是 ApoE4 同型合子男性），請注意，脂肪酸比例若低於 0.5:1，可能與出血傾向有關聯。
2. 注意自己的同半胱胺酸是不是在 7 μmol/L 以下。有新的證據顯示，除非先解決同半胱胺酸過高的問題，否則 omega-3 脂肪酸對認知功能無益。（這個證據也多少解釋了為什麼之前關於 omega-3 的研究結果會彼此矛盾。）[14]

膽鹼。蛋黃、魚和肝臟是攝取膽鹼的最好來源，膽鹼這種微量營養素是腦部健康的關鍵要素。膽鹼能刺激身體製造乙醯膽鹼（acetylcholine），這是一種神經傳導物，負責維護掌管記憶力的神經元連結。磷脂醯膽鹼（phosphatidylcholine），是一種磷脂（所有細胞膜組成中都有的重要脂質），膽鹼則是其成分之一，而阿茲海默症患者的腦部中，有觀察到卵磷脂濃度減少的現象。高濃度的膽鹼與記憶力及對抗認知衰退有相關性。[15] 膽鹼也被發現能幫助降低同半胱胺酸，如先前所述，同半胱胺酸對失智症和心血管疾病都有影響。近期一項研究顯示，膽鹼不只能改善懷孕老鼠的空間記憶能力，還能遺傳好幾代（即使後代沒有繼續補充膽鹼），可見此物質對神經保護的重要性。[16]

動物性蛋白質來源

魚類。要找野生捕獲、omega-3 含量高、汞含量較低的冷水性魚類。選魚的時候，請買鮭魚、鯖魚、鯷魚、沙丁魚和鯡魚。新鮮或急速冷凍的魚最好。玻璃罐裝的魚比罐頭的好（罐頭要選不含雙酚 A 成分〔BPA-free〕的）。海洋、湖泊與各種大小水道都是動態的生態系統，持續暴露在程度不一的毒素之下。來自遠離工業社會的海鮮一般比較安全，除非發生環境浩劫。另外，汞含量高的魚一般都是長壽（有生物累積性）、嘴巴大（食物鏈上端）的魚類，例如鮪魚、旗魚和鯊魚，因此應該避免食用。一般來說，體型愈小、屬於食物鏈愈底層的魚最安全。也要避免食用煙燻魚類，因為含有硝酸鹽，與胃癌有關。

鮭魚的 omega-3 脂肪酸含量高，而且汙染較少。最好的來源是太平洋，尤其是阿拉斯加海域，捕獲的野生鮭魚。紅鮭（sockeye）、國王鮭、銀鮭（coho）、秋鮭（keta）和粉紅鮭，都是很好的選擇。新鮮野生捕獲的鮭魚，產期通常是五月至九月，但急速冷凍的鮭魚通常在好市多等零售量販店隨時都買得到。小心不要誤食養殖的鮭魚，牠占了鮭魚市場大部分的銷量。許多餐廳甚至會魚目混珠，用養殖鮭魚假裝是野生鮭魚。野生鮭魚的顏色較深、呈現橘紅色，味道比較強烈，而養殖鮭魚味道比較溫和、顏色較淺，而且因為養殖在有限的空間裡，運動量較少，所以魚肉布滿白色油花。大部分養殖鮭魚毒素含量極高，充滿殺蟲劑、持久性有機汙染物

（POP）、多氯聯苯（PCB）、汞、鎘、戴奧辛和抗生素。由於這些鮭魚養殖環境過於擁擠、髒亂、壓力大，加上餵食非天然的基改作物飼料，這些魚類的疾病很多，經常長滿海蝨，如果食用對健康有害。養殖鮭魚的營養（如 omega-3 脂肪）品質也會下降。[17]

除了鮭魚以外，剛剛提到的鯖魚、鯷魚、沙丁魚和鯡魚幾乎都是野生的。來自阿拉斯加的阿加鯖魚（Atka mackerel）是很好的選擇，同樣的，北大西洋袋網漁船捕獲的鯡魚和鯖魚也很好。避免食用大耳馬鮫（King mackerel）和馬加鰆（Spanish mackerel；台灣俗稱土魠），因為汞含量高。鯷魚和沙丁魚的柔軟魚骨對身體非常健康，能從中攝取到鈣質、膠原蛋白等其他營養素。大西洋和太平洋鯡魚都是好的選擇。如果你喜歡斯堪地那維亞（北歐）地區特有的醃漬鯡魚，請選擇低糖的或自己醃漬。其他汞含量低的好選擇包括：野生鱈魚、狹鱈（pollack）和鰈魚（或比目魚）。

貝類、甲殼類與軟體動物類。如果可以，這類海鮮最好吃野生捕獲的。蝦子（和明蝦）一定要是野生的。美國大部分販售的蝦子都是養殖和進口的，因此都應該避免。養殖的干貝、蛤蜊、貽貝和牡蠣一般都算安全。美國的螃蟹大多是野生捕獲的，一般被認為是安全的漁獲，雖然有些戴奧辛含量比較高。戴奧辛是一種環境汙染物，可能對人類健康有害。避免食用人造蟹肉，其促發炎的轉麩醯胺酸酶（transglutaminase, TGase）能穿透血腦障壁，干擾腦部神經傳導物質。

環境保衛基金（Environmental Defense Fund）的海鮮選擇器、蒙特雷灣水族館（Monterey Bay Aquarium）的優質海鮮選擇指南，以及美國環境工作組織的「海鮮計算機」（Seafood Calculator），都是好用的工具，能幫助你找到毒素含量最低的海鮮來源。另外，購買時認明「聰明漁獲」（Fishwise）、「安全海鮮」（Seafood Safe），以及「海洋管理會認證」（Marine Stewardship）的標章，都能幫助你找到毒素含量最少、捕獲方式最能夠永續經營的漁獲。

蛋。最健康的雞蛋當然來自最健康的母雞，也就是那些最能接觸到無毒開放牧地的雞隻。放養母雞產下的雞蛋所含 omega-3 脂肪酸（比一般非放養雞產下的蛋多出十三倍）、維生素 B_{12}（比一般蛋多出百分之七十）、葉酸（多出百分之五十），以及脂溶性維生素，特別是維生素 E 和 A 以及 β- 胡蘿蔔素，都比傳統方式飼養的雞蛋高出至少一倍。[18] 放養雞蛋的深橘色蛋黃，反映出母雞天然的雜食性飲食，包括吃草、雜草、種子、昆蟲和蠕蟲。雖然目前這領域的標章沒有受到管制，我們還是建議消費者在選蛋的時候選擇有放養標章，同時是「動物福利認證」或「人道認證」的雞蛋。一個能協助你選擇品牌的好工具，是美國非營利組織「聚寶盆研究所」（Cornucopia Institute）的「有機雞蛋評分卡」（Organic Egg Scorecard）。

草飼肉類。請以找到百分之百草飼動物的肉品為目標，這些動物都是在健康的草原上放牧，且未被施打抗生素或生長荷爾蒙。草飼肉類比較精瘦，營養素組成也比較健康。有些人覺得草飼肉類的味道比較重一些，因為他們已經習慣食用集中型飼養的動物，那些動物吃的是玉米、油脂較多，味道不一樣。草飼肉類應該用低溫慢煮的方式料理，讓肉的表層稍微經過炙燒，可以讓天然的糖分在表層焦糖化，如此能保護裡面的肌肉纖維不要收縮得太快而變得太老、太韌。

美國農業部認證的有機肉類在這裡破例地不是你最好的選擇，因為這些動物仍被餵食穀物做為補充食物，雖然這些穀物是有機的。另外，要注意，原產地標示的取消，使得人們更難找到百分之百草飼肉品。請認明美國草飼協會的「草飼認證」標章，或用他們的網站尋找你附近的牧場。另一個有用工具是「野食」（EatWild）網站。到處都買得到的紐西蘭羊肉都是草飼的。要找草飼肉品與肝臟時，另一個好的網路資源是美國健康肉品（US Wellness Meats）網站。因為紅肉（牛、羊、野牛和豬肉）的 Neu5Gc（N-glycolylneuraminic acid；N- 羥乙醯神經胺酸）糖分子含量高，所以我們建議限制食用紅肉。我們也建議不要食用任何鹿肉（鹿、麋鹿、加拿大馬鹿等），因為北美鹿群感染鹿慢性消耗病（chronic wasting disease, CWD；又稱狂鹿症），也正影響到挪威和南韓。（更多資訊請見下一頁的注意事項。）

家禽類。請找百分之百放養的雞、鴨、鵝或火雞，不過這目標幾乎是不可能的任務。市面上有許多未受規範的標章——非籠飼、散養、走地雞、放牧等等——可能會讓你誤以為這些雞能自由自在活動，也沒有在飲食中補充穀物，但其實很少真的是這樣。雖然這些雞可能被給予有限的戶外活動機會，牠們還是會被餵食補充性的穀物，對人類造成的促發炎效果不比直接食用穀物來得少。有美國農業部有機標章的雞蛋稍微好一些，因為未施打抗生素與生長荷爾蒙。這些雞只吃有機飼料，雖然還是有穀物，但屬於比較安全的穀物，沒有農藥和汙染物的問題。

如果有機會，請直接聯絡農場以了解雞群都吃些什麼。你要的家禽類應該要能自由活動，能在沒有除蟲劑、除草劑和其他汙染物的土地上吃青草、雜草、蠐螬和昆蟲。真正的放養家禽，體內的天然 omega-3 含量高出許多。牠們會比慣行飼養方式長大的家禽體型小，肉質一般來說也會比較硬，但在湯汁裡慢慢燉煮也能變得軟嫩。家禽能否光靠四處覓食就獲得足夠的營養，關於這點仍有爭議，而且在美國北方的冬季，很難完全百分之百放養家禽，因為家禽的食物來源大多被雪覆蓋了。（如果你住在北部氣候地區，我們建議購買冬天之前放養的急凍家禽。）「野食」網站有一個搜尋引擎，能幫助你找到每天至少在草地放養六小時的家禽，不過看氣候狀況，有時候牠們還是會吃一些穀物或種子補充所需。有三個網站提供百分之百放養家禽：「圓圈 C 農場」（Circle C Farm）、「牧場直送」（Buy Ranch Direct），和「彩虹牧場」（Rainbow Ranch Farms）。

行動計畫

- 健康的人，除了前述的一些例外，應該限制每天攝取的動物性蛋白質量為每公斤淨體重 0.8-1 g。
- 要注意隨著身體逐漸修復，蛋白質攝取的目標值可能要降低，以增加細胞自噬作用。
- 所有植物都多少含有蛋白質。不需要限制來自植物的蛋白質量。
- 優先攝取野生捕獲的海鮮與放養雞蛋。

注意事項

養殖鮭魚（請見第 189 頁）。

養殖蝦（請見第 190 頁）。

抗生素與生長荷爾蒙暴露。小心尋找草飼肉類來源，如上述指示，要注意這些動物有沒有被施打抗生素或荷爾蒙。美國農業部有機認證家禽一定是沒有施打抗生素和荷爾蒙的肉類，但仍有被餵食有機穀物做為補充。

重金屬及其他環境汙染。由於毒素——汞、鉛、鎘等無數種毒素——已經滲透我們的水資源和動物居住的土地，所以要完全避免是不可能的。生物累積以及儲藏在動物（包含人類）脂肪與骨頭裡的毒素，會持續不斷破壞我們為了減少毒素負擔的各種努力。除了重金屬，我們的海洋也被數以千噸計的塑膠垃圾（塑膠微粒）填滿，連最小型的魚也會吃到這些垃圾。這些毒素會被儲存在動物脂肪裡，而吃下這些動物後，毒素則會轉移到我們身上。這類毒素當中，許多對我們的健康都有累積效應。雖然前文提供的建議，能幫助你盡可能找到最乾淨的動物性蛋白質來源，但光是毒素汙染這點，就足以構成將動物性蛋白質從飲食中完全剔除的理由。

穀物暴露（請見第 184 頁）。

血糖標記上升。許多企圖降低碳水化合物攝取量的人，會選擇多吃蛋白質，因為他們對於增加飲食中的油脂攝取感到不安。但是過度攝取蛋白質，就跟多餘的碳水化合物一樣會造成血糖飆升。透過攝取油脂與非澱粉性蔬菜來限制蛋白質的攝取，能幫助你同時具有飽足感，又能進入酮症，藉此讓血糖保持穩定。

同半胱胺酸升高（請見第 184 及 188 頁）。

氧化三甲胺。有些研究顯示，食用紅肉會讓氧化三甲胺（Trimethylamine-N-oxide, TMAO）濃度增加，進而提高心血管疾病、癌症的罹病風險、增加全因性死亡率（all-cause mortality）。不過，流行病學上的證據不一致，如果腎臟疾病和胰島素抗性被視為促成因素，則基本上我們看不到任何關於氧化三甲胺有何影響的論述。[19] 另外，這些研究都沒有考量到微生物群系（氧化三甲胺的來源）的健康狀態，並且可能低估了「健康者偏差」（healthy user bias）的問題——意思是，那些不吃紅肉的人在整體上可能有更健康的飲食習慣。我們認為，如我們建議的那樣，少量攝取那些不經加工、乾淨的動物性蛋白質，再搭配以植物為主食的飲食和健康生活型態，能讓氧化三甲胺可能造成的負面效果降到最低。

蛋與攝護腺癌。研究發現，只有在北美地區，攝取蛋與攝護腺癌之間具有關聯性。在其他既大量吃蛋也吃大量蔬菜的國家，卻完全看不到蛋與攝護腺癌之間的關聯性。比較新的研究認為，攝取雞蛋之所以會提高攝護腺癌的風險，可能與「不健康者偏差」有關。[20] 我們推測，男性若遵循我們建議的「以蔬食為重心、不吃糖類」的飲食準則，能夠將潛在風險降到最低。有漸進式良性攝護腺肥大問題的人本身就是攝護腺癌的高危險群，還有被診斷罹患攝護腺癌的人，在攝取膽鹼時應該特別小心，要滿足膽鹼需求，但不要過量攝取。

類胰島素生長因子-1（IGF-1）升高。蛋白質攝取過度，尤其搭配缺乏運動的生活方式與西方社會飲食，可能會提高體內類胰島素生長因子-1 的濃度，這是一種與胰島素分子結構類似的蛋白質，濃度過高時，與大腸癌、胰臟癌、子宮內膜癌、乳癌與攝護腺癌等癌症有關聯性。[21]

糖化終產物。是有害的化合物，是蛋白質與脂質發生糖化作用的結果。糖化終產物（Advanced glycation end-products, AGEs）這種化合物天然存在於未煮熟的動物蛋白質與其他食物當中。將動物蛋白質煮熟，尤其使用高溫或添加糖，會大幅增加糖化終產物，呈現出明顯的褐變與焦化樣貌。人體也會自行生成糖化終產物，由飲食中攝取的蛋白質與脂質，與血液中的糖分結合而成。內源與外源性糖化終產物都會造成身體提前老化，也會讓許多慢性衰退疾病持續發展及惡化，包括阿茲海默症、動脈粥狀硬化、糖尿病與腎臟病。[22] 烹調動物性蛋白質時，請利用水氣的高溫（例如煎燉、燉煮、水煮），不要直接加熱（例如火烤、烤箱烘烤、炙燒、油炸）。用低溫長時間烹調，搭配酸性食材如醋、柑橘或酒醃製，再加上迷迭香等香草，能幫助緩和糖化終產物的作用。使用慢燉鍋很方便。[23]

N-羥基乙醯神經胺酸。N-羥基乙醯神經胺酸（N-Glycolylneuraminic acid, Neu5Gc）是一種糖分子，存在於大部分的哺乳動物體內，人類除外。初步證據顯示人類攝取N-羥基乙醯神經胺酸（普遍存在於紅肉裡）後，身體可能不認得這個分子，因此會出現發炎的抗體反應。有研究發現，將受試者依照其N-羥基乙醯神經胺酸抗體數高低分成四組，然後比較最高與最低兩組，數值位於前四分之一的那組人，罹患大腸癌的風險比最後四分之一的那組高出了三倍。[24]

鹿慢性消耗病（CWD）。這是一種致命的普利昂蛋白疾病，北美、挪威以及南韓的鹿群、麋鹿和加拿大大馬鹿，都受到感染。美國疾病管制中心警告不要食用染病的鹿肉。由於症狀出現之前有很長的潛伏期，我們建議不要食用任何鹿肉以策安全。[25]

水果

有些人說，水果是「上帝的糖果」。水果的古老型態富含植物營養素與健康的纖維。但可惜的是，許多現代的水果與它們的老祖宗一點共通點都沒有了。現在超市裡隨時買得到的水果，都是經過精心篩選栽培的，因此更甜、更大、更容易食用，也更耐得住長途運送，是非自然品種，它們纖維少、糖分高，對代謝健康有害。歷

■ 水果 ■

山桑子 **	青芒果 **
黑莓 **	青木瓜 **
黑醋栗 *	綠大蕉 *
藍莓 **	奇異果 *（未熟）
波森莓 **	檸檬 *
酸櫻桃 *	萊姆 *
椰子 * ♥	桑葚 **
小酸蘋果 **（野生、當季）	柿子 ***
蔓越莓 *	番石榴 ***
葡萄柚 *	覆盆子 **
綠香蕉 *	草莓 ** ♦

符號代碼

升糖指數：低 * 中 ** 高 ***
美國農業部有機認證 ♦
飽和脂肪酸 ♥

史上，人類吃水果是在夏末時節，為了增脂好過冬。有些人形容我們現在盛行的肥胖症，其實源自這個「從來沒有出現的冬天」。最好例子就是無論是什麼季節，都有唾手可得的各式水果。

如果小心選擇，飯後吃一小份水果，尤其搭配堅果，就是最完美又安全的甜點。[26] 要選擇有機、本地與當令水果，並且注意是要升糖指數或淨碳水化合物低的水果。一個完美例子是一顆酸甜的野生小酸蘋果（crab apple），搭配一些英國核桃，可在夏末或初秋之際享用。請見前頁所有推薦的水果及其升糖指數警示。

有些水果如野生莓果，在非當季也能食用到，以利用它們強大的神經保護特性。野生、不甜的莓果，如藍莓、草莓、覆盆子、桑椹、山桑子、黑醋栗、黑莓、波森莓（boysenberry）、蔓越莓與番石榴，應該是優先的選項，因為它們具有多酚化合物，對於預防及改善認知衰退具有療效。水果稱為花青素的深色色素和其他黃酮醇具有神經保護特性。[27]

探討藍莓改善記憶能力的研究特別豐富。在兩個獨立分別進行的隨機對照試驗中，發現藍莓改善了認知功能的許多面向，包括語文記憶、工作記憶，以及任務轉換（這是執行功能很重要的部分）。[28] 另外，功能性磁振造影顯示，在吃了藍莓後，輕度認知障礙患者的腦部血氧濃度訊號（blood-oxygen-dependent signals）會升高。[29] 酸櫻桃（tart cherries）嚴格來說算是核果，不是莓果，也被發現能改善心血管代謝健康、氧化壓力與發炎。一個小型隨機對照試驗顯示，攝取櫻桃的受試者，口說流暢度和短期及長期記憶都有改善。[30] 柿子是很好的益生元纖維來源，也具有神經保護特性，但升糖指數算頗高，所以應該要謹慎享用。[31]

野生、無糖的新鮮莓果與櫻桃比較好，但冷凍的也可以。（令人驚訝的是，連果乾也仍含有大量的營養素，只是比較濃縮。）要注意選購「無糖」的。與其選擇果汁，吃整個水果比較好，才能攝取到纖維並降低升糖指數。有些莓果如蔓越莓和黑醋栗非常酸，有些人會覺得不好吃。少量添加一些本書所提可以使用的甜味劑，多方嘗試，把這些莓果變得好吃一些。

其他能在非當季盡情享用的水果，就是檸檬與萊姆了。它們富含維生素C，本身的葡萄糖含量也很低。這些強烈的柑橘風味水果，能為沙拉、動物性蛋白質、甜點等等增添清爽又強烈的風味。它們強韌的外皮還能削成細屑，加進各種食物以增添風味，既簡單又營養。（註：酸性食物會軟化牙齒上的琺瑯質。吃完酸性食物，最好隔半小時之後再去刷牙。）

我們一般會警告大家不要吃大部分的熟透熱帶水果，因為它們的升糖指數都非常高，但有些是例外，包括無糖椰子（其實是一種核果），以及前述所有抗性澱粉，包括未成熟的綠大蕉（green plantain）、香蕉、芒果與木瓜。注意不要將綠香蕉與大蕉加熱煮熟，這樣會降低它們的抗性澱粉含量。如同前述，奇異果有天然的消化酵素，也被發現有改善血脂組合，並降低脂質氧化的功效。[32]

甜菜根。如果說水果是「上帝的糖果」，那麼甜菜根就是祂的寶石。甜菜根是深紅寶石色、有糖但無澱粉的根莖類蔬菜，透過不同機制，對心臟和腦部都有非常多的好處。甜菜根是豐富的硝酸鹽來源，硝酸鹽能在血管內皮轉換成一氧化氮。一氧化氮可做為血管舒張劑，幫助降低血壓、促進血液循環，因此能支援腦部及心血管健康，特別適合用於血管性認知衰退症狀。甜菜根成分裡的尿核苷

（uridine）能與 omega-3 脂肪酸與膽鹼結合，支援神經元生長，有利腦部健康。[33] 近期一項實驗室研究顯示，讓甜菜根呈現深紅色外觀的甜菜苷（betanin），可能減緩乙型類澱粉蛋白在腦部中堆積。[34] 甜菜根也有強烈的抗氧化與抗發炎等排毒功效。[35] 甜菜根與其綠色葉菜也富含類胡蘿蔔素，對眼睛健康有幫助。[36]

生的甜菜根加進沙拉食用非常美味，升糖指數也低。煮熟的甜菜根有明顯的土味，類似馬鈴薯的味道。你也可以將甜菜根蒸熟或烤熟，讓它保持一點硬度。要注意不要烹調過頭，否則會降低營養素並增加其含糖量。搭配特級初榨橄欖油或奶油，也能稍微緩和它的升糖效果。如果要烤熟或做成格瓦斯（kvass，一種源自東歐的乳酸發酵甜菜根汁），可以保留外皮，尤其是嫩的甜菜根（比較軟，味道也比較不苦）。甜菜根皮富含微生物，能提供格瓦斯健康的微生物叢。最好避免用醋醃漬甜菜根，因為這會破壞健康的腸胃道菌叢。跟其他對健康有益的高升糖指數食物一樣，適量攝取是關鍵。隨餐少量攝取，並在飯後一至兩小時檢查血糖，以了解這種食物對你有什麼影響。

行動計畫

- 吃未經現代改良的當季水果。你居住的地方可能還有許多沒被列在前面的水果可供選擇。務必記得，營養價值與升糖考量兩者必須取得平衡。
- 不論任何季節，請時時來點小分量的野生莓果。
- 未成熟的熱帶水果（綠大蕉、香蕉、青芒果、青木瓜和奇異果）可以當作抗性澱粉少量食用，攝取其天然消化酵素。

- 檸檬與萊姆是非常好的維生素 C 來源，可以盡情享用。

注意事項

血糖升高。前面已有詳細討論。務必在飯後一至兩小時測試你的血糖，了解任何水果對你身體的影響。另外請見第十八章，第306頁，看看理想數值應該在多少。水果搭配堅果一併食用，能降低升糖效果，餐後再吃水果也可以。

草酸。甜菜根與我們推薦的許多水果，包括覆盆子、蔓越莓、藍莓、木瓜與奇異果，都富含草酸。草酸是植物性化合物，有些人因為本身帶有的基因類型，或腸胃道健康不佳，大量食用會導致發炎或形成腎結石。

第十一章

金字塔第五層：危機四伏

大地所產足以滿足所有人的需求，但不足以滿足所有人的貪念。

——聖雄甘地（Mahatma Gandhi）

甜味劑

適應低升糖的原型食物後，你會非常驚訝地發現自己很快就對甜食失去興趣。你甚至會開始像吃柳橙一樣一片一片地吃著檸檬和萊姆呢！味蕾被導正是好現象，表示你成功戒掉那些加滿糖分、過度美味的假食物了。享受這甜美的勝利，不要讓甜味劑破壞你到目前所做的努力。我們最不樂見的就是你的味蕾又重新適應那些我們鼓勵你戒掉的甜食。有證據顯示，連零卡甜味劑的甜度也能欺騙我們的身體產生胰島素及其他調節血糖的荷爾蒙，不利於療癒代謝。[1]有些天然甜味劑可以考慮有限制地使用。

甜菊。攝取非常少量、無添加其他化合物的甜菊是可以接受的。甜菊這個植物非常甜，在世界各地包括日本、中國、巴西與巴拉圭都有種植。它的甜味比一般砂糖強烈二百至三百倍，所以只要加一點點就夠了。甜菊糖無卡路里，經常與其他甜味劑結合。你要避免攝取到混合型的，而是找最純粹的型態，成分愈少愈好。SweetLeaf 這個牌子還可以接受。有些人會抱怨甜菊糖的後味不佳，但有些人沒有注意到有此差異。

羅漢果。攝取少量的純羅漢果甜味劑也可以接受。羅漢果（monk fruit）是在東南亞種植的一種小而圓的水果，據說在八世紀以前佛教僧侶就開始種植因此而命名。羅漢果比一般砂糖甜一百至二百五十倍，但卡路里是零。和甜菊糖一樣，羅漢果通常會與其他甜味劑結合。避免使用混合的，盡可能尋找成分最單純的品牌。Pure Monk 是可以接受的品牌之一。

蜂蜜。既然我們把注意力大多放在從古代就有的食物，若沒有討論到蜂蜜及蜂蜜對健康的諸多好處，就太粗心大意了。可惜的是，蜂蜜也有非常高的升糖指數，因此只適合沒有胰島素抗性的人極少量地攝取，並且應該搭配高纖與高脂食物才能緩和蜂蜜的升糖效果。本地（未經過低溫殺菌的）生蜂蜜裡含有有機酸與酚類化合物，兩者結合能提供強效的抗氧化效果。[2] 蜂蜜也是益生元，有天然的消化酵素能幫助維持腸胃健康。[3] 蜂蜜同時具有抗菌及抗真菌特質，非常初步的證據顯示，在本地生產的蜂蜜可能可以減輕過敏。[4] 務必進行飯後血糖測試，檢視蜂蜜對自己身體產生的影響。斷食期間不要在咖啡裡加蜂蜜，因為這會阻礙你進入酮症。Beekeeper's Naturals 這個品牌，雖然不一定是你本地生產的蜂蜜，但它是很好的產品，他們也同時在協助解決蜂群衰竭威脅全球食物供應的問題。

糖醇。腐壞水果與發酵食物中會自然產生糖醇，但是市面上絕大部分找得到的糖醇產品（赤藻糖醇、山梨醇與甘露糖醇）都是高度加工產品，都是來自基因改造玉米粉中的葡萄糖。木糖醇是例外，它來自木頭裡的木葡萄糖。眾所周知，糖醇會引起腸胃道的副作用，有時甚至會頭痛。還會加劇潛在的大腸激躁症或讓小腸菌叢過度增生。即使少量也可能有輕瀉劑的作用。[5] 另外，糖醇會餵養有害的微生物種類，如大腸桿菌、沙門氏桿菌、志賀桿菌，以及鏈球菌，[6] 破壞腸胃道微生物群系。

行動計畫

- 請只在必要時酌量使用認可的甜味劑。

注意事項

血糖升高。蜂蜜會讓血糖升高，因此建議有代謝問題的人（請見前文敘述）只攝取少量。

過敏。對蜂螫過敏的人食用蜂蜜要小心謹慎。

可可黃烷醇

深受喜愛的巧克力富含可可黃烷醇（cocoa flavanols），依然可以享用，只是必須少量攝取。可可豆中的黃烷醇雖然對健康有不少好處，但也有不少毒素上的疑慮，因此被歸在可以偶爾放縱食用的一類。可可黃烷醇是非常獨特的植物營養素，只能在可可豆（不要跟咖啡豆混淆）中找到。更令人容易混淆的是「可可豆」（cacao，讀音：kə-'kaů）與「可可」（cocoa，讀音：'kō-kō），兩者經常被錯誤混用。「可可豆」（cacao）指的是在可可樹大果莢內的生可可豆；生可可豆收成、發酵、乾燥，並高溫烘烤過後的加工品才是「可可」（cocoa）。我們可以從可可粒（cacao nibs）、可可粉、可可豆粉與巧克力中，攝取到可可黃烷醇。

有大量證據證明可可黃烷醇有保護神經的特性。許多研究顯示可可黃烷醇可以改善認知功能，影像檢查也發現，它能改善腦部特定部位的循環，改善與年齡有關的記憶衰退。[7] 可可黃烷醇也能改善血管功能，因此能提升運往全身的氧氣量與營養素，讓血壓和整體代謝健康都獲得改善。[8]

不幸的是，我們必須衡量如何平衡可可黃烷醇對健康的好處及其可能帶來的毒性。鎘與鉛雖然是地球上本來就有的物質，但卻會經由人為的汙染影響許多可可製品。鎘和鉛都是會累積在身體裡的重金屬，並且被認為對人體有害。鎘會影響中樞神經讓注意力降低、嗅覺失靈、記憶力不佳。此外，鎘也是一種會影響許多器官的毒素，被歸類為致癌物。[9] 世界衛生組織（WHO）建議鎘元素的攝取，應限制在每 1 g 的乾燥植物中鎘含量不超過 0.3 mcg。[10] 美國並沒有設下全國性的標準，但加州政府規定，若食品的每日建議量中含有 4.1 mcg 及以上的鎘，就必須標示在食品標籤上。鉛也會影響許多身體器官並進入腦部，通常會造成不可逆的腦部創傷，影響認知功能與智力。兒童及孕婦特別容易受影響。[11] 世界衛生組織表示，食品中的鉛並沒有所謂的安全值。[12] 美國食品藥物管理局則規定，兒童每日飲食中不得超過 3.0 mcg，成人則是最多 12.5 mcg。[13] 加州政府則限制每人每天，無論什麼來源，最多只能有 5.0 mcg 的暴露量。[14]

在選擇可可黃烷醇的飲食來源時必須考慮許多變項；你要找的可可豆應該要有：

- 大量黃烷醇。一般而言，可可含量愈高，黃烷醇含量也愈高。[15]
- 低糖。規則與上述相同，一般而言，可可含量愈高，糖含量愈低。
- 低鎘。按照上述的攝取限制，請找鎘含量最低的來源。
- 低鉛。按照上述的攝取限制，請找鉛含量最低的來源。

有些提示和資源能幫助你評估所有變項。首先，找出你能接受的最高可可含量。百分之百可可一定是黃烷醇含量最高、糖量最低的選擇，但它也非常苦，口味上絕對需要適應。但一定要找可可含量百分之八十五以上的巧克力。「ConsumerLab.com」是一個評估健康與營養產品的網站，其中提供許多對巧克力、可可豆和可可製品中黃烷醇（以及一些毒素）的評估。至於含糖量，只要詳閱食品包裝背面的營養標示，選擇含糖量最低的選項即可。可以參考免費線上資源「As You Sow」及我們上述的限制建議，評估鎘與鉛的含量是否恰當。網站上的「毒巧克力」（Toxic Chocolate）搜尋功能，能幫助你篩選想要的可可含量。（美國農業部有機認證標章沒辦法幫你避開被重金屬汙染的產品。）「EXG 食品評分」（EWG Food Scores）的搜尋功能或許也有幫助，但它只提供排名，沒有提供特定毒素的實際含量，也無法讓你篩選可可百分比。市面上有許多可可黃烷醇的產品可供選擇。有一些很常見，如巧克力和可可粉，有一些則比較少見，像是熟可可粒和生可可粉。許多產品都宣稱有各種健康療效，但卻省略說明內含的毒素。

可可粒。這些堅硬、爽脆的健康食品，是可可豆最純粹的形式；這些輕度烘焙、略微磨碎的可可粒有發酵與未發酵兩種類。未發酵的可可粒較為不苦。除了提供上述的植物營養素，可可粒也是不錯的益生元來源。可惜的是，它們的鎘含量通常也很高，只有少數接近符合世衛組織建議的每公克 0.3 mcg 限制。我們會建議只偶爾食用不超過一大匙，並且找毒素含量最低的。

可可粉。可可粉（cocoa powder）可以製作可可飲與巧克力。可可粉經過更高溫的烘烤，也磨得更細。純可可粉無糖，並且保留非常多（但也有流失一些）對健康有益的黃烷醇，如同之前所述。鎘與鉛的含量在可可粉裡更為濃縮，市面上沒有任何產品符合世衛組織建議的限制。因此，我們還是建議避免食用可可粉。

可可豆粉。與一般可可粉不同，可可豆粉（cacao powder）製作時是將可可粒冷壓成糊狀，再乾燥製成粉。這是可可豆最濃縮的形式，鎘與鉛的毒素含量也最高，因而我們不推薦任何市售的產品。

巧克力。幸運的是，巧克力的鎘與鉛濃度一般是最低的，可是巧克力的含糖量有時非常高，對健康有益的黃烷醇含量則低到可以忽略。你的目標是找到你所能接受糖分最低、黃烷醇含量最高、毒素含量最低的巧克力。巧克力磚上寫的可可百分比，是指這塊巧克力的重量當中有多少比重是由純可可豆及其副產品製作的。通常，可可百分比愈高，糖量愈少，黃烷醇也愈高。每天吃幾小塊謹慎選擇的巧克力，可以是一頓健康餐點後值得細細品嘗的安全（又美味）點心。

行動計畫

- 為獲得黃烷醇的益處，可以享受少量的巧克力，但要選擇可可含量高、低糖，且鎘與鉛含量低的。
- 考慮毒素含量的問題，必須限制食用可可粒，並且避免食用可可粉與可可豆粉。
- 可以考慮攝取黃烷醇補充品。

注意事項

血糖升高（請見第 205 頁）。

重金屬毒素（請見第 206 頁）。

乳製品

乳製品會讓許多人的身體發炎，而發炎又是阿茲海默症的重要成因，因此不建議食用乳製品。如果你習慣在咖啡裡把鮮乳加好加滿，這樣的建議一定讓人覺得沮喪。這個我們懂，所以也會提議一些健康的替代方案。

乳製品會造成發炎的原因有很多。全球近百分之七十的人口有乳糖不耐症，很多人甚至不知道自己有不耐症。所謂乳糖不耐是指嬰兒時期過後消化乳糖的能力降低。特別是歐洲以外的人，近百分之九十的東亞人有這樣的情況。[16]乳糖不耐的常見症狀包括腹痛、脹氣、排氣與腹瀉。比較少人知道的症狀則包括腸胃道功能減低、噁心、嘔吐、便祕、濕疹、鼻竇炎、關節炎、肌肉及關節疼痛、疲倦感、心律不整、短期記憶喪失、頭痛、口腔潰瘍及其他症狀，這顯示已出現大範圍的發炎影響多個身體系統。[17]

由於分子擬態，對麩質敏感的人也可能因為乳製品讓身體發炎。乳製品裡的酪蛋白與麩質裡的麥膠蛋白相似，以至於免疫系統會將兩者搞混。若我們對一種食物過敏，後天免疫系統會產生抗體對付「壞蛋」，所謂的壞蛋就是麩質。我們每次攝取到麩質時身體的警鈴就會大作，抗體就會開始攻擊。不過，免疫系統不完美，分子結構類似的蛋白質如酪蛋白與麥膠蛋白，抗原可能會被誤認，使得身體增加許多促發炎的細胞激素，如果引起問題的食物未被移除，身體就會持續慢性發炎。[18]

沒有麩質敏感也沒有乳糖不耐的人，也可能對乳製品敏感，因為我們的乳源改變了。大自然的美好設計，是所有哺乳類動物都各自有餵養後代的完美食物——母乳。數千年以來，哺乳類動物都用自己的母乳養育自己的孩子。牛乳很顯然不是老祖宗的食物。要到大約一萬年前開始發展農業與馴養動物之後，人類才開始利用反芻動物的奶做為自己的營養來源。[19]

原本包括人類在內的所有哺乳類動物生產的都是一種稱為 A2 的奶。大約八千年前，歐洲地區乳牛發生一次基因突變，出現一種 A1 的新型牛乳。沒有人確切知道為什麼會發生這種事，以及是怎麼發生的。但有些人推論突變的 A1 乳牛可能比較會產奶，農夫自然而然就選擇繁殖這種牛以增加產量。時間久了，西方世界絕大部分的牛奶，最後都轉換成一種以 A1 奶為主的混合物。[20]

約在二十五年前，科學家提出了一個引人注意的發現：他們發現在兩種牛奶之間存在微小的分子差異。β-酪蛋白（beta-casein）是牛奶裡含量最多的蛋白質，由二〇九種胺基酸組成。而蛋白鏈中的第六十七位胺基酸，在古老的 A2 牛乳裡是「脯胺酸」（proline），而在比較新的 A1 酪蛋白裡，則是「組胺酸」（histidine）。改變的只是二〇九種胺基酸其中的一個，或許聽起來不是多大的差異，但即便是這麼小的變動也能讓整個結構發生改變（例如，鐮刀型紅血球疾病就是由紅血球中的單一種胺基酸發生突變而造成），結果被我們的免疫系統認出。[21] 確實，證據愈來愈多，顯示比較新的 A1 牛奶可能與許多發炎疾病有關聯，包括第一型糖尿病與心血管疾病。[22] 進一步的研究顯示，消化 A1 牛奶時腸胃道會產生炎症反應，可能造成消化問題，甚至神經性的缺陷。[23] 不意外，此種假說受到乳製品產業裡 A1 牛奶生產商的撻伐，他們質疑這個研究的財務動機，因為有部分研究是由 A2 牛奶業者資助。不過，有獨立研究顯示是有足夠的「煙霧」引人擔憂。[24] 由於腸胃道與腦部健康的關係緊密，還有發炎是造成阿茲海默症的部分原因，如果你打算在飲食中加入乳製品，我們建議從 A1 乳製品換成 A2 乳製品，將接觸降到最低。

牛奶。A2 牛奶已經愈來愈容易在美國的大部分超市裡找到了。當然，如果你要尋找草飼的 A2 全脂牛奶可能還是比較困難。重要的是，要知道全脂牛奶裡的脂肪能緩和牛奶裡天然糖分造成的衝擊。山羊、綿羊、北美野牛、駱駝或犛牛都是草飼的，而且是自然生產的 A2 乳源。可以接受的替代品包括無糖的植物奶：杏仁（如果對凝集素敏感必須使用滾水去皮的杏仁）、椰子、亞麻籽、榛果、大麻籽、夏威夷豆，以及美國農業部有機認證大豆所製成的乳製品。（腰果奶可能會造成發炎，因為它的凝集素含量較高。米漿則是碳水化合物含量過高。）可以藉由聚寶盆研究所（Cornucopia Institute）的「植物性飲品報告與評分卡」，找到最健康的選擇。任何一種都能取代加在咖啡裡的牛奶。有些人可能會喜歡在咖啡裡加一點椰子油，或是浸泡過香草的印度酥油。

記得，在咖啡裡加入牛奶和任何替代品會讓你結束斷食。如果在斷食期間喝咖啡，只能在黑咖啡裡加一點點認可的甜味劑。有胰島素抗性並且試圖延長斷食時間的人，可以加一點椰子油幫助身體進入酮症。更多資訊，請見第七章關於「延長斷食時間的技巧」。

優格。你可以偶爾享用少量上面認可的動物奶所製成的優格。盡量找有機、草飼乳製品，有 Live & Active Cultures（活性與活力）認證的優格。尋找全國優格協會（NYA）的 Live & Active Cultures 認證標章。如果沒有這項認證，請檢查成分表。一定要購買無糖的。你可以加進一些堅果和野生莓果增加甜味。如果需要，可以加入少量認可的甜味劑。你也可以試著找無糖的有機椰子或大豆製成的優格。沒有額外添加很多糖和其他成分的優格可能不容易找，所以很多人選擇自己做。

克非爾。克非爾是一種有酸味的發酵飲料，因為裡面有活性益生菌所以非常健康。一般而言，克非爾所含的健康菌種比優格數量更多、種類也更多。所有與優格有關的但書，克非爾也適用。

起司。以上任何一種認可的動物奶所製成的起司都可以少量食用。山羊、綿羊及水牛起司很容易取得。

行動計畫

- 避免所有傳統動物性乳製品。
- 如果有耐受性且想吃，可以少量食用 A2 乳製品。

注意事項

腸胃道不適症（請見第 210 頁）。

發炎（請見第 210 頁）。

脂質升高。大部分全脂乳品的飽和脂肪含量都高，可能會讓一些人的低密度脂蛋白膽固醇升高，尤其是帶有 ApoE4 基因者。這不代表要完全避免食用，而是要多加考量。（請見第八章第 141 頁。）

致癌可能。乳牛在懷孕期間也會被擠奶，因此我們也會接觸到乳牛生殖期間荷爾蒙濃度較高的奶，容易刺激對荷爾蒙敏感的癌症，例如乳房、子宮和攝護腺的癌症可能就是乳製品裡的荷爾蒙與生長因子造成的問題。[25] 這與罹患攝護腺癌風險的關聯性又特別強烈。[26]

酒精

向人生……乾杯！這件事可能不怎麼悅耳，但我們還是得直白地說明，大量飲酒與罹患失智症的風險有非常明顯的關聯。[27] 至於究竟喝多少酒才算「大量」並不清楚，也讓整個問題更加混亂；完全禁酒似乎也會增加罹患風險。[28] 不過，證據品質依然不足以因此建議目前不喝酒的人應該開始喝酒。重點研究顯示，帶有 ApoE4 基因者無論酒精的量有多低，反應都不佳。[29]

酒精會在各方面傷害我們的健康。它像是神經毒素，會破壞腦部許多構造，導致癲癇（通常是在戒癮時）、腦部萎縮、記憶力喪失、影響睡眠，以及對小腦的傷害（身體不平衡、口齒不清、無法行走）。酒精也會干擾酮症的狀態。[30] 酒精會增加肝臟排毒的負擔，而肝臟排毒對整體健康非常重要。[31] 酒精也會阻擋我們進入睡眠的快速動眼期（REM, rapid eye movement；是會在夜間睡眠過程中不斷重複循環的一個睡眠階段）[32]，使得睡眠變得片段，擾亂記憶形成與整體認知功能。另外，酒精也是女性罹患肝癌、直腸癌、喉癌與乳癌的因素之一。[33]

為了以防萬一，我們建議所有高風險族群，包括現在有任何認知衰退症狀的人、帶有 ApoE4 基因者，以及過去或現在有酗酒史的人都不要喝酒。這些族群及其他族群只要攝取酒精，都有可能會增加認知衰退的風險。酗酒對整體健康有害。任何可能有酗酒問題的人，都應該尋求協助。懷孕或哺乳的女性不應飲酒。

如果你選擇偶爾放縱，我們建議只少量飲用不甜的紅酒。有些證據顯示紅酒有其他酒精飲品所沒有的健康益處。[34] 我們鼓勵你將飲用量只限制在幾 ml。一份紅酒的標準量大約是 142 ml，雖然很多餐廳倒的量更少。利用食物秤或量杯，能幫助你目測「幾 m」究竟是多少。

大部分人都知道飲酒會影響你的控制力，更會鼓勵你開始不健康地過量飲食。紅酒的含糖量會阻撓你進入酮症。最好是在享用一頓健康的餐食之後再飲酒。在喝一杯酒的一、兩小時後進行血糖檢測，也能為你提供不少資訊。我們找到一家 Dry Farm Wines，專賣有機、酒精含量低的無糖酒，他們的產品不含黴菌毒素及化學添加物，亞硫酸鹽含量也低。

每天醒來都覺得充飽電、腦袋清晰，期待美好的一天開啟，真的是世界上最好的感受。如果你決定偶爾享用酒精，請記錄飲酒對自己的血糖、睡眠品質與認知功能有什麼樣的影響。

行動計畫

- 酒精是一種神經毒素，因此有認知功能衰退的人，或有認知衰退風險的人，最好避免飲酒。
- 如果你決定偶爾享用酒精飲品，請考慮少量飲用有機、無糖、酒精含量低的紅酒。

注意事項

（請見上方所述）

第十二章

重要小細節

我們泛泛地思考，卻在細節中生活。

——阿爾弗雷德·諾斯·懷海德（Alfred North Whitehead）

純素食者與素食者

無論你喜歡當素食者、純素食者或是雜食者，目標很單純：我們要能藉由飲食打造的神經化學預防並逆轉認知衰退。無論你是否吃肉都做得到，只要你能依不同的情況做調整。

「有酮彈性 12/3」的植物性飲食，適合每個人。不一定要攝取動物性蛋白質。素食者（vegetarians）與純素食者（vegans）都能食用經過適當處理的堅果、種子、豆科植物與蔬菜，攝取足夠的蛋白質。不過，許多植物性蛋白質不夠完整，因為它們缺乏足夠的必需胺基酸。然而，吃多元及大量的植物性蛋白質能讓你完全攝取到九種的必需胺基酸。

■ 蛋白質含量高的蔬菜 ■

毛豆（CP）* ♦ x （1 杯 = 22 g）	奇亞籽（CP）* x （1 盎司 = 4.7 g）
天貝（CP）* ♦（3.5 盎司 = 19 g）*	核桃 *（1 盎司 = 4.3 g）
小扁豆 ** x （1 杯 = 18 g）	野米 *** x （1/2 杯 = 3.5 g）
納豆（CP）** ♦（3.5 盎司 = 18 g）	杏仁奶油 *（1 小匙 = 3.3 g）
豆類 ** x（平均 1 杯 = 15 g)	抱子甘藍 * x （1 杯 = 3.3 g）
味噌（CP）** ♦（3.5 盎司 = 12 g）	蘆筍 *（1 杯 = 2.9 g）
大麻籽仁（CP）*（1 盎司 = 10 g）	花椰菜 * （1 杯 = 2.6 g）
莧菜籽 *** x（1 杯 = 9.4 g）	白花椰菜 * （1 杯 = 2 g）
豆腐（CP）** ♦ *（3.5 盎司 = 9.2 g）	芥菜 *（1 杯 = 1.5 g）
苔麩 *** x （1 杯 = 9.1 g）	苜蓿芽 *（1 杯 = 1.3 g）
青豆 * x （1 杯 = 9 g）	菠菜 * ♦（1 杯 = 1 g）
藜麥 (CP)*** x（1 杯 = 8.1 g）	青江菜 *（1 杯 = 1 g）
杏仁（扁桃仁）* x（1 盎司 = 6 g）	甘藍菜 *（1 杯 = 0.9 g）
開心果 *（1 盎司 = 6 g）	西洋菜 *（1 杯 = 0.8 g）

符號代碼
完全蛋白質（complete protein，簡稱 CP）
升糖指數：低 * 中 ** 高 ***
美國農業部有機認證 ♦
凝集素含量高 x

不是所有植物性蛋白質都不完整。大麻籽（hemp）、奇亞籽、藜麥與大豆都是植物性的完全蛋白質。大麻籽仁，也就是去殼大麻籽，撒在沙拉上非常美味。無糖大麻籽奶是牛奶的絕佳替代品。奇亞籽經過浸泡可以降低植酸，也能輕鬆加進果昔和甜品中。審慎評估全面性的證據後，我們認為進行「有酮彈性 12/3」時，只要選擇經美國農業部有機認證（非基因改造），且最好是發酵過的大豆產品，並同時注意大豆有促甲狀腺腫大的可能，大豆也可以是健康的選擇。（請見第八章第 139 頁。）天貝、味噌與納豆也是很好的選擇，因為發酵過程會破壞一些抗營養物質。有機豆腐與毛豆也可以，但因為含有會影響營養吸收的植酸，需要限制食用量，尤其是有大豆不耐症的人。需要限制藜麥的食用量，因為它的碳水化合物含量高。（請讓自己的血糖值做為一切的參考依據。）除了螺旋藻與營養酵母，我們不推薦食用任何動物性或植物性蛋白質補充品（蛋白粉）。

營養追蹤器「Cronometer」是一個記錄飲食的線上應用程式，能幫助你追蹤每一種胺基酸的攝入量，以確保你達到目標。（詳情請見第 230 頁的「追蹤巨量營養素比例」。）一般而言，植物性蛋白質因為含有抗營養物質凝集素、植酸與草酸等，比動物性蛋白質的生物利用率來得低。記得，這些植物性化合物會降低消化系統吸收營養的能力。但植物性蛋白質若經過浸泡、發芽、發酵、烹調等適當處理，就能解決這個問題。提升腸胃道健康，對改善營養吸收也是關鍵。（詳情請見第九章。）

無論是純素食者與素食主義者，只要採取一些重要的預防措施，都能藉由吃原型食物安全地採取這種飲食方式。請注意，若採取非常嚴格的純素飲食，可能會出現與阿茲海默症患者非常相似的營養缺乏症狀：omega-3 脂肪酸、膽鹼、維生素 B_{12}、維生素 D、維生素 A 與鋅元素都過低。這些都是腦部健康的關鍵營養素，尤其對形成、維護與支持神經元特別重要，對許多其他身體機能也很重要。此外，適量吸收維生素 K_2，對身體利用維生素 D、A 非常重要，同時也能保護你的骨骼和動脈。你的基因也會影響身體利用這些營養素的能力，這點我們會在下一個部分繼續討論。如果你夠警覺，並小心篩選食物來源，或在必要時攝取營養補充品補足缺乏的營養素，不食用畜產品的飲食也能非常健康。雜食者在這裡，可不是無敵的！每一個人根據基因受影響的情況及其獨特的飲食，都可能缺乏這些優化認知與整體健康的營養素。

omega-3。ALA（α-亞麻酸）是純素的 omega-3 脂肪酸來源，可以從許多健康食物中取得，奇亞籽、抱子甘藍、大麻籽、核桃、亞麻籽、海帶與紫蘇油中都有。不過，ALA 必須轉換成長鏈、生物活性更大的 EPA（二十碳五烯酸）與 DHA（二十二碳六烯酸）才能對腦部健康提供最好的效益。可惜的是，身體將 ALA 轉換成 EPA 的成功率僅有百分之五，轉換成 DHA 的比率更低，只有百分之〇．五。[1] 在特定基因、性別（生育年齡女性轉換效率比較高）、年齡與是否患有疾病等不同的情況下，轉換率都會更低。[2] 增加 ALA 食物來源，並且補充藻油，對於不吃魚的人可能有幫助。我們的目標，是讓非帶有 ApoE4 基因者的 omega-3 指數（利用血液檢測紅血球裡的 EPA + DHA 含量）介於百分之八至十，帶有 ApoE4 基因者則要≧百分之十，並且為了避免過度的抗凝血效果，omega-6 與 omega-3 的比例要在 4:1 以下，但不能低於 1:1。

膽鹼。膽鹼是具強力神經保護作用的必要營養素。膽鹼是細胞膜脂質如卵磷脂的重要成分之一，也是維護記憶能力的關鍵神經傳導物質「乙醯膽鹼」的前驅物。維持及生長神經元突觸，都需要膽鹼。支援膽鹼性系統對於腦部保健非常重要。[3] 許多人都缺乏膽鹼，但只吃植物性飲食的人特別容易缺乏，因為許多動物性食物中都含有大量膽鹼。膽鹼的植物性來源包括花椰菜、杏仁、核桃、花豆、酪梨、抱子甘藍、瑞士甜菜與甘藍菜，但只攝取植物性來源膽鹼很難滿足對此營養素的需求。奶蛋素食者雖避免吃魚、家禽和肉類，但他們吃雞蛋和乳製品，因此可以透過吃雞蛋達成每日的攝取量。胞磷膽鹼（citicoline）是植物性的補充品。α - 甘油磷脂醯膽鹼（α-GPC）也是純素食者友善的另一個選擇。透過飲食攝取的膽鹼，男性每天攝取目標是 550 mg，女性是每天 425 mg。

維生素 B_{12}。是維持腦部與整體健康的必需營養素。目前美國對 B_{12} 參考攝取量（200-900 pg/mL）的低標太低了，因為若低於 350 pg/mL 這個看似「正常」的數值，就可能已有貧血與失智症症狀。B_{12} 搭配葉酸與維生素 B_6 能使同半胱胺酸指標最佳化。同半胱胺酸升高與認知損害和腦部萎縮有關。[4] 同半胱胺酸建議維持的目標值是 7 μmol/L 或更低，如果 B_{12} 或葉酸攝取不足，就難以達成這個目標。（關於如何降低同半胱胺酸，請見此章節的「利用基因主導飲食選擇」。）

有一些特定的植物能提供維生素 B_{12}，如某些菇類（雞油菌菇〔chanterelle〕、黑喇叭菌菇〔black trumpet〕與香菇）及綠藻或紫菜等可食用藻類。一些強化食品如營養酵母（純素食者經常用做帕瑪森乳酪的替代品），以及一些無糖杏仁奶和椰奶也能提供。B_{12} 營養補充品很容易取得。甲基鈷胺素（methylcobalamin）舌下錠就是好來源。「Vegan True Methylcobalamin」品牌不含動物成分。我們的目標攝取量是 500-1,500 pg/mL。

維生素 D。維生素 D 又稱為「陽光維生素」，但在大多都有遮蔭的現代生活中，很少有人晒的太陽量能夠滿足維生素 D 的攝取量。維生素 D 會與維生素 D 受體結合，再進入細胞核，並且啟動九百種以上的基因。維生素 D 最重要的功能之一，就是維持並形成腦部的突觸。維生素 D 不足與認知衰退有關。[5] 大部分維生素 D 含量高的食物都是動物性的，但菇類與經過營養強化的無糖杏仁奶和椰奶，都是不錯的植物性來源。吃奶蛋素的人可以透過吃蛋黃、A2牛奶與乳酪取得維生素 D。維生素 D_2 則都來自於植物。萃取自地衣的維生素 D_3 也很適合純素食者。目標是達到 50-80 ng/mL（這是 25- 羥基維生素 D〔25-hydroxy vitamin D〕檢測的正常範圍）。值得注意的是，一天服用超過 1,000 IU 維生素 D 的人，也需要服用維生素 K_2（至少 100 mcg）。更多關於維生素 K_2 的資訊，請見次頁。

維生素 A／視黃醇。維生素 A 由兩種類視黃醇（retinoid）組成：視黃醇與類胡蘿蔔素，包括 β- 胡蘿蔔素。許多植物都富含 β- 胡蘿蔔素，包括地瓜、紅蘿蔔與深綠色葉菜。視黃醇則主要出現在動物性產品中，如魚肝油、肝臟、腎臟、雞蛋與乳製品。純素食者若帶有特定的遺傳變異，無法有效地將 β- 胡蘿蔔素轉換成維生素 A，就可能缺乏這種必需維生素。維生素 A 與眼睛健康和免疫功能息息相關，即使數值只是略微偏低也與發展成阿茲海默症有關。近期一項研究發現，視黃醇低會增加帶有 ApoE4 基因者與帶有 ApoE2 基因者發生認知衰退的風險。[6] 配著脂肪一起吃富含 β- 胡蘿蔔素的食物（維生素 A 是脂溶性的，沒有脂肪吸收率會非常差）通常就足夠了。純素食者，尤其是基因上風險較大的人，應該確認自己有攝取到足夠的營養素。視黃醇血清檢測的參考範圍是 38-98 mcg/dL。你的目標應該是放在此範圍的中間，而且最好是透過飲食攝取。如有使用補充品的必要，請使用視黃醇棕櫚酸酯（retinyl palmitate）。

維生素 K_2。脂溶性維生素，尤其是維生素 D、A，需要適當的維生素 K 才能有效運作。維生素 K 對凝血功能、骨骼、心臟與認知健康，都是必不可少的營養素。[7] 它能協助將鈣導向骨骼，而不是進入動脈造成破壞。維生素 K 有兩種：K_1 與 K_2。許多蔬菜、綠色葉菜，包括羽衣甘藍、菠菜、蕪菁葉、綠葉甘藍菜、瑞士甜菜、芥菜、香芹、蘿蔓、綠葉生菜、抱子甘藍、花椰菜、白花椰菜和高麗菜，都富含維生素 K_1，但不容易被身體吸收。維生素 K_2 除了納豆外主要存在於動物中，但因為納豆味道比較重，很多人覺得難以下嚥。純素食者可以藉由吃發酵食物攝取一些 K_2，例如德國酸菜、植物性克非爾、未滅菌的康普茶，或純素韓式泡菜，但裡面的 K_2 含量不一。市面上也有用納豆製成的純素 K_2 補充品，讓純素食者也能適當攝取 K_2。

鋅。身體的鋅太少、銅太多，都與失智症相關。這些礦物質有互相拮抗的特質，互相影響在人體的吸收。身體的鋅含量不足，銅會累積在身體組織裡，這種累積對健康有害。這是嚴格純素食者很常見的問題，因為他們的飲食中自然就會鋅少、銅多。缺乏鋅是很常見的問題（尤其是吃氫離子幫浦阻斷劑的人），影響全球大約一億人口。鋅在腦部有重要作用，同時也能降低身體發炎、提升免疫功能。雖然肉類、蛋與海鮮都富含鋅，而且生物利用率非常高，但也可以從許多豆科植物中得到鋅，包括黃豆與黑豆（豆腐與天貝）、鷹嘴豆、小扁豆與許多堅果和種子——核桃、腰果、杏仁、胡桃，以及南瓜、葵花與大麻的種子。可惜的是，這些植物來源同時也有很多抗營養物質。因此，如何適當處理這些植物就變得非常重要。要注意的是，許多豆科植物、堅果和種子的銅含量頗高，必須降低它們的銅含量才能創造出健康的平衡。考慮少量攝取營養補充品可能是明智的。強化營養酵母（fortified nutritional yeast）是不錯的選擇，兩大匙就能提供一天百分之二十的鋅含量。你的目標是攝取 100 mcg/dL 的鋅，同時攝取等量的銅，讓鋅銅比例維持在 1:1。如果需要，純素食的鋅補充品很容易就能取得，但要注意攝取量並妥善調整，因為只要一點點量就夠了。缺乏鋅的人只要每天攝取 20-50 mg 的吡啶甲酸鋅（zinc picolinate）就已有幫助；除非有醫師囑咐，每日鋅攝取量不應該超過 50 mg。

由基因主導飲食選擇

基因訊息能幫助我們做出有根據及有效的決定。如果你曾在「23andMe」這類公司進行過直接面向消費者的基因檢測，你就已有部分自己的基因訊息了。利用「檢視原始資料」（Browse Raw Data）功能，就能輕鬆找到下面討論的基因；這些資訊或許能幫助你優化提供給腦部的營養。此外，也有很多線上服務資源，有些比較貴、有些算是可以負擔，它們都能幫助你解釋這些基因訊息，提供最佳的個人化健康報告。「FoundMyFitness」網站提供全面性的基因報告，報告會定期更新，只需要最低十美金的捐款。

開始討論之前，若你未進行過基因檢測，要購買檢測之前，這裡可以先提供一些重要的財務、法律，甚至情緒方面的考量點。例如，如果知道自己是帶有 ApoE4 基因者，一開始可能讓人感到沮喪，甚至不知所措。「ApoE4.Info」非營利網站統整了一份指引，能幫助你決定是否想知道自己的狀況。許多得知自己帶有 ApoE4 基因者，都很慶幸自己得到這個資訊，並依此改善了自己的健康。[8] 遺傳訊息確實能幫助我們做出更健康的選擇，因為知識就是力量！

人體由數以兆計的細胞組成，這些細胞的細胞核內存有 DNA

（去氧核醣核酸），為負責代代相傳的性狀的遺傳藍圖。我們的DNA是由四種不同的核苷酸組成，每一個都有獨特的鹼基：胞嘧啶（C）、腺嘌呤（A）、鳥嘌呤（G）與胸腺嘧啶（T）。這些核苷酸的特定序列編碼可轉譯為蛋白質序列，同時也可以作為遺傳調控的資訊。

每個人的每個基因都有兩個副本：分別遺傳自生父與生母（除了男性以外，因其只有一個X染色體及一個Y染色體，所以在X染色體上大部分的基因只有一個副本[*1]。當原始細胞分裂成兩個時，就會產生新細胞，每個新產生的細胞在其細胞核中都包含有我們完整的遺傳密碼。雖然我們彼此的基因體幾乎一模一樣（每個人的基因體序列有百分之九十九．九都與其他人相同），但我們每個人的基因體與其他人相比都帶有三千多個差異，這使得我們每個人在遺傳上都是獨特的。這些三千多個不同之處，大多是單一基因位點的單一核苷酸「字母」（A、C、G或T）出現變化，因此稱之為單一核苷酸多型性（single nucleotide polymorphisms, SNPs），唸作snips。因這些單一核苷酸多型性會讓基因所表現的蛋白質序列不同，使得人與人間存在著生物變異性。這些差異會影響身體的各種表徵，包括我們如何代謝食物，缺乏特定營養素的傾向，以及我們比較容易罹患哪些特定疾病。藉由「23andMe」網站的「檢視原始資訊」工具，你可以透過搜尋這些單一核苷酸多型性（SNPs），來檢視自己的基因遺傳的狀態，而這些所得的資訊，可作為微調你飲食選擇的起點，以補足你遺傳上所需。請注意，這些基因上不同位置的單一

[*1] 編注：Y染色體除了性別決定區外，只帶有很少的基因。

核苷酸多型性（SNPs），都以 rs 加上對照號碼標註（rs 為 Reference SNP Cluster ID〔SNP 對照區塊 ID〕之簡稱）。

omega-3

- rs1535（G;G）ALA 轉換 EPA 效率不佳。

年輕、健康的女性只能將所攝取 ALA 總量的百分之五轉換為 EPA。有這種單一核苷酸多型性的人，轉換率會變得更低——比轉換率最高的（A;A）低百分之二十九。（A;G）是中度轉換者，轉換率少百分之十八・六。[9] 這個資訊對嚴格的純素食者特別重要，因為他們需要仰賴 ALA 轉換，才能滿足 EPA 與 DHA 的需求。

omega-3/ApoE4

- rs429358（C;T）與 rs7412（C;C）有一個 ApoE4 基因。
- rs429358（C;C）與 rs7412（C;C）有兩個 ApoE4 基因。

之前，帶有 ApoE4 基因者被認為即使採取富含 omega-3 的飲食，也無法對認知功能有幫助，相較之下，帶有其他 ApoE 基因型的人就能因此降低罹患認知衰退的風險。[10] 但近期一份報告假設，帶有 ApoE4 基因者之所以無法藉由 omega-3 脂肪酸幫助認知功能，是因為他們可能需要的是不同型態的 omega-3 脂肪酸：如來自魚、魚卵（如鮭魚卵）和磷蝦油的磷脂 DHA。[11] 其次，帶有 ApoE4 基因者無論是攝取魚類或補充品，血液中的 omega-3 脂肪酸濃度都比較少。[12] 愈來愈多證據顯示，因為這個族群脂肪酸的代謝被擾亂，他們可能需要攝取更大量的 omega-3 脂肪酸。這個基因型偏好代謝 DHA，而其他的 ApoE 基因型反而會儲存 DHA。[13] 一項全以帶有

ApoE4 基因者為對象的研究顯示，這些人中 omega-3 濃度最大的人認知測驗表現較好，腦容量也比其他帶有 ApoE4 基因但 omega-3 濃度較低者還大。[14]

要注意的是，有出血傾向的人應該把 omega-3 脂肪酸的攝取量降到最低。這對腦部類澱粉血管病變（CAA）的人尤其重要，特別是 ApoE4 同型合子男性，以及有出血性中風家族病史的人。如果懷疑有這樣的狀況，就應該進行核磁共振血管造影進行 MP-RAGE 序列的檢查，確認是否有早期、無法辨識的出血情況發生。

膽鹼

- rs174548（G;G）（C;G）

這種單一核苷酸多型性與磷脂醯膽鹼濃度低有關聯。G 是具風險的等位基因，有這種同型合子（G;G）的人磷脂醯膽鹼濃度更低。異型合子（C;G）的人濃度則是中等。磷脂醯膽鹼是一種磷脂，裡面包括膽鹼，而膽鹼是神經傳導物質乙醯膽鹼的前驅物，是形成記憶的關鍵，阿茲海默症患者的腦中膽鹼的濃度較低。

- rs7946（T;T）（C;T）

這種單一核苷酸多型性與肝臟製造磷脂醯膽鹼的量較低有關。T 是具風險的等位基因，有同型合子的人製造濃度更低。磷脂醯膽鹼低可能導致肝臟代謝脂肪的功能下降。[15] 膽鹼不足也可能會導致有同半胱胺酸升高的風險。[16] 有膽鹼不足風險的人，可能要考慮增加飲食或補充品的攝取量。

B12

- rs602662（A;G）（G;G）
- rs601338（A;G）（G;G）

這些單一核苷酸多型性會因為營養吸收不良，導至 B_{12} 濃度比正常還低。G 是有風險的等位基因，其同型合子的影響更嚴重。B_{12} 缺乏造成的失智症是可以逆轉的。[17] 維生素 B_{12} 的舌下錠對改善營養吸收不良特別有效。這對純素食者及所有無法達到適當濃度的人特別有幫助。[18] 兩種非同型的（A;A）等位基因，與吸收更佳及較高濃度有關聯。

亞甲基四氫葉酸還原酶（MTHFR）

- rs1801133（T;T）（C;T）MTHFR 酶活性低；（T;T）低百分之六十五，而（C;T）低百分之三十五。
- rs1801131（C;C）（A;C）MTHFR 轉換效率低；（C;C）低了百分之四十，而（A;C）低了百分之十七。

無論是分開或結合，這些常見的等位基因影響全球百分之七十的人口，導致代謝葉酸與甲基化的功能低下，對健康有廣泛的影響。具有這些單一核苷酸多型性的人，同半胱胺酸濃度可能比較高，這與認知功能減退和腦部萎縮有關。[19] 你的目標是同半胱胺酸要≦ 7.0 μmol/L。帶有 rs1801133 多型性基因者，可能需要特別注意核黃素（riboflavin）的狀況。[20] 甲基化功能低的人，應該攝取甲基化的維生素 B_{12} 與葉酸，以及活性形式的維生素 B_6——吡哆醛 -5-磷酸（P5P）。另外，也要注意如果 omega-3 與膽鹼濃度不足，維生素 B 群降低同半胱胺酸的效果會不佳。[21] 此外，一篇具啟發性的文獻指出，維生素 B 不足會導致同半胱胺酸上升，會阻止那些攝取 omega-3 脂肪酸的人獲得認知上的好處，這點或許能解釋之前醫學文獻報告不一致的情況。每一種營養素之間都相互連結，實在令人驚豔，同時也再次讓我們看到，了解並著手處理每個人特有的弱點有多麼重要。

維生素D

- rs10741657（G;G）
- rs12794714（A;A）
- rs2060793（A;A）

以上是幾種不同型的 CYP2R1 基因（25- 羥基維生素 D），這些型可能導致維生素 D 的循環降低。缺乏維生素 D 的人發生失智症的機率會多將近兩倍。[22] 如果你有任何以上這些型，補充維生素 D 的效果可能不怎麼好。你應該仔細追蹤血清中 D 的數值，調整維生素 D 的劑量，確保能維持最佳的數值。

視黃醇／維生素A

- rs7501331（C;T）（T;T）
- rs12934922（A;T）（T;T）

這兩種單一核苷酸多型性無論是分開還是結合，都會導致植物性 β- 胡蘿蔔素轉換成視黃醇或維生素 A 的功能不佳。來自動物的視黃醇（鱈魚肝油或肝臟）生物利用率最高，也最能克服這些多型性帶來的影響。即使是輕微的維生素 A 缺乏，也可能與認知功能、神經可塑性，以及神經生成損害有關。[23] 其次，維生素 A、D、K 與其他維生素之間有協同作用，能讓維生素發揮最佳效用及降低罹患心血管疾病的風險。[24]

追蹤巨量營養素比例

剛開始學習如何進入酮症時，追蹤身體的「巨量營養素」比例很有幫助。幾週之內，你就能學到哪些飲食模式能幫助你進入酮症，更重要的是，你會更熟悉轉換到酮症的感覺。更深入解說之前，我們要強調巨量營養素比例有很大的個人化空間。重要的是，要先測量酮濃度，了解自己是否能成功進入酮症。（請見第十八章「邁向成功的工具」。）早上的目標是空腹血酮 β- 羥丁酸 >0.5 mM，白天再升到大約 1.5（最高 4.0）。有些人會在斷食結束前血酮指數達到最高。其他人可能要整天進行完整的「有酮彈性 12/3」——斷食加上運動，再加上低卡飲食之後，才達到最高。確認一下自己的最高值會在哪個時段。（通常早上的數值會因為「曙光效應」而最低，肝臟會分泌血糖來幫助你應對接下來一整天的需求。）當你追蹤幾週或幾個月之後，你就會知道自己該吃什麼食物才能達成目標，也會出於本能地知道酮症是什麼感覺，之後就不用再持續用儀器追蹤。許多人說，酮症給人的感覺是一種沉著、穩定的能量感，沒有血糖上升或下降，認知方面明顯感覺清晰。

巨量營養素是你的身體需要大量才能讓功能運作最佳的食物。可以分為三類：蛋白質、脂肪與碳水化合物。大部分食物都結合多種巨量營養素。每 1 g 的蛋白質或碳水化合物能提供 4 大卡，而 1 g

的脂肪能提供 9 大卡。（之後在細算數字時，這點很重要。）

1. **每日消耗總熱量**。開始計算最適合你的巨量營養素比例之前，要先算出你的「每日消耗總熱量」（TDEE）。每日消耗總熱量就是你的基礎代謝率（BMR），也就是你在靜止時用掉卡路里的比率，加上你的活動量或卡路里消耗量。

    每日消耗總熱量（TDEE）＝基礎代謝率（BMR）＋ 活動量

    要知道你的基礎代謝率，可使用這個軟體（https://www.calculator.net/bmr-calculator.html）：只要輸入你的年齡、性別、身高與體重，就能根據不同活動量找到自己的基礎代謝率。這就是你的身體要維持目前的體重需要的卡路里量。（在 236 頁的「如何追蹤」部分，我們會再討論如何減重或增重。）我們一起舉例算算看吧。一位六十五歲的女性，身高一六八公分，體重 101 磅，一週運動四到五次。我們在上方連結裡輸入她的資料時，得到的結果是：

    每日消耗總熱量（1760）＝基礎代謝率（1201）＋活動量（559）

    接下來，讓我們來計算最適合的巨量營養素比例。先從蛋白質開始。

2. **蛋白質**。我們建議淨體重（LBM）*2 每 1 公斤（kg）攝取 0.8-1 公克（g）的淨蛋白質。活動量較大的人應該以範圍內較高的數值計算，而活動量較少的人應該取較低的數值。

*2 編注：淨體重是除去脂肪重量後的體重。

你可以透過簡單的網路淨體重計算機知道自己的淨體重。我們輸入個案的性別、身高與體重，她的體重是 101 磅，除以 2.2 就是以公斤表示的淨體重。再將這個公斤數乘以 1 g 的蛋白質（因為她的運動量大），計算出她一天需要的蛋白質量。

101 lb 淨體重 ÷ 2.2 kg ／ lb ＝ 45.9（46 kg）淨體重
46 kg 淨體重 × 1 g 蛋白質／ kg 淨體重
＝ 46 g 蛋白質／每天

算好最適合她的蛋白質量後，我們只需要再乘以 4 就能知道她每天應該攝取多少來自蛋白質的卡路里（因為每公克蛋白質＝ 4 大卡）。若要知道她來自蛋白質的卡路里應該占總熱量的多少，我們就用這個數字除以她的每日消耗總熱量。

46 g 蛋白質／每日 ×4 kcal ／ g 蛋白質
＝ 184 kcal 路里蛋白質
1760 kcal 每日消耗總熱量 ÷ 184 kcal 蛋白質／每日
＝ 9.57%（約 10%）

所以這位女性的總熱量中，有百分之十必須來自蛋白質。請看下列清單，會比較容易想像需要的量。

- 二顆放養雞蛋（10 g 蛋白質）
- 142 g（5 盎司）野生鮭魚（36 g 蛋白質）

3. **脂肪**。讓我們接著談談脂肪。當你為解決胰島素抗性或認知衰退問題打算開始進入酮症時，我們建議一開始百分之七十五的熱量都要來自脂肪。但這個數字對每個人都有些不同。能夠斷食較長時間並運動的人，可以減少許多從飲食攝取的脂肪量，因為斷食與運動都能產生酮。正努力想達成目標的人，一開始可能需要更多脂肪、更少的碳水化合物。雖然蛋白質的需求量相對平穩（但隨著身體修復，需求量可能會慢慢減少），但為了幫助你進入酮症，脂肪與碳水化合物的量可能會有大幅度的調整。只有透過定期測試自己的 β-羥基丁酸數值，才能知道適合自己的量。

你會以為這樣是吃了很多脂肪，但考慮到脂肪的熱量密度比蛋白質或碳水化合物高，就知道並非如此。就像之前提到的，蛋白質與碳水化合物每公克是 4 大卡，而脂肪是每公克 9 大卡，高達兩倍。簡單就能夠多攝取到脂肪的方法，就是在沙拉和蔬菜上淋上美味、健康、高多酚的特級初榨橄欖油。搭配酸性食材更是美味，像是你最愛的巴薩米克醋，或擠一片檸檬或萊姆。你也可以將喜歡的新鮮香草與香料加進橄欖油、倒在小碟子裡，蘸每一口蔬菜吃，不但能加強風味，更能提升營養素的生物利用率。酪梨、堅果與種子也能跟沙拉拌在一起，或是單獨當成點心。

要算出我們的個案需要多少來自脂肪的熱量，只需要將每日消耗總熱量乘以百分之七十五就行了。而要知道這等於多少公克的油脂，只需將脂肪總熱量除以 9，因為每公克脂肪能提供 9 大卡的熱量。

1760 kcal（每日消耗總熱量）× 0.75 ＝ 1320 kcal 脂肪／每日
1320 kcal 脂肪／每日 ÷ 9 kcal ／ g 脂肪
＝ 146.7 g（約 147 g）／每日

如果攝取以下食物，就能輕鬆達成熱量百分之七十五來自脂肪的需求：

- 4 大匙高多酚特級初榨橄欖油（53.3 g 脂肪）
- 1 小顆酪梨（21 g 脂肪）
- 2 大匙葵花籽（8 g 脂肪）
- 1/4 杯夏威夷果（25 g 脂肪）
- 1/4 杯核桃（19.1 g 脂肪）
- 2 顆放養雞蛋（9.3 g 脂肪）*
- 142 g 野生鮭魚（11.5 g 脂肪）*

---

* 前面營養素有列。要記得，大多數食物都結合了多種巨量營養素，因此有些食物不只屬於一個類別。

記得，要讓代謝靈活、胰島素敏感與認知清晰，所需要的脂肪會隨著時間而變動。許多參與這項計畫的人發現，他們採取「有酮彈性 12/3」愈久，需要的脂肪愈少，因為「有酮彈性 12/3」（飲食加上斷食加上運動）原本就只需少少的食物脂肪就能進入酮症。此外，解決胰島素抗性問題、恢復代謝靈活度之後，你可以加進更多健康的抗性澱粉，同時記錄這些食物對你的認知功能有何影響。有些人發現身體健康以後，就不再需要這麼高濃度的酮了。記得，這是一個非常個人化的療程。讓你的生物標記（空腹血糖值、胰島素與糖化血色素，以及認知改善的情況）主導飲食選擇。

4. **碳水化合物**。我們以碳水化合物做為結束吧。要算出個案需要的碳水化合物比例，只需要將蛋白質百分比（10%）加上脂肪百分比（75%），再用 100% 減掉。

100% －（10% 蛋白質＋ 75% 脂肪）＝ 15% 碳水化合物

個案女性的總需求熱量中，可以有百分之十五來自碳水化合物。將 TDEE 乘以百分之十五，就可以知道這些碳水化合物是多少大卡。如果要知道這是多少公克的碳水化合物，只需要再除以 4，因為每公克碳水化合物是 4 大卡。

1760 kcal（TDEE）× 0.15 = 264 kcal ／每日
264 kcal/ 每日 ÷ 4 kcal ／ g 碳水化合物
＝ 66 g 碳水化合物／每日

雖然我們之前用「淨碳水化合物」（總碳水化合物－總纖維＝淨碳水化合物）來強調纖維的重要性，但在計算比例時，我們要用總碳水化合物來計算。百分之十五的碳水化合物（或是 66 g）看似不多，但如果考量到我們的目標是優先攝取有機、當季、本地、營養密度高、各種顏色的非澱粉類蔬菜，你可能會驚訝你可以享受多少！下面是 66 g 碳水化合物的例子（對於習慣用淨碳水化合物來計算的人，下面清單加總後淨碳水化合物為 39.3 g）。

- 1 杯芝麻菜（0.7 g）
- 1 杯菠菜（1.1 g）
- 1 杯紅蘿蔓（1.5 g）
- 1 杯羽衣甘藍（1.4 g）
- 1/2 杯蘑菇（1.6 g）
- 1 杯煮熟花椰菜（11.2 g）
- 1 杯煮熟白花椰菜（5.1 g）

- 10 根中長度蘆筍（6.2 g）
- 1/2 杯生豆薯（1.6 g）
- 1/4 杯新鮮羅勒（0.3 g）
- 1/4 杯發酵蔬菜（4 g）
- 1/4 中型地瓜，煮熟放涼當作抗性澱粉攝取（5.9 g）
- 2 顆放養雞蛋（1 g）*
- 1 小顆酪梨（11.8 g）*
- 1/4 杯核桃（4 g）*
- 1/4 杯夏威夷果（4.6 g）*
- 2.5 大匙葵花籽（3.9 g）*

---

* 前面營養素有列。要記得，大多數食物都同時含有多種巨量營養素，因此有些食物不只屬於一個類別。

如何追蹤

知道怎麼計算後，就可以算出自己需要的巨量營養素比例，之後就要討論如何追蹤這些熱量。營養追蹤器 Cronometer 是有用的免費線上資源。它可以用做飲食記錄，進食的當下就能記錄，並幫你計算巨量營養素的比例，再以圓餅圖呈現。用營養追蹤器 Cronometer 追蹤巨量營養素比例的指引如下：

1. 選擇（設定功能）→「巨量營養素」，在「追蹤碳水化合物」的地方，選擇「總碳水化合物」而不是「淨碳水化合物」。
2. 在「巨量營養素」部分選擇「巨量比例」不是「固定值」或

「生酮計算」。（我們不建議用他們的生酮計算機，因為使用「有酮彈性 12/3」的人，透過飲食結合斷食與運動，一般能吃到更多碳水化合物。）

3. 在「巨量營養素」部分輸入你的個人化「蛋白質」、「碳水化合物」與「脂肪」比例。
4. 若要以圓餅圖呈現巨量營養素比例，請至設定 ➞ 顯示功能，打開開關，在飲食記錄裡「顯示熱量摘要」。你的巨量營養素比例會將「已攝取」食物熱量的圓餅圖出現在記錄下方。

營養追蹤器 Cronometer 有許多有用的功能，但也有一些限制。詳情請見下方。

- **體重**。對想增重或減重的人，營養追蹤器 Cronometer 都有幫助。可先在設定 ➞ 個人資料頁面輸入你目前的身高與體重，再到目標頁面輸入你的目標體重。你也能設定減重或增重的速度。我們建議一週體重上下幅度不超過 1-2 磅（約 0.45-1 kg）才能保持健康、穩定的狀態。營養追蹤器 Cronometer 會自動計算你的每日消耗總熱量，幫助你達成目標。
- **飽和脂肪**。特別容易吸收食物脂肪的人（一般都是帶有 ApoE4 基因者）可能要考慮追蹤自己的飽和脂肪。利用飲食記錄功能，查詢「脂質」的圖表，你就會看到你攝取所有食物脂肪的分析，就能追蹤飲食中的飽和脂肪量。
- **omega-3 與 omega-6 的比例**。在飲食記錄（Food Diary）功能裡的「脂質」（Lipids）選項中，可以追蹤這個比例，刻意將食物調整成我們祖先的抗發炎模式。我們可以藉此多吃富含 ALA、EPA 和 DHA 的食物，降低攝取 omega-6 的比例，尤其是來自非全食物來源的 omega-6。

- ❖ **完全與不完全蛋白質**。營養追蹤器 Cronometer 的總蛋白質記錄無法區分完全與不完全蛋白質，這可能會誤導你，讓你以為你攝取了過量的不完全蛋白質（如綠色葉菜類），導致超過蛋白質的攝取量，但實際上你並沒有。在追蹤蛋白質量時，你不必在總蛋白質量中包含「不完全植物性蛋白質」。我們絕對不想限制你的蔬菜量！你可以在飲食記錄中「增加註記」的功能裡，另外計算並追蹤你攝取的完全蛋白質。
- ❖ **必需胺基酸**。純素食者與素食者可以利用營養追蹤器 Cronometer 追蹤全部九種必需胺基酸（組胺酸、異白胺酸、白胺酸、離胺酸、甲硫胺酸、苯丙胺酸、蘇胺酸、色胺酸與纈胺酸），以確保有達到目標。在「營養素目標」（Nutrient Targets）頁面，往下滑到「蛋白質」的部分即可。
- ❖ **微量營養素**。養追蹤器 Cronometer 也能追蹤微量營養素，但只應當作粗略的指引使用。例如，它無法區分 β- 胡蘿蔔素與視黃醇，或 ALA、EPA 或 DHA。因此不要認為自己已經攝取到所有營養素並達標了。同樣地，如果營養追蹤器 Cronometer 顯示你已經達成某個特定的營養素攝取目標，這不代表它在你血液裡的濃度就足夠了。正如「利用基因主導飲食選擇」部分所說，我們身體裡合成各種食物營養素的能力，取決於我們的基因，以及整體健康狀態。

如果你決定追蹤巨量營養素的比例，建議你投資一個品質好的食物秤。用秤而不用老方法測量食物，可以節省你很多時間。（詳情請見第十八章，「邁向成功的工具」。）

我們收集了一些範例，讓你知道有哪些類型的美味餐點可以享用。請記得，這些都只是建議，全部都能依照個人喜好、過敏與敏感狀況進行調整。選擇無可限量，盡量發揮創意吧。第一個範例是「有酮彈性 12/3」的「早餐」範例，不過這一餐比較有可能是下午才吃，因為是斷食十二至十六小時之後的第一餐。

這道料理中有兩顆放養雞蛋、蒸花椰菜與紅甜椒，還有清炒菠菜與甜洋蔥。為了腸胃道健康，還配上一些煮熟放涼的地瓜塊（當作抗性澱粉）和醃漬德國酸菜（當作益生菌），以及一杯大骨高湯。旁邊放一小碟多酚含量高的特級初榨橄欖油，讓每一口蔬菜都能蘸一下油再吃。

第二個範例是當天稍晚吃的餐點，主角是野生阿拉斯加鮭魚、清蒸蘆筍、紅色高麗菜、菠菜、芹菜、切片酪梨與多酚高的特級初榨橄欖油加檸檬。

以上只是兩種美味餐點的範例，它們能幫助胰島素恢復敏感，協助進入輕微的酮症，並提供能支援認知功能的營養素。

第十三章

運動：讓自己動起來

我們不會因為變老而停止運動——我們是因為停止運動而變老。

——肯尼斯・庫柏（Kenneth Cooper）

唯有一件事能解決我們大部分的問題：那就是跳舞。

——詹姆士・布朗（James Brown）

「有酮彈性 12/3」生活方式的第三個要點，就是運動。原因很簡單：你的身體就是設計來動的——而且要多多動。在我們的祖先從較缺乏運動的生活方式，轉變成以狩獵採集為主的生活方式時，增加的有氧活動很有可能有助於人類演化成更長壽的物種。原始人類出現以後，我們祖先從樹上下來，在稀樹草原上行走，開始遠距離遷徙覓食並追捕獵物。我們的長壽程度與活動量成正比。[1] 這個讓我們帶有 ApoE4 基因的祖先成長壯大的策略，同樣為優化我們今天的生活提供了重要的線索。人類的演化顯示我們天生就該奔跑。事實上，我們推薦的所有保健策略當中，沒有比運動更有科學依據的了。[2] 要預防或改善認知衰退，保持活躍就是最重要的策略。但如同此計畫中的其他要點，光只是運動還不夠，要搭配計畫裡的其他要點一起實行，才能出現最佳效果。的確，近期一份檢視了四十一份研究的論文發現，將認知挑戰與運動結合，能提升認知能力。[3]

運動能從細胞層級就開始保護我們。運動能增強我們的 Nrf2，藉由賦予表觀遺傳保護來保護我們的細胞，使細胞對環境壓力有更大的韌性，並提高細胞預防和抵禦疾病的能力。[4] 胰島素抗性帶來的粒線體損傷，運動也可以做為重要的治療策略，進行斷食並搭配我們的飲食建議，可以幫助身體恢復健康，但若再結合運動就是治癒的關鍵。[5] 粒線體常被描述為我們每個身體細胞內的電池。運動能幫助增強粒線體，提升我們的代謝靈活度——就是身體視情況在燃燒脂肪或血糖之間切換的能力。[6] 穩定提供的能量對認知功能特別重要，尤其當你考量到腦部雖只占全身重量的百分之二，卻貪婪地用掉全身百分之二十的能量供給時。[7]

運動也有許多其他好處。它能幫你把 BMI 指數維持在健康狀態，降低胰島素抗性、血壓及心臟病和中風的風險。[8] 運動也能降低壓力與焦慮，同時改善情緒與睡眠。[9] 好消息是，任何形式的運動都能幫助增加腦部的體積——從走路到園藝到跳舞都可以。[10] 開始進行任何運動之前，務必與你的醫師確認自己的身體狀態適合進行你希望進行的運動。我們總是很容易運動過度，但如果你受傷，且在好轉前都不能再運動，最後傷害的還是自己。

大家都想知道哪一種運動型態對腦部健康最好？因為對有氧運動的研究比對重量訓練的研究更深入，因此可能稍微領先，但研究指出隨著我們年紀漸長，兩種運動都同樣重要且不可或缺。「有氧運動」是指所有持續時間較長的體能活動——例如走路、慢跑、騎單車或划船——這些運動都能改善心血管系統的效率。二〇一八年一項統合分析檢視了二十三個進行介入的個案後發現，被診斷出阿茲海默症、或有罹病風險的人，都能透過運動延緩認知功能衰退，其中有氧運動的效果比較好。[11]

近期也有一項研究檢視了這兩類運動介入的成效，他們找來七十位患有輕度認知障礙（MCI）的年長者。每位受試者一週運動四天，每次運動四十五分鐘至一小時。其中一組進行拉筋運動，另一組則是有氧運動，主要是在跑步機上運動。六個月之後的結果非常令人驚訝。腦部斷層掃描顯示，進行激烈有氧運動的受試者腦部的濤蛋白濃度有降低；濤蛋白與阿茲海默症的神經纖維糾結和神經突縮回有關。此外，進行有氧運動的人大腦記憶與處理中心的血液循環會變得比較好；執行能力中的注意力、規劃能力與組織能力，都有顯著的改善。[12] 心肺健康較好的年長者，整體腦容量也維持得較好，皮質厚度增加，腦白質也更完整。[13]

有氧運動在許多方面都有幫助。最重要的是，有氧運動能讓腦部血流穩定。[14] 增加往腦部的血流非常重要，因為腦部血流減少是罹患阿茲海默症早期可測量的症狀之一。[15] 有氧運動也能強化腦源性神經滋養因子——一種能刺激新的腦細胞（神經元前驅物）生成，並支援現有神經元連結的重要蛋白質。腦源性神經滋養因子濃度減少，表示缺少營養的支援，而且會造成認知功能的損害。[16]

近期，腦的神經膠質細胞（glial cells）被發現有新的功用，且運動對於這個新發現的腦部機制也有好處。神經膠質細胞構成腦部的廢棄物處理系統——「膠淋巴系統」（glymphatic system），它的運作方式類似身體的淋巴系統。乙型類澱粉蛋白和其他細胞外蛋白會通過此一新發現的途徑從腦中清除。[17] 而運動能大力刺激膠淋巴的流動；實驗室中，進行五週運動的老鼠的流動率甚至增加兩倍。[18]（睡眠是另一個膠淋巴系統有力且獨立的驅動力，我們在第十四章會進一步討論。）

肌力訓練與認知健康的關係並未有廣泛的研究，但是保持強健對整體健康是很重要的。近期一項統合分析檢視二十四個研究後發現，肌力訓練能大幅改善阿茲海默症篩檢項目的分數，其中執行功能方面的改善幅度最大。[19] 肌力訓練能預防肌少症，一種隨著年紀增長肌肉自然流失的狀況。[20] 肌少症與認知衰退有關聯。[21] 肌力訓練也能預防骨質流失，從而降低認知衰退風險、減緩老化，並預防腦部萎縮。[22] 進行肌力訓練的成年人可以改善認知功能，減少腦白質病變，步態變好，也能更輕鬆完成日常事項。[23]

重新看待運動。與其把運動看作是一項應盡的職責，不如把它看作是一天的亮點。無論是長途的大自然健走冥想之旅，或是與車隊一起騎單車，把別的事情安排在這難得時光之後吧，這是鍛鍊你強健體魄的專屬時間。讓運動愉快又好玩，就能很快養成習慣且不間斷。在知識上理解運動是一種保護神經的有力策略這點也非常重要，但如何把這個知識轉換成每日行動才是關鍵。

走向戶外吧。研究顯示，享受大自然對健康有益，當然，對腦部也有益。[24] 事實證明戶外活動能減輕壓力、激發創意與和提高解決問題的能力，提高精神集中力，並減少重複負面思緒。[25] 改善睡眠品質是在早上進行戶外運動的另一項好處，因為讓眼睛接觸陽光能幫助維持健康的晝夜節律。[26]

去散步。走路是最簡單的有氧運動，而且因為你必須承受身體的重量，這裡面也有肌力訓練的成分。盡可能在每天的行程中加入走路時間。要認真地走，好像趕著赴約那樣。依照目前的身體狀態調整，即使一開始較慢也沒有關係，只要每天盡可能把走路的時間延長幾分鐘，直到能超過三十分鐘。

我們必須強調，穿著正確的鞋子走路和運動非常重要。很多人都穿錯運動鞋，最後臀部、膝蓋和腳踝都因此受傷。如果你計畫有時快走、有時慢走（我們非常贊同並推薦這麼做），就要選擇跑步鞋而不是走路鞋。跑步鞋的緩衝比較好，重量大多比走路鞋輕。用特別設計來走路的鞋子跑步可能會受傷。你需要找有受過訓練的專家駐店的運動用品店，他能觀察你走路（或跑步）的步伐，幫助你找到最適合你需求的運動鞋。許多人走路時會有內旋與外旋的問題，就是足部有稍微內翻或外翻的現象。如果找到最適合的鞋子，你可能會驚訝地發現你的運動表現變得非常不一樣。根據你運動的里程數，如果腳踝、膝蓋或臀部持續有疼痛感超過六個月到一年，就要提高警覺。通常這表示鞋子磨損過度，需要換新的鞋子了。以下幾種策略能讓走路的運動效果加倍。

- **跟朋友一起走路**。與人連結對腦部健康很重要。[27] 運動的同時也能社交。
- **嘗試不同的速度**。每天走路。如果你覺得自己變強壯了，可以嘗試增加速度，甚至加入一點跑步或衝刺的時間。
- **聽音樂**。獨自走路時聽你最喜歡的音樂，甚至跟著高歌。也可以聽冥想的音樂幫助走路時放鬆。
- **訓練大腦**。在每日的走路時間裡融入認知訓練。走路時，練習反背英文字母，或從一百開始往回數數，每次選擇扣六或扣七或扣八或扣九，重複進行。

- ❖ **趁你「燃燒」的同時學習**。利用運動的時間學習，趁你燃燒體脂的時間好好運用身心連結的力量。運動時可以學一個新語言，或聽一些有教育意義的廣播或有聲書。運動身體同時「進入你的腦海」，是一件非常有力量的事。獨自運動時這樣做會讓時間感覺過得更快，也能給你雙重的成就感。
- ❖ **使用負重背心**。這對於想增加骨質密度的人特別有幫助。研究顯示這是增加身體負重能力及改善骨質密度安全又有效的方法。[28] 背心重量應該不超過體重的百分之四至十。從較輕重量開始，再慢慢增加重量。最好是選擇能隨著身體強壯程度改變重量的背心。
- ❖ **加入弓箭步**。走路時加入幾組弓箭步，能讓運動比較多樣化，同時加強腿部力量。
- ❖ **把大自然當作健身房**。只加入弓箭步還不夠。走路時適時加入其他徒手訓練項目。例如，經過長椅或大木塊時，可以停下來做幾組三頭肌撐體或伏地挺身。發揮創意，享受過程。
- ❖ **考慮養狗**。養寵物對健康有許多好處，只是每天要遛狗好幾次的責任就能提供我們出門走路的動力了。[29] 狗也是非常好的同伴，能讓我們有更多社交互動。
- ❖ **追蹤進度**。用計步器檢視自己的狀態。為了降低暴露輻射的機會，我們建議用最基本、最便宜的裝置，而不是那些新的或要用到 Wi-Fi 的手機 app 軟體。OneTweak 是一個可接受的計步器型號。依照自己目前的體能狀態設定一個可實行的目標，慢慢朝一天一萬步邁進。利用日記追蹤運動對你認知狀態、心情、睡眠與體態的影響。

多些變化。你不用每天都只有走路。讓運動保持好玩、新鮮。交叉訓練很重要。透過多項不同的運動訓練新的肌肉群。考慮加入附近的健身房、青年運動中心或長青及社區運動中心，報名團體肌力訓練課程，或配合健身教練打造專屬的運動計畫以達成自己的目標。通常有人支持，或有團體氣氛，更能讓人享受訓練過程。

一週去游幾次泳。報名拳擊課程，或透過打桌球讓反應更靈敏。試試打匹克球（pickleball）或跳倫巴／尊巴（Zumba）健身。享受不斷嘗試的過程，讓身體保持健壯。考慮騎自行車吧，現在有各式各樣、適合不同場域和體能的自行車——登山車、公路車、沙灘單車，甚至有斜躺自行車。愈來愈多城市打造單車專用道，讓你不必忍受汙染與塞車，又能有接觸大自然的機會。如果你住在北方，不要讓寒冷的天氣阻礙你前進。雪鞋健行是非常棒的運動，越野滑雪更棒，兩種都能享受白雪初降的寧靜之美。如果你住得靠近水域，可以試試划皮艇來鍛鍊上半身。如果你已經有喜歡的運動，例如高爾夫，可以試試把運動變得更有挑戰性。別坐高球車了，改成自己揹球桿走完全程吧。如果你在打網球，可以再上課加強訓練。參加比賽，這樣一邊社交還能提升運動的強度。

別忘了，還有跳舞！近期一項長達六個月的研究發現，將各式各樣的運動拿來與學習複雜的舞蹈編排、與多位舞伴一起跳舞相比，只有跳舞讓腦部造影出現明顯的改善。研究人員認為這可能是由於體能、認知與社交互動結合，在相互作用之下提供了最大健康益處。[30]

拿出彈力帶。在沒有居家健身設備（或加入健身房的計畫）的情況下，用彈力帶是進行肌力訓練的好方法。彈力帶價格不貴、輕巧又方便攜帶，不用時也很容易收納。它也非常適合需要經常旅行的人。基本上，彈力帶就是特大的橡膠帶，可以依照你的體能狀況選擇不同彈力的帶子。你可以透過非常多種方式利用彈力帶來模仿健身器材與自由調節重量。

利用身心連結的力量。瑜伽與皮拉提斯都能釋放壓力，改善柔軟度、平衡力量與整體體能。瑜伽較著重柔軟度與大範圍肌肉群，並且帶有修身養性的特點，而皮拉提斯則比較重視身體的控制、訓練肌肉，以及核心力量。兩種運動都需要強韌的身心連結，也證實對認知功能及諸多健康方面有益。[31] 氣功與太極也是需要強韌的身心連結，還多了冥想的環節，能幫助抒壓（更多資訊請見第十五章）。有些瑜伽姿勢甚至能透過令人驚訝的方式提供神經保護的作用。拉莫罕・拉歐博士（Rammohan Rao）是一位神經科學家，練瑜伽的資歷也很長，他建議大家做溫和的倒置姿勢如「下犬式」，以啟動「膠淋巴系統」。

跳進去吧。另一個可以做的好玩（而且特別有效率的）活動是彈跳床運動。基本上就是在一個小彈跳床上上下彈跳。這對健康有非常多好處，但最重要的好處就是能啟動淋巴循環促進排毒。[32] 淋巴系統是一個由組織和器官組成的網絡，可以排除身體裡的毒素、廢棄物等不需要的物質。這對罹患第三型（毒素型）阿茲海默症的人特別重要。[33] 淋巴系統的主要功能，就是將淋

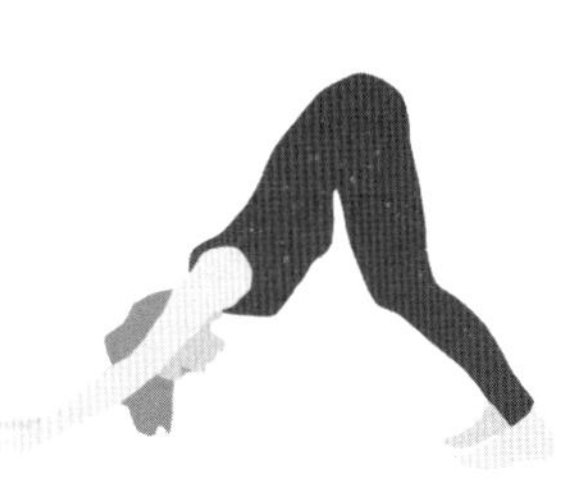

瑜伽下犬式

巴液——一種含有抗發炎白血球的液體——傳送到全身。跟循環系統不同的是，循環系統利用心臟當作幫浦，而淋巴系統則完全仰賴身體活動或按摩才能啟動。

彈跳床的其他好處包括：

- 這是非常好的有氧運動——比跑步的效率高百分之六十八，卻不必同樣費力。[34]
- 提高最大攝氧量（VO_2 max）。[35]
- 能夠強力刺激免疫系統。[36]
- 增加骨質密度。[37]
- 低衝擊；對關節負擔比較輕。[38]
- 能改善消化並幫助便祕患者刺激腸胃蠕動。[39]
- 改善平衡能力——隨著年齡老化，平衡能力很重要。[40]

如果你擔心彈跳床不穩，可以買附有平衡桿的彈跳床。如果你有膀胱無力的問題，運動前先排尿，有尿意時就頻繁地休息一下。先從「健康彈跳」開始，保持腳底接觸彈跳床的表面。當你覺得準備好的時候，再開始往上跳，腳只需離開跳床表面幾公分。按照自己的速度，慢慢進行不超過十五分鐘的穩定彈跳。愈來愈熟練以後，你可以多一些變化，加入開合跳、抬高膝蓋、扭轉腰部，或開始原地跑步。

用力踢。一項有趣的研究顯示，腿部的力量能同時預測認知老化程度與整體腦部結構。[41] 在大腿推蹬時的力氣愈大，認知測試的結果就愈好，腦容量也愈大，未來十年也愈不會有認知老化的情況。腿力既然這麼重要，你可能要考慮在每天的運動中加入一些深蹲。如果你的腿部肌肉無力，你可以站在椅子前面假裝自己要坐下，然後將開始往下坐，愈慢碰到椅面愈好。大腿前側的肌肉——四頭肌，應該會開始覺得灼熱。需要時也可以坐到椅子上（這就是為什麼一開始要在椅子前面練習）。之後再試著站起來，反覆進行。時間久了，你的腿部肌肉就會愈來愈有力。可以朝每天做三組，一組十五次的目標前進。

高強度間歇型訓練。高強度間歇型訓練（簡稱 HIIT）對體能好、運動時間有限的人是非常好的選擇。高強度間歇型訓練是在短時間反覆進行高強度動作及短暫休息的運動。目標是讓自己的肌肉與心血管系統，都能在短時間內運用到極致。一段間歇運動其實非常短暫，通常不到三十分鐘，依照自己目前的體能程度調整。高強度間歇訓練的健康效益與傳統運動方式類似，只是時間更短，好處包括能降低體脂、心跳與血壓。[42] 另外，高強度間歇訓練比傳統運動更能降低血糖，改善胰島素敏感度。[43] 更重要的是，高強度間歇訓練被發現能改善高齡者的認知功能，特別是速度處理功能，此外

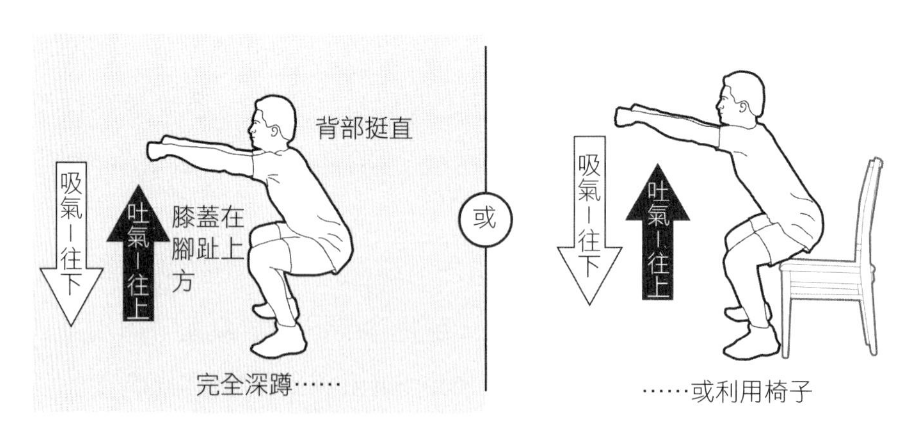

用深蹲改善大腿肌肉

也能改善記憶與執行功能。[44]

嘗試高強度間歇型訓練之前，要先用 220 減去你的年齡，得知自己的最高心跳速率。例如，如果你是六十歲，就用 220 減 60，這樣你的最高心跳速率就是 160。這代表你的心臟在運動時每分鐘平均最多可以跳幾下。間歇型運動有很多種，包括徒手訓練、快走／跑步、負重訓練等等。最經典的間歇型運動之一，就是踩固定式的腳踏車。在短暫熱身後，找到你覺得舒服的穩定狀態開始騎乘，騎的速度與阻力要能消耗你力氣的百分之五十。在這個速度騎 2-4 分鐘後，將速度與阻力調到必須用盡全力，依照自己的體能持續 30 秒至 1 分鐘，再回到原本的穩定狀態騎 2-4 分鐘。一次完整的運動應包含四至六次的高強度期，期間要回到穩定狀態，最後還要有緩和時間。體能好、想挑戰自己的人，可以嘗試橙色區域（Orangetheory Fitness）的健身課程。這個連鎖健身中心在世界各地提供團體課程，並且在進行高強度間歇型訓練時，讓參與者配戴心率監測器，以確保在挑戰身體極限時，心跳能保持在安全的範圍內。

強度太高了嗎？

史蒂芬．岡德里是一位心臟外科醫師，也是《植物的逆襲》的作者，他發現一些非常激烈的運動，如特別高強度的間歇型訓練、跑馬拉松等其他高強度活動，會讓身體裡的肌鈣蛋白濃度升高，這種蛋白質會造成心肌損害。肌鈣蛋白血液檢測（troponin blood test），是醫院急診部門的傳統檢測項目，主要用來判斷病患是否有心肌梗塞（心臟病發作）。岡德里醫師使用的是高靈敏度（一百倍）的心臟肌鈣蛋白檢測。值得注意的是，他發現帶有 ApoE4 基因者，進行激烈運動後肌鈣蛋白會升高。這剛好完美符合 ApoE4 等位基因有促發炎特質的發現。[45] 但這就代表帶有 ApoE4 基因者不應該進行高強度間歇型訓練嗎？正好相反。這個高風險族群可能最需要高強度的運動。但是岡德里醫師的發現，確實應該提醒這個族群的人，避免進行過度激烈的運動。高強度間歇型訓練也可以不必過於極端。在演化上，身為狩獵採集者的帶有 ApoE4 基因者整天都在活動、四處採集食物，並偶爾在打獵時進行激烈的運動。[46] 高強度間歇型訓練的多變化運動模式，就是在模擬這樣的情境，但對這個族群更重要的一點，就是要整天保持活躍。

「氧」什麼？運動氧療（EWOT）是「運動同時進行氧氣治療」（exercise with oxygen training）的縮寫。這對心血管疾病高風險病患，或有相關病史的人應該特別有幫助。運動氧療有許多優點，包括改善末梢血液循環及腦部血液循環。[47] 重點是務必配戴特製的運動氧療面罩，這個機器要能夠在整個運動時間內，（每分鐘）提供至少 8-10 L 的純（百分之九十至九十五）氧氣。隨身攜帶氧氣非常不切實際，所以這類運動比較適合在跑步機或固定式腳踏車上進行。在美國，若要尋找住家附近的運動氧療診所，請在此網站輸入你的郵遞區號：https://www.ewot.com/apps/store-locator/。依照你目前的體能狀態，逐漸達到一次 15 分鐘，一週三次的目標。

整天保持活動。每天特別花時間運動固然是關鍵，但增加一天的活動量也同樣重要。你或許聽過新的流行語：「久坐比吸菸更致命。」可惜這是真的，而且一天特地運動一次並不能翻轉我們愈來愈缺乏運動的生活模式。一個新研究發現，在測量腦容量時，每進行一小時的輕度體能活動，可減少一・一年的腦部老化。[48] 在每天的行程中，找出隱藏的運動機會吧。故意把車停到離目的地遠一點的地方，這樣就能在整天跑行程時加入較長的走路時間。有機會搭電梯或電扶梯時，要選擇走樓梯。與其不知該拿家務如何是好，不如用新眼光看待家務，把家務當成增進活動量的機會，特別是戶外的家務。拔雜草、覆蓋腐葉、掃地、掃落葉或鏟雪，都能讓你保持活力，讓你更健康。就連把換洗衣物搬上搬下、彎腰清掃牆角或拖地，都能讓你的肌肉保持強壯。

解決限制。瑜伽和皮拉提斯對行動短期、甚至長期受限的人特別有幫助。大部分動作都是在墊上進行，因此無論是腳、腳踝、膝蓋或髖關節問題，都無法阻礙你運動。氣功和太極都是很好的和緩運動。受傷需要復健或是行動不便的人，坐式運動課程也是另一種選擇。這類課程會特別設計椅子上就能進行的動作，以訓練大部分的能力及提供足夠的運動量。如果因為受傷而做不到某些動作，教練也能為你進行調整。

記住，市面上沒有任何美國食品藥物管理局認可的藥物（也沒有這種研發藥物的計畫），可比每天運動更能有效改善健康——完全沒有。況且，運動是免費的，而且每個人都做得到。只要踏出一小步，將來就能振奮地在大自然中健行。活動量愈大，身體感覺愈好，就會愈想運動。

第十四章

睡眠：天賜良機

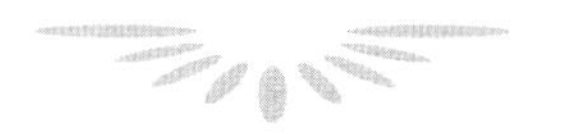

睡眠就是神，快去膜拜祂。

——吉姆‧布契（Jim Butcher）

妮克絲，希臘神話中代表黑夜的女神，她的力量強大到天神宙斯也不敢靠近。妮克絲的兒子，睡神修普諾斯，是「睡眠」人格化的象徵，是眾神之中最有療癒能力的神。過去二十年大量的科學研究發現，睡眠對我們的認知與整體健康有根本性的影響。睡眠能強化我們專注力、學習力、記憶力，也能幫助我們做出合乎邏輯的決定。睡眠對每個不同生命階段的人都很重要。缺乏睡眠會影響我們的整體健康，也會引起肥胖症、糖尿病、心臟病、促進發炎並導致免疫系統衰弱。這些情況是雙向的，也會損害腦部健康。[1] 從我們將睡眠當作「有酮彈性 12/3」生活方式的基石，就可以看出睡眠的重要性。確實，修復性睡眠特別重要，沒有這個基礎，我們整個計畫根本很難實行。

睡眠的重要功能之一，就是幫助我們固化記憶。我們的大腦整天都在吸收大量資訊。這些事與經驗不會直接記錄在我們的大腦裡，它必須先經過處理才能被儲存。這些步驟都是在修復性睡眠當中發生。大腦會複習這些資訊片段，有些會被丟棄，但其他資訊會被整合，最後會從比較試探性質的短期記憶，轉移到比較穩固的長期記憶——這個過程就是記憶的固化。[2] 睡太少或斷斷續續的睡眠，對認知的許多方面都有非常深遠的影響，包括我們的專注能力、學習能力、記憶力，與進行有效決策的能力。[3]

雖然我們對睡眠的生理需求大部分仍是一個謎，但有些令人興奮的新研究顯示，腦部會在我們睡覺時參與關鍵性的修復。最近發現的膠淋巴系統就是腦部的廢棄物清理系統，由神經膠細胞組成，對於清除乙型類澱粉蛋白有重要作用。[4] 研究發現，膠淋巴系統在我們深層睡眠時運作最有效率，清除率能增加十至二十倍。深層睡眠時神經膠細胞會縮小近百分之六十，因此能徹底清除毒素的殘留物。就算只有一個晚上睡眠不足，都會減少乙型類澱粉蛋白的清除。[5] 為促進膠淋巴流動，你可以試試側睡，因為最近的研究顯示，這個姿勢對清除乙型類澱粉蛋白最有效。[6] 如果你偏好仰睡，可以試試用抱枕支撐來側睡。

阻塞型睡眠呼吸中止症——以及任何會降低夜晚氧氣濃度的症狀——漸漸被證實是阿茲海默症的重要風險因素。[7] 這種常見睡眠呼吸中止症的發生，是因為上呼吸道被完全或部分阻塞，也經常與打呼有關。症狀是在睡覺時重複出現呼吸很淺或呼吸暫停，一般與血氧飽和度降低有關。如果你或伴侶睡覺會打呼，務必排除此狀況。事實上，氧氣飽和度下降非常常見，也對認知衰退有重要影響，因此所有有認知衰退的人，都應該檢查他們的夜間血氧飽和度，確保介於百分之九十六至九十八之間。你可以開始使用攜帶型的連續脈搏血氧測量儀，檢查自己整個夜晚是不是血氧濃度太低。（更多細節，請見第十八章「邁向成功的工具」。）如果發現有問題，請你的主治醫師轉介一位睡眠專家，透過主治醫師協助進行正式的睡眠檢測。國家睡眠基金會有相關資訊，能告訴你如何以及何時應該尋求幫助。在美國，睡眠檢測的費用通常由保險公司給付，檢測之後也會決定治療方法，其中可能包括使用持續性正壓呼吸器（CPAP）的攜帶型氧氣機來治療。開始使用正壓呼吸器後，整晚定時監控血氧濃度，能確保治療有效。

甜蜜的夢從這裡開始……

太多人誤以為一躺下來就睡著是當然的事。可惜對許多人而言不是這麼一回事，而且年紀愈大，這個問題會讓人愈來愈困擾。每晚的「睡眠衛生」（sleep hygiene）都需要花一點時間和力氣準備。好消息是，我們能讓自己擁有最佳的睡眠。運用以下幾種策略，就能改善睡眠的品質與長度。

- **找出自己獨特的晝夜節律。**我們獵人與採集者的祖先自然而然就會隨著日出醒來、隨著日落休息。盡量依照這個模式計畫一天的時程與晝夜節律。我們每個人都有獨特、天生的睡與醒的循環，且隨著歲數會有大幅度的改變。調節這個循環能更有力地促進修復性睡眠，讓認知功能與生產力達到最佳狀態。

- **保持規律的睡眠時間**。盡量保持規律的作息。每個人的家庭與工作需求不同，不一定能完全遵照自己的計畫，但要盡量讓自己的睡眠時間與起床時間固定。理想情況下，太陽下山後我們也該開始準備放鬆了。
- **設定睡眠目標**。目標是睡滿七到八小時。研究顯示，成年人若睡不滿六小時或睡超過九小時，都有負面影響。年長者需要的睡眠較少這件事完全是迷思。
- **是否需要小睡？**睡眠不足會讓人需要小睡，小睡也確實有幫助。但是經常小睡，也可能會影響修復性睡眠的長度與品質。
- **限制咖啡因攝取**。過了中午就不要攝取咖啡因（或其他刺激性飲料或補充品）。要找出哪些營養補充品具刺激性，並改成早上攝取。
- **促進細胞自噬**。最後一餐要在睡前三小時吃。這樣能促進細胞自噬，並清除細胞廢棄物。空腹也比較容易睡。
- **小心夜間低血糖症**。有胰島素抗性的人，要注意低血糖症可能會讓你半夜醒來。連續血糖監測儀可以幫助你監測此事。當你的胰島素敏感度透過「有酮彈性 12/3」恢復後，這個問題就會迎刃而解。更多資訊請見第七章的「延長斷食時間的技巧」與第十八章的「邁向成功的工具」。
- **重新思考睡前酒的意義**。不易入眠也是避免飲酒的原因之一。酒精的誘惑可能讓你以為它能夠助眠，但研究顯示酒精其實會強力干擾快速動眼期的睡眠循環，損害記憶整合。
- **白天早一點運動**。睡前三小時內避免運動。運動會刺激腎上腺素，讓人難以入眠。

- **減少夜間上廁所**。睡前一小時攝取營養補充品盡可能只配少量的水。盡量白天多補充水分，以免需要晚上醒來跑廁所。
- **讓情緒緩和**。預計睡覺前的幾小時要避免進行激烈活動或對話。
- **阻擋藍光**。依照我們的使用建議在睡前三小時戴上抗藍光眼鏡。請見第 267 頁的「促進褪黑激素產生的睡眠技巧」。
- **房間是用來睡覺的**。把房間打造成你的避風港。讓它保持清潔，沒有其他與工作相關的雜物。
- **獨自睡覺沒有關係**。如果你知道自己的睡眠容易被打斷，就改成自己睡，尤其如果你和另一半因為工作或其他需求不同而睡眠型態不同時。
- **臥室不要有電視**。我們知道許多人都喜歡這樣。如果你一定要看電視，就學會設定睡眠模式，讓電視時間到時會自動關掉。另外，可以考慮晚上加上一層過濾藍光的遮光層。
- **盡量減少暴露在電磁場中**。減少臥室裡的低強度輻射。愈來愈多證據顯示電磁場（包括 Wi-Fi）發出的輻射，可能對整體健康有負面影響。確保房間裡的電子設備都關掉，並且放在離床愈遠的地方愈好，或在睡覺時設定為飛行模式。
- **享受睡前閱讀時光**。對於喜歡睡前看書的人，我們知道只是把檯燈關掉就可能讓你又清醒，讓你難以再度入眠。但是睡覺開著檯燈又會干擾身體產生褪黑激素。因此，可以考慮閱讀電子書或會發光（但設定為飛行模式）的平板電腦，並且有自動關閉功能，這樣你慢慢睡著的話就不用關掉電燈。記得使用有抗藍光的模式，像是 iPad 的夜間模式。如果你的設備沒有抗藍光模式，你也能睡前在設備上面加一層抗藍光的塑膠板。另一個選擇，是聽有自動關閉功能的有聲書。如果你比較喜歡讀實體書，可以考慮幫床邊檯燈換上便宜的紅光燈泡或抗藍光的 LED 燈泡。

- **讓房間保持昏暗**。讓房間完全黑暗，或是用眼罩。晚上任何一點光都會干擾褪黑激素產生。
- **讓身體暖起來**。睡前可以洗個熱水澡、泡澡甚至是蒸氣浴。與洗澡時的熱氣相比，洗完澡後身體降溫能幫助你入眠。
- **保持涼爽**。讓房間溫度保持涼爽。研究顯示讓室溫保持在華氏 65 度（攝氏 18 度）左右對睡眠最好，但也可以依照偏好調整。如果你覺得冷，就準備溫暖的棉被蓋好。也可以考慮裸睡讓身體整晚保持涼爽。
- **兼顧環保的納涼策略**。如果你覺得整晚讓房子吹冷氣很浪費能源，可以使用涼感床墊。OOLER 是一種能讓你保持涼爽的液體循環床墊，電子溫度控制可以擺在離床遠一些的地方。另外，雖然這個設備可以用藍芽控制，但我們建議用手動模式控制溫度以減少暴露在 Wi-Fi 中。雖然這套系統一開始比較貴，但長期可能還是能省錢（並節省能源）。很適合住在氣候非常溫暖或無法有效讓房間降溫的人。
- **包裹起來**。試試看重力毯。就跟嬰兒用包巾包起來能睡得比較熟一樣，有些成人使用重力毯也有類似的效果。這個策略對那些不容易保持溫暖的人最有效，不過天氣比較暖時也有涼感型的可以使用。
- **降低噪音**。如果你經常被外在聲音，如電暖系統、冷氣、外面的交通噪音或鄰居的聲音打斷睡眠，可以利用白噪音機抗噪。許多白噪音機有令人放鬆的自然聲音（如雨聲、風聲或海浪聲），你可以設定自己想要的音量蓋過擾人的聲音。請盡量將裝置放在離床最遠的地方（並調整適當的音量），減少暴露電磁場。

❖ **睡眠環境要乾淨**。請盡可能地確保你的床無毒。許多床墊、寢具（保潔墊、枕頭、床包、棉被等等），甚至是睡衣，都會使用有害化學物質，例如阻燃劑。這些毒素暴露會導致嚴重的健康問題，包括神經損害。[8]要汰換寢具時，應找有機或綠色環保產品。

❖ **考慮使用芳香療法**。薰衣草精油被證實有助於緩和心跳、放鬆肌肉，並促進慢波睡眠。你可以在棉花球上滴幾滴精油，放在床旁邊，看看它對你的效果如何。

如果你半夜醒來覺得壓力大或感到焦慮，一直想著過去的負面經驗，或是對於未來某件事情感到有壓力，你可以試試感官的正念（mindfulness）技巧。首先，簡單地把注意力放在自己的呼吸，感受它自然、溫和的節奏。慢慢吸氣，吐氣。漸漸將注意力同時放在五個感官上。感受貼著肌膚的柔軟棉被，聞聞薰衣草的香氣，聽自己呼吸的聲音，看看眼睛閉起來時的模糊形影，再嘗嘗刷完牙後的潔淨感。完全把自己放在當下——不要去思考過去或未來——就能讓你放鬆並且有安全感。反覆練習，你會發現這能讓人非常放鬆，有助於入眠。每天規律地靜坐冥想，也有幫助睡眠的效果。

什麼都試了，卻還是睡不著怎麼辦？不要躺在床上繼續煩惱了。我們最不想看到的情況就是，你把房間與睡不著的壓力聯想在一起，這可能會成為一個下意識的反應模式。起床，去別的房間；在那裡進行安靜的活動，像是用小燈加上抗藍光設備閱讀。開始有點睡意再回到臥室。如果你持續有睡不著或容易醒來等問題，也做了正式的睡眠檢測，可以考慮進行失眠的認知行為治療（Cognitive behavioral therapy for insomnia, CBT-I）。

是睡眠失調還是憂鬱症？

我們知道睡眠品質與憂鬱症經常相互對抗：缺乏睡眠可能導致憂鬱症，而患有憂鬱症的人經常難以入眠（或是睡太多）。悲傷感持續惡化，對原本愛好的事失去興趣，胃口改變，失去動力，以及注意力不集中，都顯示你面對的是憂鬱症而不是睡眠失調的症狀。[9] 許多屬於第三型（毒性型）阿茲海默症的病患，看似有憂鬱症，其實是毒素暴露引發慢性發炎所導致的。[10] 如果你覺得這對你有影響，請跟你的功能醫學醫師討論，找出引發症狀的根本原因。可以的話，請用天然的方式改善情緒與睡眠。許多抗憂鬱藥劑有抗副交感神經的特性，因為乙醯膽鹼的分泌與學習和記憶能力有關（而阿茲海默症的治療藥物，例如多奈派齊或愛憶欣，會讓乙醯膽鹼無法分解，使其濃度愈來愈高），因此會妨礙記憶能力。[11] 對許多人而言，只要恢復睡眠品質與長度，就能緩和許多憂鬱症的症狀。其他人則必須找到並解決實際的致病原因。

不是應該有個萬靈丹嗎？

睡眠相關藥物也許暫時有幫助，但長期而言可能反而會增加認知衰退的風險。苯二氮平類藥物服用三到六個月，就會讓罹患阿茲海默症的機率增加百分之三十二，服用超過六個月則會增加百分之八十四。[12] 服用苯二氮平類藥物超過一年可能導致認知功能損害，而且停藥後，損害效果仍可長達三．五年。[13] 這類藥物具有成癮性，因此需要仔細考量漸漸減少劑量才能避免戒斷症狀。常見的苯二氮平類安眠藥物包括「海樂神」（Halcion／三唑侖〔triazolam〕）、「悠樂丁」（Prosom／艾司唑侖〔estazolam〕）與「煩靜錠」（Restoril／替馬西泮〔temazepam〕）。

非苯二氮平類安眠藥物與抗組織胺愈來愈常見，但這些藥物也對認知方面有負面影響，因為會減少乙醯膽鹼。[14] 抗副交感神經藥物被發現與增加失智症風險有關聯，效果與使用藥物的劑量和持續時間成正比。[15] 常見的抗副交感神經安眠藥物，包括 Ambien（成分為佐沛眠〔zolpidem〕，台灣進口的類似藥物為「使蒂諾斯」〔stilnox〕）、Lunesta（成分為 eszopiclone）與 Sonata（成分為 zaleplon），與抗組織胺藥物例如：苯海拉明（Benadryl），泰諾（Tylenol PM）和安舒疼（Advil PM）。

幸好，市面上有許多營養補充品與藥劑能提供支援，同時具有神經保護作用、能自然改善睡眠品質，且沒有負面的副作用。務必一次試一種，並仔細記錄其效果。要注意的是，如果一次同時服用多種補充品或藥物，得到的效果可能不同。請不斷調整，直到找到對你有幫助的組合。

- ❖ **褪黑激素**。褪黑激素是隨著年齡增加會減少分泌的天然荷爾蒙。服用此補充品具有改善睡眠品質的效果，但不是透過鎮靜作用，而是有助於建立健康的晝夜節律，因為阿茲海默症患者的晝夜節律受到了干擾。[16] 在阿茲海默症的老鼠實驗中，褪黑激素也被發現能改善粒線體的功能，降低澪蛋白濃度，並改善認知功能。[17]
- ❖ **色胺酸**。這是一種在許多食物中常見的胺基酸，如牛奶、雞蛋、家禽、魚類，以及南瓜籽與芝麻。色胺酸（tryptophan）是 5HTP（5-hydroxytryptophan；5- 羥色胺酸）的前驅物，能轉換成血清素（5-hydroxytryptamine；5- 羥色胺），這是一種神經傳導物質，也是調節腸腦軸（gut-brain axis）交互作用的關鍵物質，將認知功能與腸消化道相互連結。[18] 血清素也是褪黑激素的前驅物，褪黑激素能幫助身體調節睡眠與清醒的循環。在半夜服用色胺酸或 5HTP，對於半夜突然醒來卻難以再度入睡的人，可能特別有幫助。
- ❖ **γ- 胺基丁酸**。之前我們有提到，γ- 胺基丁酸（GABA）是一種神經傳導物質，能阻擋神經細胞之間的衝動（impulses），同時具有鎮定效果。補充 γ- 胺基丁酸已被證實能有效幫助睡眠，甚至有研究認為其具有對抗阿茲海默症的潛力。[19]
- ❖ **鎂**。許多人都缺乏鎂，這是身體數百種生化反應所需的必需礦物質，最重要的是鎂對腦部功能至關重要。鎂具有鎮靜效果，研究證實睡前服用能減少皮質醇循環，增加褪黑激素並改善睡眠品質。[20] 對神經的生物利用率較高的一種鎂是蘇糖酸鎂（magnesium threonate），它被證實能改善年長者的認知功能。[21]

- **南非醉茄**。這種香藥草在阿育吠陀醫療中很常見，這種補充品能幫助身體適應壓力，能讓身體機能正常化。南非醉茄（ashwagandha；又稱印度人參）對健康有許多好處，包括減壓，因此能改善睡眠。[22] 近期一項研究發現，在南非醉茄的葉子裡發現的三甘酸（triethylene glycol）具有助眠效果。[23] 南非醉茄也被發現能改善輕度認知障礙患者的記憶力，同時改善執行功能、注意力與資訊處理能力。[24]
- **假馬齒莧**（bacopa monnieri；又稱過長沙）。這是另一種阿育吠陀醫學中的營養補充品，其中一個效果是提升乙醯膽鹼濃度並改善認知表現。[25] 對於因為壓力大造成的睡眠問題，可能特別有幫助。但對有些人反而會激發異常精力充沛的效果。請務必於一開始先嘗試在睡前數個小時服用低劑量（如 100 mg），並檢視此補充品對你的效果。
- **其他選擇**。其他可以考慮的助眠選擇包括茶胺酸、洋甘菊、檸檬香蜂草、纈草根、西番蓮（passionflower）、薰衣草和大麻二酚（CBD）油。
- **生物等同性荷爾蒙療法**。許多採用 BHRT 療法（bioidentical hormone replacement therapy, BHRT）的女性，發現副作用是睡眠品質變好了。黃體素雖然沒有鎮靜作用，但被發現有助於解決更年期後女性的睡眠障礙，而只服用雌激素補充品的女性也表示睡眠品質改善了許多。[26] 在適當的時間，謹慎地使用生物等同性荷爾蒙療法對認知功能也有正面影響。[27] 可能由於實驗操作方法上的問題，荷爾蒙替代療法對認知功能的影響仍有爭議，不過仔細分析許多研究後發現，此療法確實對認知功能有正向的效果。[28] 更年期前就切除卵巢的女性，若沒有進行荷爾蒙補充治療，認知衰退的風險會大幅增加。[29] 研究證據顯示，使用的雌激素類型也有影響：使用生物等同性雌激素（與身體內的雌激素有同樣的分子結構），比起使用結合型雌激素（來自受孕母馬尿液與合成來源），對認知功能更好。同樣重要的，是雌激素的服用方式：經皮膚吸收的，比口服雌激素效果更好。[30] 有子宮的女性必須服用黃體素搭配雌激素，以防止子宮內膜細胞過度增生導致癌症。切除子宮的女性，也可以選擇補充黃體素與雌激素改善睡眠。避免服用稱為「黃體素」（progestin）的人工合成黃體素，因為這個合成物與罹患乳癌風險增加有關。[31] 黃體素對於認知功能的影響不大明確，顯示一些好處的同時也會帶來不利之處。有些研究證實，長期服用其實對認知功能有負面影響，但間歇性地使用反而有明確的正面影響，尤其是在記憶整合的部分。[32] 或許，最好是只使用半個月，以模擬女性的自然週期，避免脂肪組織累積，同時能得到最佳的認知方面效益。「機會窗口」（window of opportunity）的假設建議，盡早處理荷爾蒙減少的問題，對保護女性認知功能可能是最好的做法，但近期一項針對後更年期，也就是早就離這扇窗很遠（五十七至八十二歲）且患有輕度認知障礙的女性，利用生物等同性荷爾蒙療法進行隨機對照試驗後發現，與對照組相較，反而能保持認知。[33] 許多女性誤以為生物等同性荷爾蒙療法非常昂貴，卻不知道市面上有比較便宜的非專利版本。生物等同性荷爾蒙療法都應由荷爾蒙專家協助進行，小心地評估風險與可能得到的效益。

促進褪黑激素產生的睡眠技巧

抗藍光鏡片現在有許多不同設計，因為它們真的有效所以愈來愈受歡迎。愈來愈多人會在睡前幾小時，戴上這些看起來古怪的橘色鏡片才能睡得好。

讓我們來探討這種流行背後的科學吧。這源自於現代社會與我們仍然原始的生物結構之間不對等的關係。數萬年來，人類始終的生活型態一直是日出而作、日落而息。已知用火後，早期人類可能會群聚圍坐在木材火堆前一同取暖，以及保護彼此不受動物襲擊，但這個光源也是橘紅色的。快轉到現代生活，人類無時無刻都在工作。能二十四小時工作都是螢光、發光二極體（LED）與白熱光（全是藍光）的功勞，但這也讓我們自然的晝夜節律（又稱生理時鐘）紊亂。讓情況更糟的，是我們電子產品與電視發出的強烈藍光，尤其如果我們在就寢之前使用它們。

大自然讓我們準備就寢的美妙設計，就是讓世界漸漸變暗，等於是自動發送訊號給我們的松果腺，促使它製造讓我們睡著並且能持續睡眠的褪黑激素。但室內燈光與多種發出藍光的電子產品一再模擬白天的光源，使得我們的松果腺非常迷茫，因此減少生產這個睡眠與其他生理機能必要的荷爾蒙。褪黑激素是自由基的強力清除劑，也是一種廣義上的抗氧化劑，能避免粒線體的氧化壓力，同時提升免疫力。[34] 隨著年紀漸長，身體也會減少分泌褪黑激素，但抗藍光能幫助它分泌。

消費者團體發現，便宜的抗藍光眼鏡效果跟比較貴的名牌抗藍光眼鏡一樣。務必找橘色的鏡片（不是淡橘色或淺黃）才能幫助睡眠。抗藍光眼鏡也有直接罩在一般眼鏡上的設計。以下技巧能讓抗藍光眼鏡發揮最大效用。

經常配戴——盡量每晚都戴。抗藍光眼鏡的功用不像安眠藥那麼即時，但經過一段時間就能幫助修復睡眠，因為它能幫助你自己的身體分泌褪黑激素。

- 如果你已經在補充褪黑激素，你可能要漸漸降低劑量，因為抗藍光鏡片能幫助你增加褪黑激素的分泌。
- 大約就寢前三小時開始戴。戴著在家也能做事，戴著參加晚上的活動也能成為很潮的話題。
- 選擇可以完全遮住藍光的眼鏡款式。全包式眼鏡特別有效，有些特別的樣式還能在下面直接戴一般有度數的眼鏡。
- 除非浴廁有比較暗的抗藍光燈（用小燈取代也很容易），記得戴眼鏡之前先洗好臉。否則，你睡前就會短暫暴露在強烈的藍光之下。
- 即使有戴抗藍光眼鏡，睡覺前還是盡量少用電子產品。可以進行其他令人放鬆的活動，像是輕聲交談或閱讀。
- 準備就寢時，要確保房間百分之百昏暗，或是戴上眼罩，才能讓褪黑激素效果維持良好。

- 早上醒來第一件事，就是把窗簾完全打開。更好的做法，是盡快出門。讓眼睛接觸藍光，尤其在早上，能幫助調整晝夜節律。

睡不好是可以改善的風險因子。你可以選擇使用睡眠追蹤裝置，雖然大多數裝置的準確率最多只有百分之六十，但也能讓你知道自己的睡眠型態大概是什麼模樣。現在也有愈來愈多比較貴、比較準確的裝置型號（請見第十八章「邁向成功的工具」）。平常就使用這些讓睡眠最佳化的策略，晚上睡覺的時間就可以變成一個晚間儀式，一個你會嚮往、能放鬆並充電的經驗。改善睡眠品質，對你的情緒與整體認知功能有立即性的效果。若想了解更多關於睡眠的訊息，我們非常推薦馬修・沃克博士（Matthew Walker, PhD）所著的《為什麼要睡覺？》（*Why We Sleep*）。

第十五章

壓力：伸縮自如

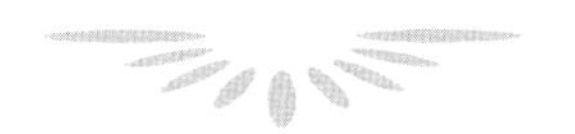

採取正面的態度，就能把負面壓力轉換成正面的。

——漢斯．謝耶（Hans Selye）

做為第一位「壓力專家」，漢斯．謝耶博士指出，壓力其實會讓我們老化。因此，避免壓力過大或進行壓力管理（也就是在面對人生中各種變化時，讓自己有「伸縮自如」的能力），就具有抗老化的功用，同時也顯然是所有預防及逆轉認知衰退的策略中，最重要的部分。我們的最終目的，是讓你有能力控制自己對外在壓力來源的反應。但短期而言，壓力也可以是很正面的，它能夠保護我們避免受到傷害。更進一步地說，重複、適度的壓力，搭配緩解方法（像是運動或斷食）本身就具有保護作用，這稱為「激效反應」（hormesis）。相較之下，長期、未獲得緩解或嚴重的壓力，會增加認知衰退的風險。[1] 理解這兩者的差異，對於處理日常生活中的壓力有很大的幫助。

當我們感受到即將發生的危險時，神經傳導物質會把訊息傳給杏仁核，也就是大腦處理情緒信號的部分，接著會把危險警訊再傳給下視丘。下視丘就像一個開關，透過神經系統傳達訊息給全身，啟動人體的「戰鬥或逃跑」反應。到了這個階段，身體會啟動數百種無意識的作用。體內會充滿腎上腺素，使心跳加速，以供給肌肉與重要器官所需的血液。我們的呼吸會變得急促，肺部許多微小的呼吸道會打開，讓腦部充滿氧氣。我們的血管會膨脹、血壓升高，感官變得警覺。身體會釋放血糖，提供各部位能量，讓我們有力氣回應我們接收到的可能威脅。若沒有這套內建、非自主性的保護反應，我們會無法逃離美洲獅的魔爪、從大火中逃生，或救出遇險的人。但問題就出在：當我們沒辦法關掉這種反應的時候——也就是當我們把相對無害的壓力，視為更嚴重的威脅時，如先前所述，這種長期壓力就會傷害我們的身體，導致高血壓、心血管疾病、肥胖症、睡眠失調症狀，甚至是腦部的變化。[2]

生活與工作都會為我們製造壓力，這是正常的。但許多人不知道的是，我們對於日常壓力的反應，其實源自非常早期或是其他時期發生的創傷經驗。我們在幼兒時期學習到這個世界有時不是那麼安全，這個經驗可能會形成一種負面的回應循環，未來遇到壓力時，就會掌控我們的反應方式。[3] 大部分的人都會在小時候遇到一些創傷，研究人員設計出一份問卷讓我們能量化這些經驗，稱為童年經驗 ACE（Adverse Childhood Experiences）量表。不意外地，分數愈高的人愈可能面臨許多壓力反應與其他相關健康問題，酗酒、濫用藥物、肥胖、憂鬱與睡眠障礙的風險愈高。但令研究者驚訝的是，分數較高者的生物特性似乎被改變了，使這些人罹患慢性病（如糖尿病、自體免疫疾病、肺病、心血管疾病與癌症等）的風險增加。[4]

在認知健康方面，ACE 量表分數愈高的人也更容易發生腦部過早老化、端粒長度縮短、發炎生物標記較高，以及罹患失智症與阿茲海默症的風險。[5]

好消息是，我們能改變我們對壓力的反應。第一步很簡單，你只需要明白，我們目前的壓力反應很有可能是不健康的。我們大部分的人都會在日常生活中，不斷在腦海中重複播放過去對自己的批評與自我懷疑。這種內在的對話歷史愈久遠，嵌在腦中的程度就愈深。許多人會無意識地重複早期接收到的批評，像是來自父母或師長的。或是我們可能會重複播放比較近期的對話，像是伴侶、朋友或老闆對我們的評語，如「你總是不用心」或「你總是讓我失望」。比較近期發生的壓力經驗，無論是生理或心理創傷，經歷車禍、失業、失去親友或結束一段人際關係——這些都會讓我們的綜合反應更加放大。有時候，即便一切順利，根據過去的經驗，我們也預期會有不好的事情發生。這種不斷來自過去的攻擊，會無意識地影響我們對現在所經歷事物的反應。這些負面經驗，也會讓我們過度擔憂未來的事情。用「正念」這種練習介入，能創造意識，阻斷這種負面反應的循環，同時重設我們的反應模式。

正念。這是一個讓自己完全沉浸在當下的簡單方法。當我們專注當下，有意識地注意到我們自己與周遭世界，就不會回頭檢視過去並重複負面的自我批評，也不會擔心未來。我們會只以一種非判斷性且觀察力敏銳的方式，單純地活在當下。

「正念」是：開車去上班的路上意識到日出的美；與超市收銀人員對到眼並說一句好話；有意識地細嚼慢嚥，感謝食物提供的滋養。而相反的「漫不經心」是：急急忙忙去上班但根本沒注意到日出；在超市付完錢卻忽略為你服務的工作人員；一邊看電視一邊心不在焉地往嘴裡塞食物。可見單純地處處留神，就能改變你察覺世界的方式。愈是能把這種精神融入日常生活，就愈能注意到，過去的經驗（以及對未來的焦慮）是如何滲入你的潛意識，如果你沒有主動去察覺的話。許多人將正念當作冥想的前奏。

你擔心正念只是無病呻吟、胡說八道而缺乏科學證據嗎？喬・卡巴金（Jon Kabat-Zinn）是美國麻省理工學院分子生物學博士，師承諾貝爾獎得主薩爾瓦多・盧瑞亞（Salvador Luria）。卡巴金常被譽為推廣正念的大師。當年還是大學生的卡巴金，向佛教僧侶學習靜觀禪修，在去掉佛教的成分後，以科學基礎創設了為期八週的正念減壓課程（Mindfulness Based Stress Reduction, MBSR）。[6] 研究顯示，正念減壓能降低皮質醇與血壓、改善睡眠，在臨床效果上能確實降低壓力、憂鬱症與焦慮症，同時改善注意力。[7] 最重要的是，正念減壓能有效保護中年及老年成人的心理健康，不受壓力影響。[8]

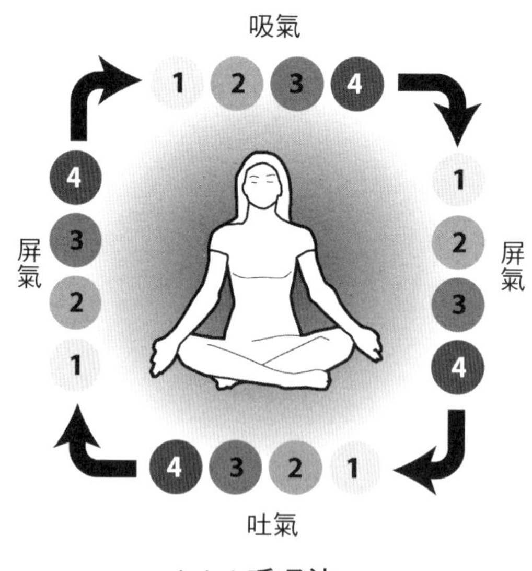

4-4-4 呼吸法

1. 坐直並注意你的呼吸。
2. 慢慢一邊吐氣一邊數到 4。屏氣數到 4。
3. 慢慢一邊用鼻子吸氣一邊數到 4。屏氣數到 4。
4. 重複以上模式幾分鐘。

試試正念減壓的呼吸練習，這可用來緩解當下感受到的壓力。深呼吸能刺激迷走神經，在面對壓力時有助於引起放鬆反應。而這種練習能讓你提升注意力，單純地專注在呼吸上，進而掌控自己的呼吸。這是隨時隨地都能使用的超強技巧。

網路上能輕鬆查到上百種類似這樣讓人靜下心來的正念減壓技巧。也有手機軟體如 Buddhify（單只免費下載就有兩百多種引導式靜坐練習，也可以訂閱一年 30 美元的付費版本取得更多資訊）或 Calm（一年費用為 59.99 美元，有七天免費試用期）可提供引導式的正念減壓技巧，有些還會切換成完整的冥想練習。正念減壓課程有許多線上與真人學習管道，費用從免費到數百美元都有。

冥想。準備好將正念帶到下一個階段以後，可以試試靜坐冥想。冥想是專注於一個特定的字句或想法的練習，清除腦海中的雜念，並昇華至一個平靜且覺悟的狀態。許多宗教都會採取此修行方式。冥想在醫學方面的益處有大量的記載，其中包括改善睡眠、降低血壓、緩解疼痛、減少壓力與焦慮感，以及減少憂鬱症狀。[9] 實際上，對於由壓力引起的憂鬱症，冥想能夠逆轉病患的細胞激素（cytokine）基因表現。[10] 細胞激素是發炎與其他細胞訊號中，出現的微小蛋白質。練習冥想的人，其身體中與發炎有關的基因活力會降低。一種會啟動發炎反應並增加類澱粉蛋白生產的關鍵蛋白質，

稱為核轉錄因子 κB（nuclear factor kappa B, NF-κB），在冥想者體內會被抑制。這與長期壓力造成的基因表現恰好相反，顯示冥想可能降低罹患發炎相關疾病的風險。最重要的是，冥想能改善認知、執行功能、工作記憶、注意力與處理速度。[11] 還沒被說服嗎？還有許多研究都顯示出冥想真的能改變腦部顯影。冥想能改善腦白質的連結度，並且增加多個腦部區域的皮質厚度和灰質。[12]

冥想有很多種。有一些完全專注在正念，有一些如超覺靜坐（Transcendental Meditation, TM）則使用不同的技巧。只要是能讓你有動力維持規律練習的方式，就是最好的冥想形式。有些人剛開始會選擇用聽覺主導的 app 軟體，有些人則需要視覺效果的線上指導，而有些人覺得真人教學效果最佳。有一個頗受歡迎的 app 軟體 Insight Timer，能提供許多冥想指導及很龐大的冥想引導練習資源。這是個免費下載的 app 軟體（大部分的功能也都免費），但也能夠付費取得升級內容或特定的課程。Insight Timer 還有個功能可以引發你持續進行的動力：登入後，你能看到附近有多少人，或當下全世界有多少人，跟你同時在靜坐冥想。Headspace 是另一個 app 軟體，能透過引導式的冥想溫和地指導你。年費大約是 96 美元，也有十天的免費試用期，讓你試試這種學習方式是否適合自己。

如果你準備好要更深入探討，可以考慮使用 Ziva 的冥想技巧。這是比較容易取得、較便宜的超覺靜坐。超覺靜坐是在一九五〇年代由瑜伽大師瑪赫西（Maharishi Mahesh Yogi）帶進美國，並在一九六〇年代，因披頭四合唱團等名人開始靜坐冥想而蔚為風潮。超覺靜坐是古代印度僧侶的一種修行方式，後來被轉化為給一般信徒進行的禪修方式，稱為吠陀冥想（Vedic meditation）。靜坐方式包括複誦一份經文，並且一天靜坐兩次，每次 15-20 分鐘。[13] 超覺靜坐最常被人詬病的部分，是指導費用特別昂貴（許多課程要價近一千美元，甚至更多），但高昂費用似乎是瑪赫西大師立下的有目的的傳統，意圖限制學習的人數，並增加消費者對其價值的認同。「Ziva 靜心法」將原本的靜坐法世俗化，設計成適合忙碌的人學習，並提供線上或真人課程。Ziva 靜心法的獨特之處，在於它先透過「正念」去除現有的壓力，再透過「靜心」解決過去的壓力，最終透過「顯化」為自己的未來創造目標。線上課程包含十五堂課，還有附加課程與網路研討會，以及臉書的支援群組，使用期限是六個月。Ziva 靜心法並不便宜（雖然比傳統超覺靜坐便宜），它的線上課程要價 399 美元以上。

禱告。所有宗教教派都會禱告。禱告被證實能減少壓力。[14] 透過未知的機制，有些研究甚至表明禱告能對結果帶來正面影響。[15] 若能用此方式得到安慰與平靜，我們非常鼓勵你使用禱告來取代或搭配靜坐冥想減壓。

神經靈活音檔（Neural Agility）。這個可下載的音檔是 RevitaMind® 系列的一部分，與冥想不同（冥想需要主動的參與），因為聽音檔基本上是個被動的過程。這對於無法以更積極的方式進行壓力管理的人比較有幫助。你只需要戴上耳機，放鬆聆聽其中一個音檔，每一個音檔長度大約 30 分鐘。音檔背後的科學，是利用特定的音訊節拍，使腦波頻率同步，稱為「腦波同步」（brain entrainment），目的是將此腦波協調導向 θ（theta）波的範圍，這個腦波範圍與改善情緒和記憶力有關。[16] 這個方案費用是 97 美元，若使用者固定使用兩個月後未見任何效果即可退費。

神經重建訓練系統。另一個可以考慮的做法，是神經重建訓練系統（Dynamic Neural Retraining System, DNRS），這是由受過專業訓練的顧問安妮·霍珀（Annie Hopper）所設計。她曾因毒素暴露而長期忍受病痛，後來透過此系統治癒自己。了解到自己的症狀是由於腦部創傷所致，她利用神經可塑性（neuroplasticity）的科學根據，找到了修復她神經迴路的方法。霍珀假設各式各樣的腦部創傷會使得邊緣系統（limbic system；包含控制人體壓力反應的杏仁核）重新調整：即使一開始的威脅不存在了，但邊緣系統仍會處於高度警戒狀態，對任何沒有威脅性的刺激都會過度反應。長期處於高度戒備狀態後，免疫系統會變得彈性疲乏，導致慢性且通常會使體況衰弱的疾病。[17] 神經重建訓練系統著重的是邊緣系統的重新訓練，讓身體能夠自癒。

霍珀成功幫助許多受毒物所苦的人治療成功，包括多重化學物質過敏症（Multiple Chemical Sensitivity, MCS）與黴菌感染的病人，也曾幫助患有慢性疲勞症狀、腎上腺疲勞、自律神經失調、纖維肌痛（fibromyalgia）、萊姆病與其他慢性發炎狀態的人。神經重建訓練系統可能對於第三型阿茲海默症病患，或帶有其病灶但尚未發病的人，特別有幫助。[18]

霍珀與許多著名的醫師合作，包括美國功能醫學研究機構（IFM）的派崔克·海納威醫師（Patrick Hanaway），她目前正與加拿大卡爾加里大學共同進行研究。你能在她的書《治癒連線》（*Wired for Healing*，暫譯）中，了解這個療程。她也提供一系列 DVD 指導課程，價格是 249.99 美元。關於更多其他治療的選擇，請造訪神經重建訓練系統的網站。

心率變異生理回饋儀。如果你喜歡看到數據，並且可因此產生動力，心率變異生理回饋儀（HeartMath）可能是很好的減壓工具，能幫助你測量進度。HeartMath 是根據心率變異分析（Heart Rate Variability, HRV）的科學，這個科學說明，心率變異度愈高，愈能減少壓力、增加韌性；對壓力與環境的適應能力也愈強。

心率變異度高與降低生物老化和改善整體健康有關——尤其是心理、心臟、代謝功能與腎臟方面的健康，甚至還能增加癌症存活率。[19] 心率變異度較高的人，認知功能也愈好，包括執行功能、注意力、覺察能力、工作記憶與認知靈活度。[20]

心率變異生理回饋儀這個工具是利用有線或無線藍牙耳垂夾，將身體的即時資訊傳送到手機或平板電腦上。你能在資料上同時看到心率變異度的數據與一致性（coherence）的狀況。「一致性」，是指身心的變化過程同步，呈現一個科學可測量的狀態。心率變異度記錄上，一致時會呈現平順的正弦波模式。這表示心臟與腦部同步，神經系統的兩大支線都對齊，一同促進副交感神經（放鬆）活動，同時也代表心率變異度、血壓與呼吸取得和諧的平衡。[21] 我們的目標是取得高的心率變異度及一致性。這款 app 軟體能提供即時的指導提示，以及引導式冥想方法，來改善你的數據。製造商建議每天使用三到五次，用來監測自己的壓力值。這個資訊或許有助於你在每日飲食與運動方面做出決定。例如，如果你的心率變異生理回饋儀顯示高度不一致性，此時或許不宜進行高強度運動。心率變異生理回饋儀系統的開價是 129 美元以上。

氣功與太極。氣功和太極兩者雖不相同，但都是傳統的中國養生法，目標是透過冥想律動調整體內能量。氣功的歷史比較久遠，涵蓋範圍也較廣，也包括許多不同的方式，但都是為了提升中國人稱之為「氣」的生命本質。氣功與太極都會使用許多緩慢的冥想動作，站立或靜坐冥想。兩種方式都可以調整呼吸、思想與身體動作，且都是根據傳統中醫原理進行。[22] 瑜伽也是很好的減壓方式，其中包含許多冥想的元素，也能做為一種運動挑戰。（關於瑜伽的更多資訊，請見第十三章。）

氣功與太極在中國非常普及，在美國與全世界也都愈來愈受歡迎。兩種方式都能增進健康，包括改善心肺功能相關指標、骨質密度、平衡（減少跌倒的可能性）、睡眠，據修習者自己的說法，也能提升生活品質。[23] 此外，這兩種方式都能改善心理方面的症狀，包括憂鬱、壓力、焦慮與情緒等。[24] 最重要的是，免疫功能與發炎症狀都能透過氣功與太極療程獲得改善。[25]

兩種練習方式最好都由有資格認證的人員教導。全美各地都有相關課程，天氣好的時候有許多團體都會在戶外進行。

我們鼓勵你自己嘗試實驗，尋找各種自己喜歡的減壓策略。記錄各種活動對你的效果。試著將減壓活動融入生活，愈頻繁練習愈好，最好是每天進行。規律練習能讓減壓的好處自動持續。除了這些特定的技巧以外，我們的日常生活中也能利用許多策略達到減壓效果。

- ❖ **允許自己「照顧自己」**。你值得這麼做。在每日行程中允許自己花時間照顧自己。導致認知衰退的病理過程可能需要十年以上才會慢慢顯現。即使你已經在擔心自己的認知狀態，但現在開始主動減少壓力，就能改變你處理日常壓力的方式，創造出的彈性能給予神經長期的保護。

- ❖ **不要把行程塞滿**。知道自己的極限並設定可實行的界線，你不必答應參加每一個社交活動、工作機會或家庭聚會。請適時拒絕與自己優先考量的事物或目標不符的邀約。
- ❖ **列清單**。我們每天都有很多事情要做。每天先從寫下能實際完成的目標開始，完成後再劃掉。這簡單的策略會讓你有成就感，也能幫助你保持專注並達成更多事情，同時減少壓力。
- ❖ **不插電**。我們大部分的人只要年紀夠大，都還能記得那個只偶爾用用有線電話或透過寫信郵寄溝通的時代。想想這麼做讓人多自由呀！每天完成待辦事項、家事以及工作的時候，干擾相對少很多。在科技爆炸的現在，我們被期望每天二十四小時都要在手機、簡訊、語音信箱、傳真機、電子郵件、臉書、推特和 Instagram 上保持連線。無止境地待命，並回應每個人的要求會消耗掉你的能量，造成壓力、焦慮甚至是憂鬱。[26] 最重要的是，這樣很難讓你專注在當下手邊的事物上。限制自己接觸 3C 產品的時間，世界還是會正常運轉。心靈上的收穫，絕對比減少的 Wi-Fi 和電磁場來得多。
- ❖ **不要當多工的人**。一次做很多件事，這種技能是最近才開始備受推崇，而且實在評價過高，這與我們仍然原始的基因體不符。科學證明，當我們一次專注於一種認知技能時，我們的注意力網絡效率最好。長時間不斷回應來自四面八方的刺激，會讓人疲憊不堪，對認知功能只有負面影響，也會讓人備感壓力。[27] 一次專注做一件事，能讓你活在當下並保持正念。同時也能提供做白日夢、發揮創意，以及解決問題的機會。允許自己一次只做一件事，好好享受專注單一工作的當下。

- ❖ **運動**。除了我們已經描述的諸多好處，規律運動也是非常好的減壓方式。當你有非常強烈的情緒時，快走散步能讓你思緒變得清晰且冷靜。
- ❖ **睡眠要充足**。有沒有發現，只要睡一個好覺，生活中的各種小壓力都能迎刃而解？科學明顯證實，適當的睡眠能夠改善我們的心情，以及回應壓力的能力。[28]
- ❖ **對外求救**。當某些情況造成的壓力或長期壓力影響到你享受以前會感到愉快的活動、正常飲食、充足睡眠，或只是感到快樂的能力時，就該尋求專業的幫助。對外求救不是懦弱的表現，反而是一種力量的展現。專業人員能幫助你排除其他可能讓你感到壓力的生理因素，與你一起找出適合你的因應技巧。

第十六章

刺激腦部：擴充

不要停止學習，因為生命從不停止教導我們。
——艾蜜莉・瓦拉（Emmily Vara）

科學家曾以為，一旦腦部失去某種功能就無法再挽回。但神經可塑性領域開始出現大量研究之後，證實這並不是真的。我們的腦部會在我們一生中不斷長出新的神經元，以因應遇到的社會與心理刺激，或是修復腦部的創傷。[1] 二〇〇〇年諾貝爾生理或醫學獎是頒發給一個利用海蛞蝓（sea slugs）揭開大腦學習與記憶分子機制的團隊。這是對理解正常腦部功能的重要發現，也是了解此過程中的障礙如何導致神經系統疾病的重要發現。[2] 再者，此一研究為學習確實會改變腦部結構的觀點，提供了無可辯駁的支持。[3]

我們的一生中腦部會不斷變化，即使到老年也一樣。[4] 腦部成長與適應的能力被稱作「神經可塑性」。[5] 我們都知道，運動能讓肌肉變得強壯，如果停止運動肌肉會萎縮。雖然腦部不是肌肉，但也適用同樣的原理。給我們的腦部挑戰能提供它成長的機會。無論我們是否意識到這個過程，但我們日常的想法、習慣、動作等，都可以塑造和重新連接我們的腦部。這種成長會被動、也會主動發生。如果我們的生活沒有社交、沒有外在刺激，腦部會隨著時間慢慢萎縮。相反地，若社交生活、外在刺激豐富，就能保護腦部。[6] 研究證實，即使因疾病或創傷導致腦部的神經細胞退化，我們也能有意識地修復並強化腦部。[7] 你是自己命運的主人，自己腦部的掌舵者。

創造自己的社群。社交互動的強度與深度，深深左右著自己老化的過程，甚至影響到壽命。研究顯示，與社會有深刻連結的人，相較於社會連結薄弱的人，死亡風險減少了百分之五十。[8] 想要健康老化，除了大眾熟知的風險因素如飲食、運動和睡眠，社會連結也同樣重要。[9] 此外，已婚、與家人互相支援、與朋友保持聯繫、參與團體活動，以及從事有酬工作的人，罹患失智症的機率少了百分之四十六。[10]

但值得一提的是：社會連結的程度是非常主觀的經驗。有些人只要有少數幾位朋友或家人就覺得非常滿足，而有些人有廣大的支援系統卻還是覺得寂寞。每個人的觀感會造就不同的體驗。

- ❖ **了解自己對孤獨的感受**。如果你生病、經濟陷入困頓，或單純想找人陪的時候，你能找到人幫助嗎？如果沒有，你可能要花點時間和力氣擴展自己的社交圈。創造「社群」的能力，與家庭規模或實際距離沒有關係。你不用哀嘆自己是獨生子，沒孩子，或家人都住得遠。生活裡的人們——你的朋友、同事和鄰居——都能成為你的社群成員。
- ❖ **與每天接觸到的人產生連結**。友誼就是這樣形成的。不要只是等著別人對你伸出友誼之手。你要和他們互動——問問題、對他們的生活感興趣、提供協助、加入讀書會或運動團體課程、當志工支持社會議題。有了共同的目標或興趣，都能成為友誼的堅固基礎。

- **優先安排面對面的聚會，而不是透過社群媒體連結**。統計顯示，美國人平均一天會花十一個小時使用 3C 產品。[11] 隨著在社群媒體上所花的時間，大家的社交生活愈來愈縮水，因此覺得愈來愈孤獨。催產素（oxytocin）是一種神經傳導物質，又稱為「愛的荷爾蒙」，在社會連結中發揮強大的作用，人體會在實際的人際互動中分泌這種荷爾蒙。[12] 皮質醇這種壓力荷爾蒙則會在我們與他人連結時降低。[13] 當面溝通會讓我們的腦部接受正向刺激並良好運作，透過簡訊或電郵聯絡卻不會有此種效果。[14] 隨著年齡的增長，人與人之間的互動可能變得更加重要。豐富的社交生活可以提供實質的保護，預防認知衰退。[15]
- **創造能促進健康生活的聚會**。我們都有那種喜歡和他碰面吃晚餐、喝酒或甜點的朋友——但這些行為都無法支援新的健康生活方式。你可以建議進行不同的活動。如建議早上碰面喝杯咖啡，一起參加健康烹飪課，或是去爬山。這些活動或許能鼓勵你現在的朋友們跟你一起變健康，或者你也有可能自然而然開始結交和你有共同目標的新朋友。有志同道合的朋友環繞身旁，更容易讓你保持新的、更健康的生活方式。
- **考慮與志同道合的朋友一起住**。隨著我們愈來愈沒有能力完成所有與獨立生活和維修房屋相關的任務時，很自然地會考慮與家人一起住或搬到機構中生活。這兩個選擇當然都沒有錯，不過愈來愈多年長者選擇住進共同社區，以便匯集彼此的資源。請想像電視劇《黃金女郎》的場景，只是更健康——把分享乳酪蛋糕換成分享有機蔬菜！與志同道合的朋友一起住，不但能提供許多社會福利，也能提高自己日常生活的自主性。

找到生活的目的。你的生活可能取決於它。研究發現，人生目標是決定整體健康和死亡率的重要因素。這適用於我們整個生命週期，每個年齡層都能因此受益。隨著年齡增長，擁有熱情、完整的價值觀和驅動力可能會變得更加重要。對離開職場的成人來說，比起在日常生活中不斷安排活動，擁有人生意義或許會更有幫助。

有證據表明，目標感強的老年人與目標感弱的同齡人即使腦部生理變化相同，但在認知測試中的得分要高得多。[16] 培養讓你興奮的事，往往能提供強大的神經保護作用。無論是在本地的人道社團擔任志工、寫詩，或輔導年輕人，勇敢去嘗試吧。擁有熱情，尤其是在生命後期，能延長你的健康壽命與腦部功能。

活到老學到老。人們接受教育的程度正在成為認知能力下降的預測指標。受過更多教育的人罹患失智症的可能性較小。[17] 這可能與「認知儲備」（cognitive reserve）的概念有關，也就是指，那些接受過更多教育的人可能更能適應隨著年齡增長而發生的腦部自然變化。[18] 但這表示如果受教程度有限，就沒救了嗎？當然不是！研究證據顯示，每人都能從各個不同人生階段的學習中，得到對認知的益處。[19]

要累積「認知儲備」可能需要重新調整我們對學習的心態。遇到新挑戰，例如設定新的科技裝置時，我們太常仰賴專家（或年輕人）的協助，尤其年紀愈大的時候。不能再這樣了！請將這些日常挑戰視為擴展神經連結、累積認知儲備的機會吧。隨著年紀愈大，這麼做能為我們創造一個成長的心態，而非只是保持現狀（甚或更糟的是，衰退）的心態。主動尋找各種能擴展認知儲備的方式吧。

❖ **去上課**。許多年長者或許不曾有機會接受高中以上的教育，但學習永不嫌晚。在人生晚期參與大學課程甚至可能有不少好處。年長者一般不必擔心需要通過學業性向測驗或入學考試。百分之六十的大學甚至會提供年長的學生學費減免優惠。許多地區大學會專門為年長者設立課程，這些課程可能不是免費的，但通常會有折扣。你可能還能因為接受高等教育得到稅賦減免。你也可以考慮旁聽課程，也就是說你可以參與課程學習，但不用負擔學費，也不會因為要交功課和考試而有壓力。現在也有很多線上的推廣教育課程。此外，許多地區圖書館與樂齡社區中心也會提供學習機會。在人生後半學習，除了能彌補早年教育的不足，也能增加認知儲備。[20]

❖ **學習外語**。終生使用雙語可能增加認知儲備，並延緩失智症發病四到五年。[21] 你會講的語言愈多，得到的保護力可能愈高。[22] 不過，這些研究結果並不一致，顯示教育程度與文化因素都有可能造成不同的結果。[23] 然而，腦部顯影始終顯示，擁有雙語能力的年長者大腦的執行功能與語言處理區灰質較多。[24] 在人生晚期學習一門新的語言，似乎也能提供神經保護效果。一項小型研究進行了一週密集學習蘇格蘭蓋爾語（Gaelic language）的介入，最後發現所有受試年齡組在注意力轉移方面的認知功能都有顯著的改善，而只有每週練習五小時以上的受試者，在試驗結束後能維持此進步狀態長達九個月。[25] 一項藉由讓受試者在十一歲時進行智力測驗，然後在七十歲時再進行一次智力測驗的研究發現，即使是成年後才學習第二外語，也能讓認知能力大幅進步。[26] 去國外旅遊之前，學習新語言特別好玩又有意義。許多人表示，光是沉浸在新語言與文化中，就可以提高學習效果。一對一或團體課程（視不同語言）處處可見，線上課程也愈來愈受歡迎，其中羅塞塔（Rosetta Stone）與 Babbel 是兩個評價最高的語言學習軟體。[27] 我們還知道，若同時進行兩種介入，效果加倍。何不戴上耳機，在快走運動時用語言學習 app 學西班牙文？ ¡No problema!（西班牙語：沒問題！）

❖ **學習樂器**。如果你小時候學過樂器，務必要感謝自己的父母。研究顯示學過樂器的人，老年時發生認知衰退的風險會降低。[28] 學樂器時間的長短甚至也有差別——你學得愈久，風險就愈低，即便上次上課是四十年前以上。[29] 有幸在七歲以前就開始彈奏樂器的人，腦部會製造出更多白質連結，等於是打造堅固的鷹架，讓經驗可以持續加蓋其上。[30] 如果小時候沒有機會彈奏樂器，現在開始學也有好處。一項以雙胞胎為對照的研究發現，在沒有其他基因因素影響下，雙胞胎中有音樂底子的人到老年罹患失智症的機率少了百分之三十六。[31] 證據顯示，音樂能刺激大腦並增強年長者的記憶力。一項研究中，無音樂經驗的六十至八十五歲年長者，經過幾個月每週上鋼琴課後，資訊處理速度與語文流暢性都有了改善。[32]

如果你受到啟發想學音樂，請選擇你喜歡的音樂類型所使用的樂器。要找到適合的師資，拜訪樂器行是個好方法。隨著高齡者學音樂愈來愈流行，許多機構都有提供專為年長者設計的課程。除了訓練大腦，團體課程與團體表演也提供了有趣的社交機會，好處多多。

❖ **玩益智遊戲**。用好玩的事，挑戰自己的大腦！近期一項研究發現，五十歲以上的人愈是進行有挑戰的活動，如數獨和填字遊戲，大腦的功能就愈好。事實上，那些會玩這類謎題的人，被發現大腦功能比實際年齡年輕十歲，尤其在速度與精準度上更是大大取勝。[33]

聽音樂。如果你還沒準備好開始學習樂器，只聽音樂對認知功能也有些好處。近期一項研究利用功能性腦部成像發現，失智症患者接觸他們以前喜歡的音樂時，腦部許多部位的功能連結會增加。[34]音樂能刺激深層的神經連結，啟動大腦的許多區域，包括內側前額葉皮質（medial prefrontal cortex；支援自我參照過程的大腦區域）與邊緣皮質（limbic cortex；已知與情緒相關）。這或許能解釋為什麼聽音樂會激發過去經驗帶來的情感，並喚醒你上次聽到這首歌那段時間的記憶。熟悉的音樂，即使是幾十年前的，本質上也為重播被遺忘的記憶提供了配樂。[35]

芬蘭一項研究指出，聽古典音樂能正面影響基因表現的樣貌。僅僅是聽莫札特第三號小提琴協奏曲，多巴胺分泌及運輸、神經突觸功能，還有與學習和記憶力有關的基因表現就能夠增強。[36] 音樂具神經保護效果的其中一個機制，就是透過優化荷爾蒙引導神經生成（neurogenesis）。聽音樂能有效降低皮質醇，增加雌激素與睪固酮。[37]

把電視關掉，改聽音樂吧。音樂能強化運動、做家事，甚至工作時的經驗。如果你跟別人靠得很近，或單純只是想改善聽音樂的體驗，你都可以戴上耳機。你可以根據心情或進行的活動選擇聽適合的音樂。活力滿滿的搖滾樂或澎湃的古典樂，很適合運動時聽。而且還有像 RockMyRun 和 GYM Radio 這種 app 特別編排了一系列音樂，為的就是加強運動效果。Pzizz 是另一個 app，專門製作能幫助你專注、專心、減壓及助眠的音樂。

跳舞。有大量令人訝異的證據顯示，跳舞對認知有益。我們這裡所指的「跳舞」不是放你最愛的音樂用力亂跳，雖然這也是很好的運動方式，而是指與舞伴一起學習並表演特定的舞步。運動（這本身就有神經保護功效）加上學習與記憶新舞步的認知因素，再結合與舞伴協調、回應暗示這種社交面向，能提供強效的神經保護作用。僅只是記得舞步對大腦的挑戰還不夠，回應舞伴的動作並創造你獨特的藝術表達，似乎能刺激新的神經通路。跳舞整合多種大腦功能，同時擴展神經連結。最近的一項研究將資深社交舞者的大腦與新手進行比較後，發現這些舞者感覺運動區的神經活動增加，功能改變顯示出更高程度的神經可塑性。[38]

一項發表在《新英格蘭醫學期刊》的研究，用幾十年時間追蹤一群年長者的休閒活動，發現在所有活動中，無論是在認知面向或身體面向，跳舞都最能降低衰退風險（百分之七十六）。[39]

最近另一項針對年長者的研究比較了兩組年長者：一組接受為期六個月傳統而嚴格的運動訓練，另一組則參與舞蹈課程，學習富含挑戰、新穎且愈來愈難的編舞。那些參加舞蹈課程的人在許多大腦區域都有擴大的跡象，腦源性神經滋養因子也增加了。[40] 還需要更多證據嗎？一群超過六十歲且患有輕度認知障礙的成人，被隨機分配到對照組或參與每週兩次具挑戰性的舞蹈課程。經過四十八週後，跳舞的那群人在多種認知測驗的表現中都有明顯的改善。[41]

你可以考慮換一種約會活動，穿舞鞋出門。學跳狐步、探戈和倫巴舞不只好玩，更能提供包含運動、認知挑戰與社交互動的完美組合，增加神經可塑性。

訓練大腦。近期許多研究顯示，我們在任何年紀都能主動利用網路上的大腦訓練課程來訓練大腦，增加神經可塑性。Posit Science 架設的 BrainHQ 網站，有最多科學研究可以佐證大腦訓練的療效。IMPACT 研究是第一個大型臨床試驗，研究四百八十七位認知功能正常，年紀超過六十五歲的受試者，以了解認知訓練對於記憶與資訊處理速度是否有影響。受試者被隨機分組，進行 BrainHQ 資料庫裡四十小時的六種聽覺練習，或觀看四十小時教育性質的 DVD 之後，分別測試學習結果。經過大腦訓練及多種次級療程的群組，他們的聽覺記憶與注意力明顯較好。更令人印象深刻的是，進行大腦訓練介入療程的人，與他們的原始基準數據比較：聽覺記憶相當於回春了十年，而聽覺處理速度也增加了百分之一百三十一，最重要的是，這個介入療程也影響到受試者的日常生活，其中百分之七十五的人表示生活獲得了改善。[42]

最後這項發現，對於了解用電腦進行的認知訓練是否能對日常生活有幫助非常重要。批評者認為，與大腦相關的遊戲訓練，只能讓受試者在其訓練的領域中變聰明，[43] 要證明習得的技能真能影響日常生活，進而協助預防或逆轉認知衰退就比較困難了。IMPACT 研究接受電腦訓練的受試者中，四位裡就有三位表示自己各方面皆有獲得改善：不必寫下來就能記住購物清單，在嘈雜的餐廳能比以前更清楚地聽到對話內容，感覺更獨立且更有自信，更容易想到適當的詞彙來表達，以及整體自尊感提升。這都是很不錯的結果，但考量到介入療程只為期八週，因此這項研究無法證明這類介入療程對已發病的認知衰退會產生什麼樣的影響。

ACTIVE 研究是檢視認知訓練效果的最大型研究之一，這個縱向研究提供了更多證據。這項研究搜集了超過二千八百位、年齡介於七十四至八十四歲長者的數據，這些受試者的認知衰退程度有限（甚至沒有），檢驗地點則橫跨美國六個不同地點。受試者被隨機分配進行四種介入療程：記憶指令、推理指令、一種用電腦遊戲測試速度的介入療程，以及沒有進行任何介入治療的對照組。介入療程都是以小組進行，由訓練人員主導，在五到六週之內，完成十次 60-75 分鐘的訓練。其中有些受試者還會定期獲得加強訓練的場次。在研究開始進行的六週內，會測試受試者的認知能力與功能性能力，之後滿一年、兩年、三年、五年與最後的第十年也會再被測試。

受試者在參與一種重點是增加視野，在電腦上進行的處理速度訓練遊戲後，改善的幅度最大。遊戲進行時螢幕上會短暫出現一輛車，周圍某處會有一個路標，參與者的任務是正確識別汽車並注意標誌出現的位置。愈來愈熟練以後，遊戲會愈來愈難，車輛與路標出現的時間減少，同時螢幕上會出現更多令人分心的事物。結果，參與這項處理速度訓練的人罹患失智症的風險，比對照組少了百分之二十九。此外，有另外進行加強訓練的受試者，他們的改善更多。進行記憶與推理訓練介入療程的受試者，罹患失智症風險也有降低，但在統計上並沒有顯著的數據。[44]

BrainHQ 複製了這款遊戲，稱為「雙重決定」（Double Decision），現在也被納入線上訓練的一項。這是設計用來增強認知功能的多種處理速度訓練之一。其他訓練重點還包括注意力、記憶力、人際關係處理能力、智商與導航能力。你可以選擇要著重訓練的項目，或是隨機選擇進行多種項目。網站的創建者建議每週至少訓練 90 分鐘。大部分人的目標是每週訓練三到四次，每次 30 分鐘，但每個練習是以 2 分鐘為單位，所以可以在忙碌的空檔，擠出一點時間進行。你能追蹤自己的進度，並將結果與同齡同儕比較。要小心不要競爭過頭，讓自己壓力過大。你的睡眠時數、生病感冒、整體壓力指數，以及許多其他因素都會影響表現。保持好玩的心態，注意長期變化的樣貌，而不是一兩天內的分數變化。BrainHQ 是監控進步狀態的好方法。

拒絕精簡，反而要擴充！我們描述了非常多種挑戰大腦的方式——保持社交互動、尋找有熱情的事物、活到老學到老、藉由藝術（音樂與舞蹈）和用電腦進行大腦訓練等方法。選擇幾種策略，將它們融入你的日常生活。最重要的，是要重新看待老化。避免將年紀大與退休或精簡的心理狀態劃上等號，反而應該考慮成長。我們大半輩子都在盡我們的責任：照顧家人、賺錢養家等等。隨著年紀變大，我們的責任也會減少。這是最佳時機，能把注意力放在有興趣，但以前或許沒機會追求的事物上。認識新的人，學習新事物，擁抱音樂與舞蹈，追尋自己的熱情。這不只會豐富你的生活，更可能延長壽命。若你希望繼續探討這個議題，我們推薦閱讀諾曼・多吉（Norman Doidge）的著作《改變是大腦的天性》（*The Brain That Changes Itself*）。

第十七章

口腔健康：牙齒與失智

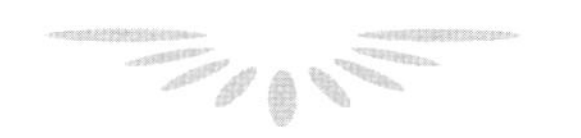

每次當你抓住世界的尾巴，一定要謹記另一端可是有牙齒的。

——莎朗・李（Sharon Lee）

雖然這麼說可能很奇怪，但從某個角度來看，你可以把阿茲海默症視為一個成功故事，雖然只是暫時的——在被診斷出罹患阿茲海默症之前，你的腦部在過去數十年都很有效地保護了自己。如果不是這樣，你的認知能力很可能在更早的時候就因為你所受到的種種傷害而受損。如前所述，造成這些傷害的來源可能很多，像是吃糖造成的胰島素抗性，或腸漏症，或特殊黴菌如葡萄穗黴菌（有毒的黑黴）和青黴菌造成的中毒。不過，愈來愈多證據顯示，與認知衰退有關的最主要傷害其實正來自——（你猜對了）你的嘴巴。嘴巴能吃進營養的糧食，說出與愛有關的話語，但不幸的是，嘴巴除了有這麼重要的功能，它也同時藏匿了多種造成認知衰退的因素：（1）液態汞合金[1]；（2）單純疱疹病毒（造成嘴唇疱疹的病毒[2]）；（3）牙周炎[3]；（4）齒齦炎[4]；（5）根管治療（儘管這潛在的成因還有爭議）；（6）口腔微生物群系。[5] 我們來仔細看看每一個因素，並決定該如何處理才能預防或逆轉認知衰退。

汞齊。這是一種舊式的銀色補牙填充物，它的汞含量大約有百分之五十五。每個汞齊補牙填充物，每天會釋出 10 mg 的汞進入你的身體循環。與海鮮裡的有機汞不同，補牙填充物的汞是無機汞（不過在內臟裡能轉換成有機汞）。你能透過檢查尿液、血液與毛髮區分這兩種汞，這是 Quicksilver 公司汞檢測（Mercury Tri-Test）的檢查項目。不過，無論是有機汞還是無機汞，汞最後都可能造成認知衰退，因此檢查是否有汞中毒很重要。與補牙填充物有關的汞毒，最令人疑惑的部分在於，並不是嘴裡的填充物愈多，滲出的汞就愈多，因為有些填充物的滲漏速度較快。汞滲漏的程度反而與填充物的表面積更相關。

因此，我們建議任何被檢查出無機汞濃度高的人，或是有認知衰退的人，最好移除這些補牙填充物。但這件事並不像聽起來那麼簡單，因為在移除過程中你所暴露到的汞濃度可能會更高，因此最好是讓有經驗、能避免填充物移除時讓汞接觸到病患的專業功能醫學牙醫操刀。再者，最好每次只去除一、兩個填充物，過幾個月再移除一、兩個，重複相同的方式直到移除完所有填充物。這樣能降低暴露的程度，你的身體也有時間排掉移除填充物時累積的汞。

唇疱疹。唇疱疹通常由 1 型單純疱疹（HSV-1）引起，儘管它們也可能來自 2 型單純疱疹（HSV-2）。唇疱疹非常常見，它們反覆出現表示有疱疹病毒存在於我們三叉神經節的神經細胞中，三叉神經節是一組為我們面部提供感覺的神經細胞，幸運的是，這些病毒存在似乎不會對我們的神經細胞造成任何長期損害。但不幸的是，這些神經節細胞有兩條手臂，一條到達我們的嘴唇和面部，另一條到達我們的腦部，從而為這些病毒提供了進入我們腦部的途徑——按照字面的意思，這病毒能沿著手臂「往下爬」到嘴唇，或「往上爬」到腦部。

伊札基（Ruth Itzhaki）博士，一生都在研究皰疹病毒與阿茲海默症之間可能存在的重要關係，她指出阿茲海默症患者應該考慮進行皰疹治療。台灣曾發表一項非常有說服力的研究發現，若皰疹有經過治療，反覆發作皰疹的人罹患失智症的風險明顯降低近百分之八十。因此，抑制皰疹復發對降低罹患失智症的整體計畫應該很有幫助，目前也有許多方法可以進行治療。

使用阿昔洛韋（Acyclovir）或伐昔洛韋（Valacyclovir）能有效預防皰疹復發，也能治療復發的皰疹。這類藥物的毒性非常少，一般也沒什麼副作用，因此有些人會服用數月，甚至數年。一般劑量是每天一至兩次口服 500 mg 或 1,000 mg。

有些人則偏好使用非藥物的方式抑制皰疹復發，例如攝取離胺酸、腐植酸（humic acid）或富里酸（fulvic acid）。不過，另一個輔助性的做法就是增進自己的免疫力，讓你的免疫系統發揮天然的抗病毒功能。市面上有非常多種能增強免疫力的化合物，像是心葉青牛膽（Tinospora cordifolia）、香蕈菌絲體發酵萃取物（AHCC）、蜂膠、麥蘆卡蜂蜜、小蘗鹼（這也能降低血糖，因此常用於第二型糖尿病的治療）、低劑量的納曲酮（naltrexone）、胸腺素 α-1（thymosin alpha-1）與轉移因子補充品（Transfer Factor PlasMyc）。

牙周炎。這是指齒周發炎，同時伴隨有牙齦萎縮。它是由不同細菌感染造成的，如牙齦卟啉單胞菌、齒垢密螺旋體、具核梭桿菌

（*Fusobacterium nucleatum*）與普雷沃氏菌（*Prevotella intermedia*）等。當你的牙齒與牙齦健康時，這些致病菌的數量會受限，但如果你的牙齒與牙齦不健康，這些具破壞性的生物就會進駐並開始侵蝕。令人震驚的是：雖然大家以為這些細菌都僅存於口腔內，但它們其實會出現在身體各部位，甚至還與許多疾病有關，包括心血管疾病斑塊、癌細胞增生，以及阿茲海默症患者的腦部。這些發現，能解釋口腔裡的細菌如何開始進入血液循環，找到侵入我們血管細胞的途徑，從而導致心血管疾病；侵入內臟會導致癌症；而侵入腦部，就會造成認知衰退。正如查爾斯・惠特尼（Charles Whitney）博士所指出的，這些認識正在推動口腔系統護理和專業知識的全新領域——正如我們對阿茲海默症與我們整體系統健康關聯的研究一樣，我們必須考慮口腔健康對慢性系統疾病的影響。

所以，當你在照顧自己牙齒時，也同時是在預防認知衰退。請考慮採取以下步驟，讓自己的認知功能獲得最佳成功機會：

- ❖ 與你的牙醫討論對這些致病菌（牙齦卟啉單胞菌等）進行檢測，例如 OralDNA 的檢測。這種檢測會告訴你是否口腔中有大量這種危險細菌，也能讓你了解口腔整體的微生物群系樣貌。
- ❖ 如果真的發現有大量致病菌，你可能要使用 Dentalcidin™ 牌牙膏與漱口水才能減少細菌量，並諮詢牙醫有哪些步驟能減少這些微生物。
- ❖ 使用沖牙機與電動牙刷能改善口腔整體健康。
- ❖ 你可能可以試試「油拔法」（oil pulling），這很簡單——每天用椰子油漱口十分鐘，就有助於減少那些會造成蛀牙的細菌。

- ❖ 若你進行過根管治療，這可能是慢性發炎的源頭，因此請與你的牙醫討論評估是否有可能移除。
- ❖ 如果你有齒齦炎——也就是牙齦發炎，常見症狀是牙齦流血——而且治療病原體後還持續有發炎症狀，你的齒齦炎可能是用嘴巴呼吸造成的。
- ❖ 優化腸道微生物群系有益健康，同樣地，優化口腔微生物群系也會有幫助，例如減少致病菌。現在市面上也出現了口腔益生菌，如唾液鏈球菌（*Streptococcus salivarius*）。

採取這些步驟，應該能將致病的口腔細菌降到最少，減少牙周炎與齒齦炎發生，改善你的口腔微生物群系，預防蛀牙，改善牙齒與牙齦外觀，並減少口腔病菌進入腦部，進而有助於預防認知衰退。

第十八章

將資訊轉化為成功動能

做自己想成為的人，永不嫌晚。

——喬治．艾略特（George Eliot）

找到自己的團隊

1. **成為自己的健康守護者**。只要拿起這本書開始閱讀，透過了解各種會影響腦部健康的因素，你就已經為保護自己的腦部邁出了重要的一步。有了這個認知，你就能成為自己健康的守護者。你學到了避免產生胰島素抗性、避免營養與荷爾蒙缺乏，以及預防發炎、毒素等的重要性。你知道哪些生物標記該如何優化，在通往健康的道路上，也知道要如何追蹤並隨著進步狀況適當地調整這些目標。
2. **找到志趣相投的人**。正努力預防，或擔心有輕微認知變化的人，可以加入線上的支持團體，例如非營利的 ApoE4.Info 網站。大部分訂閱這個網站內容的人，都是帶有一個或兩個 ApoE4 基因的人，他們都主動遵循我們建議的個人化生活準則。這些會員都是來自各個年齡層、認知能力不同的普通人，也有學者、科學家、醫師與其他醫療專業人員。他們的共同目標是認知能力健康。他們會定期分享自己的單人交叉臨床試驗（N-of-1 experiments），分析最新的醫學研究，並在追尋健康的道路上支持彼此。許多會員會訂購自己需要的醫學檢測，並且定期追蹤及修正其生物標記。（要尋找直接面向消費者的實驗室檢測項目，請見下一頁的「邁向成功的工具」。）

3. **尋求傳統西醫專業人員的幫助**。最好是能找到當地願意協助你的醫師。與醫師建立相互尊重、信賴的關係，再請求醫師協助通常是最好的方法。有些病人說他們曾跟醫師分享《終結阿茲海默症》一書，並得到正面的回應。確實有許多聰明、富有同情心，並且關心病人的醫師、醫師助理（physician assistants），與專科護理師（nurse practitioners），願意與你一同聯手對抗疾病。一開始尋求協助時，帶另一半或朋友陪同，通常有幫助。只要身邊有一位支持你的人，就能表現出你對此擔憂的程度，並增加了你所提出要求的嚴重性。我們推薦檢測的生物標記，都是傳統西醫專業人員很容易申請到的檢測，也能由醫療保險給付。

4. **考慮尋求功能醫學醫療人員的幫助**。如果無法找到傳統西醫協助你，你可以考慮找功能醫學從業人員。他們是領有專科執照的醫療專業人員（包括醫師、自然療法醫師、骨療醫師〔osteopathic doctors, DO〕、脊骨神經醫師〔chiropractic doctors〕、專科護理師或醫師助理），同時接受過額外訓練，能在以病患為中心、以科學為基礎的整合醫療療程當中，找出導致疾病的根源。還有，認證營養專家、營養師、健康教練、心理健康專業人員等人，也可以取得功能醫學的證照。你也可以利用網站的進階搜尋引擎，找到你想加強的專業領域。首次問診一般需要花一個小時以上，而不是平常看傳統西醫標準的 7-15 分鐘問診流程。較長的問診時間，能讓從業人員取得病患的完整病史，以指導療程。許多功能醫學從業人員也會與健康教練和營養師配合，協助指導病患。與功能醫學專業人員合作的缺點是，許多保險業者不會給付這些費用，或要求顧客要負擔一定的自付額才給付保險。有些功能醫學從業人員會配合病患，藉由使用他們的傳統西醫醫療保險為病患進行更多檢測。接受傳統醫療保險，甚至美國聯邦醫療保險的功能醫學業者較不常見。最好是聯繫功能醫學從業人員的辦公室，直接詢問費用相關問題，才能適當地預測所需的花費。

5. **考慮使用阿波羅健康網站的服務**（Apollo Health，www.apollohealthco.com）。這家公司能直接提供病患「認知鏡檢查」（cognoscopy），並且創立一個大腦健康社群，致力提供關於認知衰退最佳療法、大腦訓練、認知評估、營養資訊及其他支持的新資訊。如果你的檢查結果出現該注意的部分，或者你對於預防認知衰退有興趣，你可以訂閱他們的服務，網站會為你聯繫到一位受過布萊迪森醫師訓練的醫師，同時也會提供許多其他支持功能。

邁向成功的工具

持續蒐集資訊，是此療程的重要基礎，能幫助你量化自己的進步。我們需要你在這個療程中持續蒐集資料，才能幫助你持續優化健康、保護你的認知功能。我們不只是「希望」你走在正確的道路上。我們要你根據即時的資訊回饋與定期的實驗室報告和認知檢測，認真追蹤並調整你做出的每一個選擇。我們在此列出全部的工具，從最基礎的到奢侈品都有。有些工具，例如血糖和血酮兩用測量儀，在一開始在找基準線時非常重要，但隨著療程的進展，會愈來愈不需要使用。不用擔心，你不需要清單上的每一樣東西。我們鼓勵你先讀完本手冊，再仔細想想手邊已有哪些工具，哪些工具在一開始會最有幫助，哪些工具可以暫時不用，或有哪些工具是完全不需要的。我們知道每一個人採取此療程時，都是在不同的階段。有些人可能已經開始進行一些（甚至許多）本手冊所描述的策略。非常好！請把注意力放在那些會加強療程效果的工具上。要注意的是，你對不同工具的需求，也會隨著療程的進展而有不同。

日誌。我們強烈建議你使用日誌，讓你能追蹤療程當中出現的許多變化。無論你用什麼步調採取新的生活方式，你（或是你的配偶或照顧者）需要成為自己的「主要試驗主持人」（principal investigator），這個詞大多用來指進行臨床試驗的科學家。應用每一種介入療程時，追蹤療程前、療程後的狀況非常有幫助。日誌能幫助你追蹤不同策略帶來的正面與負面效果，以及找出「干擾因子」，即可能在你的反應中產生作用的其他影響因子。用日誌記錄，能讓你追蹤進展，並適時調整做法。

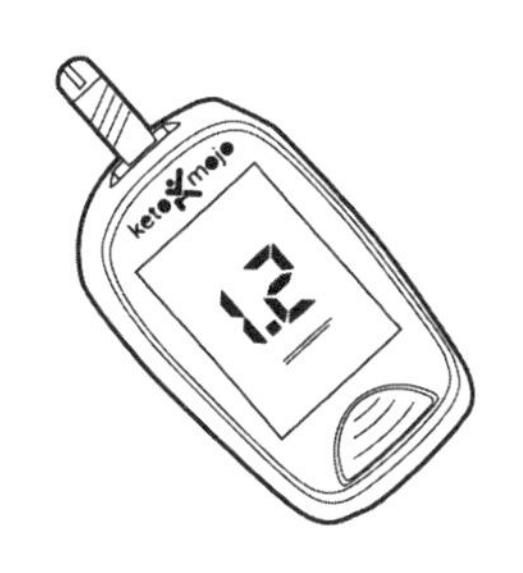

血糖與血酮兩用測量儀。這是一種小型手持機器，只要用採血針（一頭有微小彈簧裝置針頭的筆狀儀器）取一滴血，就能用不同的試紙測試血糖值與血酮濃度。務必使用能同時準確測量血糖與血酮的系統（尤其是低濃度的 β- 羥基丁酸酮體）。Precision Xtra 與 Keto-Mojo 血糖與血酮監測系統都是好選擇。Keto-Mojo 系統的試紙成本較低，但在網路上搜尋特價的 Precision Xtra 試紙，也能找到相仿的價格。你會發現在一開始利用血糖血酮測量儀，對評估血糖數值和適應酮症的狀態會非常有幫助。過了這個階段，你只需要定期檢查，或是身體覺得有異樣時再測試即可。（專家觀點：與使用血液檢測相比，尿酮試紙在測量低濃度 β- 羥基丁酸時並不準確。用呼氣測量的氣酮機則是測量丙酮，也是另一種酮體，但檢測數據可能會被來自碳水化合物如抗性澱粉，亦或酒精性飲料中的甲烷影響，導致檢測結果容易不準確。）

如何利用血糖數據

- 如果你是糖尿病患者，並服用降血糖藥物，開始這項療程之前應尋求醫師的幫助。「有酮彈性 12/3」最終會讓你減少或不再使用藥物，隨著血糖值改善，你的醫師必須幫你降低藥物劑量。
- 記錄你的血糖數值，以追蹤自己的進展。檢測血糖能給你即時的資訊回饋，讓你追蹤身體攝取某種食物或餐點後的反應。

- ❖ 務必遵循製造商的血糖檢測操作指示。血糖試紙很便宜且容易取得。
- ❖ 早上喝咖啡、服用營養補充品或藥物之前，測試空腹血糖很有幫助。你的目標值是介於 70-90 mg/dL（3.89-5.00 mmol/L）。
- ❖ 如果數值在這個範圍內，就表示身體有胰島素敏感度。因此，不必每一餐飯後都檢測，除非你想知道身體對於特定食物的反應。持續檢測早上空腹血糖值一到兩週，看看是否保持在這個範圍內。如果偶爾超出範圍，就需要進行飯後血糖檢測。
- ❖ 如果數值超出建議的範圍，請在每餐飯後固定檢測，以便找出讓血糖飆升的食物並調整你的飲食。
- ❖ 一般飯後血糖檢測是用餐完一小時後測一次，兩小時後再測一次。因為有些人會出現血糖上升延遲的現象，所以即使第一次檢測的數據在範圍內，還是應進行第二次的測試。
- ❖ 飯後一小時，你的血糖值應該介於 90-125 mg/dL（5.00-6.94 mmol/L）。飯後二小時，血糖值目標應該介於 90-110 mg/dL（5.00-6.11 mmol/L）。通常飯後五小時，血糖就應該回到空腹數值範圍 70-90 mg/dL（3.89-5.00 mmol/L）。
- ❖ 如果檢測出來的數值超過這些目標值，最好能夠找出是哪些食物造成高血糖反應。顯而易見的凶手通常是任何含有葡萄糖或果糖的食物，甚至連水果等「健康的」甜食也是。澱粉類碳水化合物如馬鈴薯、白飯、燕麥、義大利麵和麵包，是常見的元凶。連地瓜也會造成血糖飆升，因此我們建議只少量食用。其他常見凶手是抗性澱粉，如豆科植物與藜麥。另外，在一餐中所攝取的巨量營養素含量，也可能造成血糖數值升高。此時，你應該懷疑自己攝取的碳水化合物，甚至是蛋白質，是否過量。

❖ 下次用餐時，試著把這些疑似造成血糖上升的食物，替換成健康油脂（特級初榨橄欖油、橄欖、酪梨、堅果和種子）或非澱粉性蔬菜。重複進行飯後血糖測試，並記錄身體的反應。

❖ 值得注意的是，每個人對於同一種食物都有不同的血糖反應，影響因素有個人基因、健康狀態、腸道微生物群系狀態、壓力值與各式各樣的原因。也可能受外在因素影響，如壓力、睡不好、荷爾蒙狀態與諸多其他因素，使你對於同一種食物也有不盡相同的反應。辨識出誘發因素並對其進行治療，能幫助修復。

❖ 一旦身體適應了酮症狀態——也就是能主要從燃燒葡萄糖轉換成燃燒脂肪——你早上的空腹血糖值可能會升高一些。此時同時測試血酮值能讓你比較放心。血酮值 >0.5 mM，就表示血糖升高也沒關係，尤其如果糖化血色素與空腹胰島素值也保持在範圍內。

❖ 當你適應酮症狀態幾週以後，你可以考慮一週有一天在飲食中加入建議的碳水化合物，讓身體轉換成燃燒葡萄糖，以保持代謝靈活度。燃燒葡萄糖與燃燒脂肪之間，若能夠無縫接軌就是具有代謝靈活度，表示是最佳的健康狀態。從酮症狀態轉變成燃燒葡萄糖時，你可能會發現自己認知狀態有點模糊。務必在日誌裡記錄這樣的認知改變，下一餐再換回你平常的生酮飲食。

- 運動過後，血糖值可能會短暫上升。這是因為你的肝臟會在運動時分泌更多血糖，以滿足所需的能量需求。這通常沒什麼關係，血糖值也會很快降回運動前的數值、甚至更低。

如何利用血酮數據

- 在空腹血糖值落入 70-90 mg/dL（3.89-5.00 mmol/L）的目標範圍之前，你可能無法自行分泌酮體這稱為內源酮，是我們的長期目標），視你的胰島素抗性程度，可能需要幾週到幾個月才能達到這個程度。在這之前，利用酮補充品（椰子油、MCT 油、酮鹽或酮酯）達到外源性酮症，是在轉換階段非常好的選擇，這樣能讓你暫時進入酮症，但這個階段你還不算是已適應酮症狀態。
- 測量血酮值能提供即時資料，幫助你判斷身體是在燃燒葡萄糖還是以脂肪做為主要燃料——如果有酮體，就表示身體在燃燒脂肪。
- 務必遵循製造商的指示進行測試。血酮試紙比血糖試紙還貴。當你適應酮症後，你會知道那是什麼感覺，之後就不必頻繁測試。你可能要記錄不同 β- 羥基丁酸值對認知、情緒與能量，有什麼不同的感覺。
- 如果空腹血糖值在適當的範圍內，早上測試空腹血糖值時可以同時測量你的空腹血酮值。如果動作夠快，通常可以用同一個針機。一開始可能有點困難，但熟能生巧。要注意的是，因為諸多原因，這通常是 β-羥基丁酸值最低的時候。只要數值 >0.5 mM 就符合適當的早晨空腹血酮值。

❖ 以修復胰島素抗性問題和改善認知能力為目的時，你的目標是維持 0.5-4.0 mM 的血酮值。如果症狀比較嚴重，可能需要維持更高濃度的範圍：1.0-4.0 mM。若是有風險，或是想要預防患病，比較適合維持較低的數值。身體的反應會幫助你找到適合的數值。

❖ 隨著斷食時間延長，你的 β-羥基丁酸值會升得更高。肝糖儲存消耗殆盡時，擁有代謝靈活度的人，可以開始分泌酮做為替代能量來源。

❖ 停止斷食之前，可能要先測量 β-羥基丁酸值。它應該要比你早上的空腹值高，也可能是一天當中測到的最高數值。

❖ 運動時，你的 β-羥基丁酸值可能會暫時下降，因為運動時肝臟會分泌更多葡萄糖，以滿足身體的能量需求。這個下降的情況只是暫時的，不必擔心。運動恢復以後，你的酮濃度會更高。

❖ 採取低碳水化合物、適當蛋白質，與大量健康脂肪的飲食方式，就像大腦食物金字塔所描繪的樣貌，能幫助你維持並提高一整天的 β-羥基丁酸數值。

❖ 如果進食後，你的 β-羥基丁酸值下降，這表示你可能攝取過多的碳水化合物或蛋白質，同時未攝取足夠的健康脂肪。

❖ 根據每個人的代謝健康狀態、斷食、運動與進食時間表不同，有些人測量血酮值得到的 β-羥基丁酸值在一天結束後會最高，因為你有機會在同一天中進行全部三種「有酮彈性

12/3」策略：斷食、運動與飲食。

❖ 當你適應酮症狀態一陣子後，要注意有沒有任何異樣，例如：比平常更激烈的飢餓感，認知狀態或活力突然驟降，情緒變化變大等。這些跡象可能是身體離開酮症，回到燃燒血糖了。

❖ 比平常感到更飢餓，有時也是體重減少的象徵。拿出體重計確認。如果體重減少過多，請參考第八章所描述的「增重策略」。

❖ 許多其他因素都會影響酮體濃度，像是睡不好、壓力或疾病。如果進入酮症突然變得困難，請回到手冊的開頭，重新開始適應。身體習慣燃燒脂肪做為燃料後，通常會比較容易。有些人覺得，在這個重新適應的過程中，利用少量的椰子油或 MCT 油會有幫助。

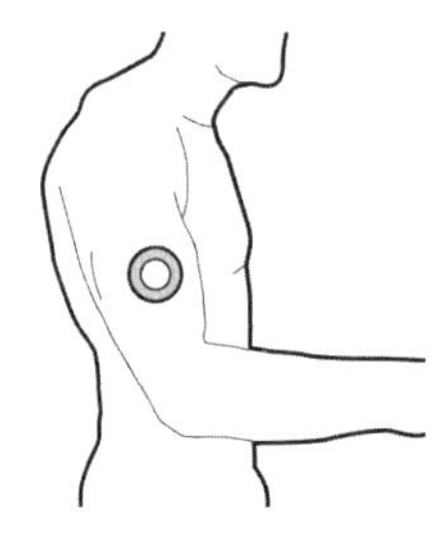

連續血糖監測儀（continuous glucose monitoring system, CGMS）。這個系統能提供對每個人都有價值的參考數據。它能讓你連續十四天，每 1-10 分鐘追蹤一次血糖。它會將一個微小的感測器植入你的皮膚下（你會感覺手臂上有個不太痛的區塊），而這個感測器會將資料傳送到你的讀取器、智慧型手機或手錶，提供即時的資料，告訴你特定食物對你的血糖有什麼影響。連續血糖監測也能在睡覺時監測血糖，還能警告你有低血糖症狀。連續血糖監測儀相對成本不高，但需要由醫師開處方才能購置。通常能由保險負擔，包括美國的聯邦醫療保險。

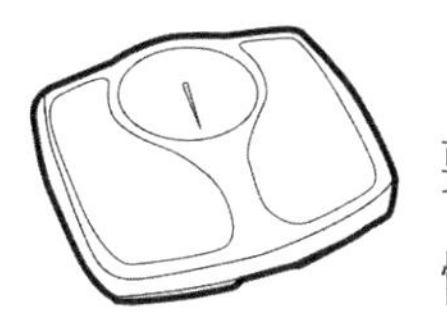

準確的體重計。不必在這個項目上花大錢。只要確認這個體重計是準確的，並拿來和醫師診間的體重計相比即可。記得穿同樣的衣服（並在一天當中差不多的時間）用診間的體重計量，再用自己的體重計量。採取「有酮彈性 12/3」很容易就能減重。如果這是你的目標，太好了。但如果不是（或你已經達成目標體重），請見第 122 頁的「增重策略」，找出如何維持體重或增加體重的技巧。體重下降太多，女性 BMI 值 <18.5、男性 <19，可能對於認知健康產生反效果。

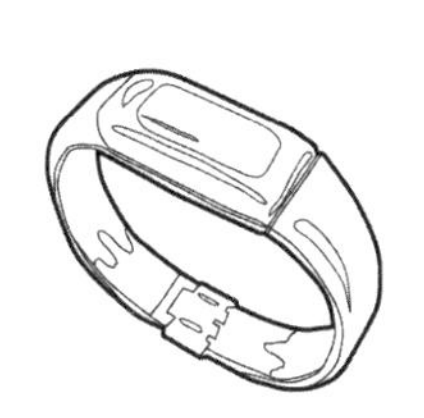

計步器。計步器是一種小型可攜帶裝置，能幫助你測量活動量，計算走路（或跑步）的節奏。計步器的使用手冊會請你進行校準。請用平常走路的步伐進行校準。我們建議使用價格非常低的無 Wi-Fi 功能計步器，這樣運動時就不會接觸到多餘的電磁波。受歡迎的高科技計步器看起來很誘人，也可以使用，但要記得，使用時你會暴露在少量的輻射中。

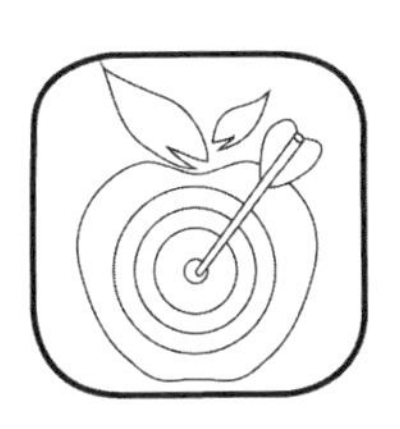

Cronometer。這是一個免費的線上飲食日記，它能提供許多有用的功能，包括追蹤巨量營養素攝取比例（巨量營養素簡單來說，就是我們需要大量攝取的食物——蛋白質、脂肪與碳水化合物）。更多相關指示，請見「追蹤巨量營養素比例」部分。這對剛開始希望進入酮症的人，可能特別有幫助。

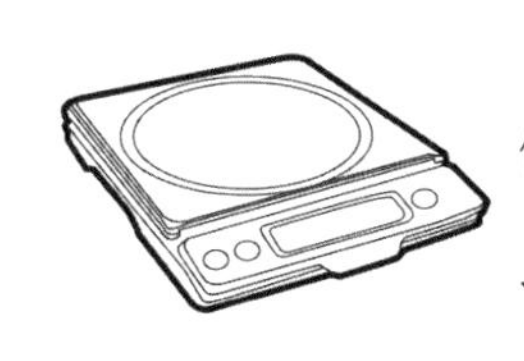

料理電子秤。如果你打算追蹤巨量營養素比例，你可能會想投資一個高品質的料理秤。你可以省下很多時間，不必用傳統方法秤重。這種秤價格不貴，低於 15 美元，但絕對值得花這個成本。大部分的秤都能轉換計量單位，像是公克或盎司，因此能與 Cronometer 配合。此外還有扣重功能，這樣秤就可以先量容器的重量，之後的數值都會自動減去這個重量，只顯示食物本身的重量。

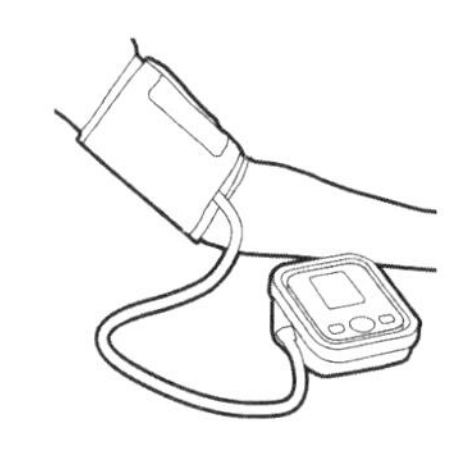

血壓計。自動家用血壓監測設備，對於追蹤健康情況很有幫助。大部分的藥局也備有免費的血壓計。血壓計對服用高血壓藥物的病患很重要，對會發生低血壓的人也同樣重要。準確的自動家用血壓計價格不貴且容易取得。「有酮彈性 12/3」生活方式可以降血壓，最終也能協助減少使用藥物。如果你正在服用降血壓藥物，再搭配「有酮彈性 12/3」，血壓反而可能會降得太低。低血壓的症狀包括頭重腳輕及疲倦感。仔細監測血壓狀況才能適時與醫師討論何時應減少服用藥物。如果你已經有低血壓，要注意可能會降得更低。確保飲食中有足量的鈉，能簡單緩解症狀。

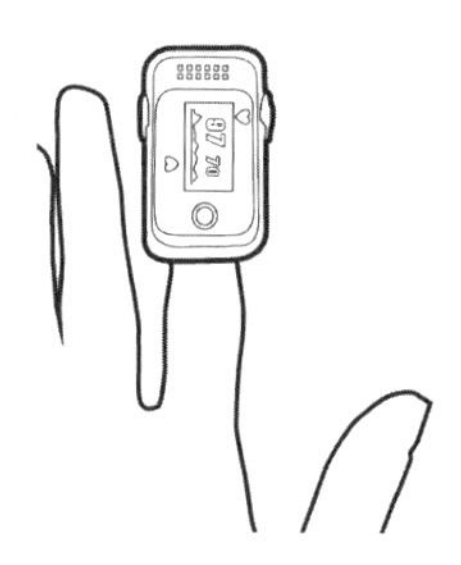

iHeart 血壓脈搏監測儀。iHeart 藉由一種小型攜帶式測量儀提供個人心臟監測。你只需將這個脈搏血氧儀夾在手指上即可追踪動脈彈性，它也會將數據傳輸到手機或平板電腦的 app 上。蒐集到的資訊會用一種演算法計算出你的生理年齡。進行「有酮彈性 12/3」改變生活方式時，可以利用這個儀器，追蹤療程對心臟健康的作用。這個裝置經過一定的科學檢證，但缺點是它並不便宜，要價 195 美元。

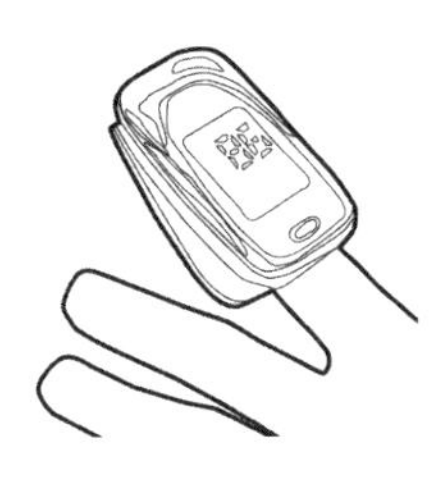

連續脈搏血氧測量儀。這是一個小型可攜帶裝置，能幫助你排除睡眠呼吸中止症（及其他症狀）造成的夜間血氧飽和濃度下降，這個狀態與認知衰退有強烈的關聯性。你的醫師可以開處方箋讓你租用連續脈搏血氧測量儀，你也能自行購置這個系統。我們喜歡以下兩種產品，是因為它們有醫療等級的準確率。第一個裝置是 Innovo 50F Plus（149.99 美元），它是一個非常服貼的腕錶，能 24 小時持續蒐集資訊及分析，持續監血氧飽和度與脈搏。你能用藍芽傳輸或有線傳輸的方式，將蒐集到的資料用 Windows 系統下載到個人電腦上。你也能在白天輕易使用這個裝置，監控自己的血氧量。唯一的壞處就是 Innovo 50F Plus 無法搭配蘋果產品或 Android 裝置，且有些人認為睡覺時戴著繫緊的手錶很難入眠。另一個選擇是 Beddr SleepTuner（149 美元），它能同時兼容蘋果與 Android 系統。Beddr 使用一種貼在前額中間的小型光學傳感器，整晚測量你的血氧濃度與心跳。Beddr 能傳送詳細的報告到你的手機或平板電腦上。這個裝置唯一的缺點，就是它只適合晚上使用。更多資訊，請見第十四章。

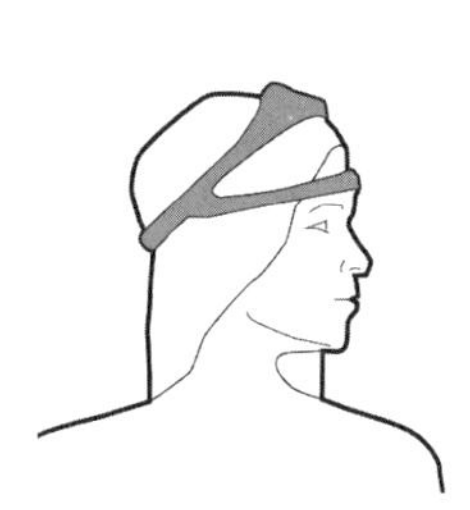

睡眠追蹤裝置。無論是戴在手指上、手腕上，擺在床頭櫃上，或甚至放在床單或床墊下的睡眠追蹤裝置，都能提供關於你睡眠品質與長度的一些資訊，幫助清除乙型類澱粉蛋白。因為睡眠追蹤裝置是使用各種輸入資訊（行動、心跳與呼吸頻率）綜合評量，而不是直接測量腦波，所以一般比較不精準，但用來粗略估計睡眠長度與品質仍是很好用。若想認真監控睡眠狀態，可以考慮使用 Dreem 2，這是經過美國食品藥物管理局核准的二級醫療產品，睡覺時把這個裝置綁在額頭上，就能監測腦部活動，同時注意呼吸、心跳與行動，透過配合的 app 軟體，提供精準且詳細的睡眠報告。這個產品也提供睡眠顧問服務，教你如何改善睡眠品質。缺點就是它要價不菲：499 美元。

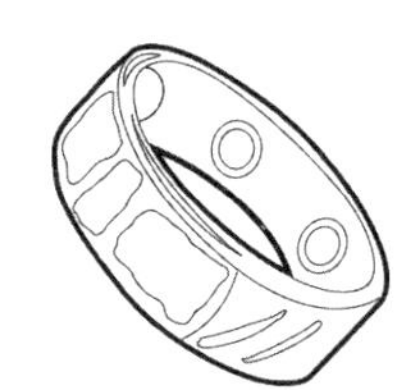

Oura Ring 智慧指環。特別喜歡蒐集資訊的讀者，Oura Ring 可能很適合你。這個指環看起來很時尚（雖然有點陽剛），但其實是高科技的生物訊號量化裝置。它能測量睡眠、心跳、心律變異性、活動量、體溫、行動能力、呼吸，而且佩戴者不必暴露在 Wi-Fi 的電磁波中。但你應該也預期得到，這個裝置比較昂貴，價格是 299 美元起跳。

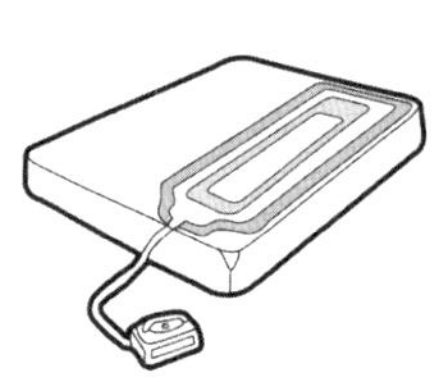

ChiliPAD 與 OOLER 溫控床墊。這些床墊冷卻系統能幫助你擁有修復性睡眠，而不必整晚都在房間開著冷氣。這個系統能讓冷卻的水在床墊中循環，電子溫度調控裝置則要擺在離床至少四十五公分（以上）遠的地方，以減少暴露在電磁場中。ChiliPAD 是第一代，現在有比較新的 OOLER。這些冷卻系統要價不菲，至少要 499 美元以上。雖然一開始成本比較貴，但長期而言能省錢（及省能源）。這非常適合住在氣候比較溫暖的地方，或房間無法有效降溫的人。

直接面對消費者實驗室檢測。美國各地（除了紐約、紐澤西、加州與羅德島）消費者，都能直接向實驗室訂購健康檢測。市場上提供這方面服務的公司，包括美國健康檢測中心（Health Testing

Centers）、Life Extension、Walk-In Lab 與 DirectLabs。如果你在追蹤不同策略對你的健康有什麼樣的影響，這些服務會非常有幫助。你可以在第一章的表一看到完整的「認知鏡檢查」實驗室檢測項目清單及各個目標值。全部檢查都做完固然理想，但我們知道不是每個人都需要，或負擔得起目前 mycognoscopy.com 所提供給消費者的全方位檢測。

直接面對消費者基因檢測。現在，許多公司都在推出直接面對消費者的基因檢測，提供個人的健康與遺傳資訊。23andMe 是提供健康資訊的企業之一，包括你是不是帶有 ApoE4 基因者，這個資訊能幫助你判斷罹患阿茲海默症的風險。其他提供類似服務的廠商有 Genos、FamilyTreeDNA 與 AncestryDNA.com。（請勿仰賴 Ancestry.com 提供的 ApoE 基因資訊。）

Promethease。最近被 MyHeritage 收購的 Promethease，可以使用其他直接面對消費者基因檢測供應商（包括 23andMe 網站）所檢查出來的原始基因資訊，提供類似維基百科樣貌的條列式解讀報告。費用介於 12-16 美元，Promethease 能提供關於許多基因的資訊，遠比一般能取得的健康資訊還多。

Genetic Genie。Genetic Genie 是免費的（但接受捐款）線上服務，他們會利用 23andMe 網站提供的原始基因資訊，解讀甲基化作用與排毒管道。甲基化作用受損的人，同半胱胺酸濃度增高的風險會增加，這牽涉到阿茲海默症的病理生理學，而排毒管道受阻的人，就有罹患第三型（毒性型）阿茲海默症的風險。了解兩者的風險，能幫助你修正你的個人療程。

FoundMyFitness 網站。創辦 FoundMyFitness 網站的派翠克博

士（Dr. Rhonda Patrick），可以根據 23andMe 和 AncestryDNA 網站的原始基因資訊，提供各種定期更新的健康報告，價格範圍從自由樂捐到 10 美元。我們在第十二章的「由基因主導飲食選擇」段落有討論到派翠克博士關於維生素 D 和 omega-3 脂肪酸代謝，以及維生素 B_{12} 吸收等資訊的全方位報告。

蒙特利爾認知評估（MoCA）。MoCA 評估是一種認知方面的篩選測試；你可以用它評估並追蹤各種策略對你認知狀態的影響。有些版本可以自己進行，但有些需要一位同伴協助給予簡單的指示。這個篩選工具只需 10-12 分鐘就可以完成，而且可以每個月都重複進行測試，每次測試會使用不同版本，避免學習效應。要注意的是，MoCA 評估可能不夠敏銳，無法偵測到最早期的認知變化；然而，早期偵測對輕度認知障礙，或阿茲海默症治療是最好的，因此對於想預防或在早期階段逆轉病情的人，應該要使用更敏感的測試，如（Apollo Health 網站提供的）CNS Vital Signs 測試。

BrainHQ。BrainHQ 是一個提供訂閱的線上大腦訓練服務。他們使用經科學證實有效的方法，增強認知能力。這個網站的設計，對於不同程度的認知功能表現，有很大的幫助，也會依照你的進步情況不斷調整，給予更有挑戰性的遊戲。BrainHQ 也會提供更新的認知評估，將你的注意力、大腦速度、記憶力、人際互動能力、智力，以及方向感的評估結果，與同齡人相互比較。這些評估紀錄，可以當作是在追蹤自己整體認知能力的進展。（更多資訊，請見第十六章。）訂閱費用是每月 14 美元，或一年 96 美元。

請注意，這個清單並未列出所有工具。你也能在本書各章節介紹的特定策略中，找到更多關於工具的資訊。

Part Three

手冊 II：更多銀霰彈

第十九章

失智原：在阿茲海默症「湯」裡載浮載沉

丹麥國裡有惡事發生。

——莎士比亞，《哈姆雷特》

世界上死因與失智症相關的最高死亡率出現在芬蘭，有人認為最主要的原因之一，就是黴菌中毒。[1]所以，如本章節開頭引用的句子一樣，莎士比亞可能會改口說：「芬蘭國裡有惡事發生。」但這問題並不僅限於芬蘭，而是全球面臨的問題——我們都暴露在前所未見的毒素中。我們吸入的空氣汙染，會增加罹患阿茲海默症的風險。[2]我們食用汞中毒的魚，如鮪魚和旗魚。我們食用的蔬菜摻雜了（來自除草劑「年年春」的）嘉磷塞。我們蓋的房子，讓我們的鼻腔充斥著會製造神經毒素的黴菌。我們燒的石蠟蠟燭，會讓房間裡充斥苯與甲苯。我們喝的水裡滲入了農藥和砷（砒霜）。我們整天浸泡在幾千里外燃燒煤炭所產生的汞裡。簡而言之，我們如溫水煮青蛙，整天在阿茲海默症的燉湯裡游泳而不自知。因此，擁有持續解毒的能力變得非常重要，而且解毒機制若出了問題，就會增加認知衰退的風險。

我們很常聽到「致癌物」這個詞，也就是會造成癌症的化學物質。而且我們要感謝布魯斯・安姆斯教授（Professor Bruce Ames），以及他所發明的能偵測致癌物質的「安姆測試」（Ames test），我們才能測試我們的食物、飲水、美妝用品與其他接觸到的化學藥劑，是否含有這些致癌物。不過，目前並沒有類似的檢測能偵測「失智原」，也就是那些導致失智症的化學物質；然而，它們無處不在，我們每天都會接觸到它們。這些毒物可以分成三類：金屬及其他無機化合物；有機化合物如甲苯與殺蟲劑；以及生物毒素，也就是由各種生物如黴菌所產生的毒素。

> 瑟萊絲特是一位六十歲的女性，她在五十七歲時開始有注意力不集中的問題，已經影響到她的工作。她開始出現組織能力的問題，接著開始喪失記憶能力。雖然一開始被歸咎於過度擔心自己的阿茲海默症家族病史，但後來發現不只是這樣，因為她的腦部磁振造影顯示海馬迴嚴重萎縮，已經縮到她這個年紀該有大小的第一百分位數。她的尿液中被檢查出有兩種黴菌毒素——赭麴毒素與黴膠毒素。於是她被診斷出罹患第三型（毒性型）阿茲海默症。她開始進行 ReCODE 療法，症狀有了改善。後來，家裡出現漏水問題後，她又多次接觸到黴菌，每一次都再次造成認知衰退，但毒素被清除、她也繼續進行 ReCODE 療法後，她的症狀又有了改善。然而，她患了腎結石，並且經歷了痛苦的一天：結石讓她劇痛難耐，必須手術移除，所以她被施以麻醉與麻醉劑。隔天，她的認知能力又開始衰退，之後幾週都未見起色。

瑟萊絲特的例子，描述了失智原的關鍵點：失智原造成的結果，通常是累積的。因此任何會增加整體毒素負擔的事，像是麻醉藥劑或反覆毒素暴露，或是由於壓力、睡眠不足、穀胱甘肽分泌減少、肝臟或腎臟受損等原因，造成排毒能力降低，都會讓認知能力逐漸衰退。再者，只要毒素暴露量多於排毒的效率，認知就會繼續衰退，而這會持續很多年。但是，只要把平衡導回正向：降低毒素暴露、加速排毒，情況會再次改善。

因此，找到造成認知衰退的毒素後（大部分的人，都如同瑟萊絲特，有接觸到超過一種毒素），最重要的事情，是盡可能將暴露量降到最低，讓身體分解與排除毒素的效率最大化。關於解毒的過程，近期有兩本書提供非常重要的觀念：約瑟夫・皮佐諾博士的《環境毒害》，對於處理化學毒素如農藥、汞與麻醉藥劑等，非常有幫助；而尼爾・內森醫師所著的《毒》（*Toxic*，暫譯），對於處理生物毒素，就像瑟萊絲特接觸到的黴菌毒素，也特別有幫助。

所以，處理失智原的第一步很單純，就是確認你的暴露情況：

❖ 要檢查自己接觸到什麼金屬毒物很容易，只需檢查血液或尿液，或是毛髮也可以。有許多實驗室提供這樣的檢驗。（快問快答：雞、地下水、米與恐怖情人有什麼共通點？答案是「砒霜」！）Quicksilver 實驗室提供一個非常好的汞檢測，名為 Tri-Test（意為三項檢測），因為它會檢查血液、尿液與毛髮。這個報告會告訴你，你的汞暴露量有多少，也會告訴你其中有多少是無機的汞，哪些來自補牙的汞合金（舊式的「補牙銀粉」）；以及多少是有機汞，也就是來自海鮮，特別是汞汙染嚴重的鮪魚、旗魚和鯊魚（以及任何嘴巴大、壽命長的魚，因為這種魚累積在身體裡的汞最多）。Quicksilver 實驗室也提供一項全部金屬物的檢測，包括檢查其他金屬如鐵、鋁、鉛和砷（砒霜）。其中有一項重點要注意，在檢驗砷含量前的一週就不應該食用海鮮，因為海鮮裡的無毒砷（被海鮮中保護分子束縛的砷——是不是有點像阿茲海默症的類澱粉蛋白的作用？）會讓檢驗呈現偽陽性。

汞之類的金屬，不只會出現在血液與尿液裡，也會累積在內臟裡，包括腦部、肝臟與骨架。因此，許多醫療人員會在採檢尿液之前，提供凝固劑，從身體收集出一些金屬，這樣比較容易判斷整體含量。Doctor's Data 就有提供這樣的檢測。

血液檢測，是驗出金屬毒物最簡單的方式，因此常見的做法是在血液中，檢驗汞、鉛、砷、鎘、鐵、銅與鋅的濃度。適量的鐵、銅和鋅，實際上對健康非常重要，但如果濃度超出身體負荷，就會產生毒性。

莉莉安娜是一位六十歲女性，她在辨認物品上出現困難，而且每況愈下。經過正子斷層造影，以及脊髓液分析後，她被診斷出罹患阿茲海默症。她完全沒有任何阿茲海默症常見的風險基因（即 ApoE4 等位基因），但身體裡被檢測出高濃度的汞與砷。另外，她的檢驗結果顯示有暴露於生物毒素汙染。專家懷疑，她發展出第三型（毒性型）阿茲海默症，主要是因為大量暴露於紐約世貿中心坍塌的煙塵汙染；這個論點後來被證實，因為她被診斷罹患與此煙塵汙染高度相關的癌症。

美國九一一恐怖攻擊事件當中，坍塌的世界貿易中心掀起大量煙塵，全是有毒的各種汙染物——撞毀大樓的飛機燃油、電腦設備與大樓建材，大樓裡的黴菌與細菌，隔熱材質中的石棉與玻璃微粒，被燃燒的塑料釋放出的戴奧辛，變壓器裡的多氯聯苯等等。當時等於是把人一輩子可能接觸到的嚴重毒物，集中暴露於幾個小時、幾天內。我們許多人都還記得，當時現場應急人員，以及周圍住戶都出現嚴重呼吸道疾病，甚至惡化成癌症。但是這些毒物的侵害遠不止於此：在十五年內，當時的現場應急人員有百分之十二・八都出現了認知衰退症狀。[3] 目前還不知道，對與現場應急人員相比暴露程度較少、但還是被毒素波及到的其他廣大紐約市民會有哪些長期影響，對此專家仍深感擔憂。

以莉莉安娜的案例而言，她被檢查出體內有高濃度的汞與砷，可能也暴露於黴菌毒素之下。所有金屬毒物中，汞中毒最常與阿茲海默症有關。但是，既然阿茲海默症的類澱粉蛋白及其母體：類澱粉前驅蛋白，特別會黏合在金屬上，[4] 不難想像，我們稱之為阿茲海默症的這種面對威脅而產生的保護性退化反應，在接觸到金屬後就會被激發出來。不僅如此，整體排毒過程，可能也會因為暴露於多種金屬之中，像是鉛、鎘、鐵、銅與類金屬砷，而承受更大的壓力。鋁也被認為與阿茲海默症有關聯，雖然這點仍有爭議，但鋁若也是引發阿茲海默症的另一個金屬毒物風險，其實不令人意外。

❖ 你可以透過 Great Plains Laboratories 提供的毒物測試（GPL-TOX），或任何其他實驗室的檢測，檢查是否有接觸到有機化合毒素。最好同時也測試嘉磷塞（農藥年年春的主要活性化學成分），因為愈來愈多證據顯示這個化學物質不只是致癌物，也是神經毒素。[5]除此之外，以上這些有機化合毒素都會在體內累積，如前所述，這會降低穀胱甘肽（重要的細胞排毒與抗氧化物質）的分泌，並且干擾身體排毒的能力，因此會更加讓身體暴露於許多本來能夠抵抗的各種化學物質之下，而受到侵害。

伊絲拉是五十歲的「擅長多工的女超人」企業主管，在四十八歲時就開始出現語言表達困難。她的症狀持續惡化，最後進行正子斷層造影、類澱粉蛋白正子斷層造影，和腰椎穿刺後，確定阿茲海默症是造成她出現原發漸進性失語症（Primary Progressive Aphasia, PPA）的主要病因。

雖然她在接受標準失智症測試時呈現陰性，毒物檢測的關卡卻發現有非常高濃度的苯、甲醛與汞。進一步與她的先生討論此事後，發現伊絲拉多年來時常在工作時燃燒石蠟蠟燭；她的先生甚至表示，這些蠟燭的煙特別令人難受，所以自己大多避免到太太的辦公室探班。

伊絲拉的檢查結果正反應出這種石蠟蠟燭裡的毒素。這種蠟燭其實非常毒，所以如果你喜歡燒蠟燭，請用蜂蠟製的蠟燭，而不是石蠟！

世界衛生組織最近將嘉磷塞（除草劑年年春的活性化學成分）列為可能的致癌物，[6]可能過不久也會被列為神經毒素。自一九七四年開始使用的嘉磷塞，有三大運作機制。首先，嘉磷塞會與錳、銅與鋅等金屬結合，因此會改變各種需要這些金屬的酵素路徑

（enzymatic pathways）。[7] 其次，嘉磷塞會擋住莽草酸途徑（shikimic pathway），植物需要此途徑製造關鍵的胺基酸，這就是為什麼嘉磷塞是這麼有效的除草劑；但不幸的是，細菌也需要這個途徑！沒錯，就是我們賴以為生的那些細菌——腸道微生物群系，我們需要它們進行代謝、合成並保護我們。所以，毫不意外地，擋住這關鍵的途徑，就會損害你的微生物群系，讓腸道的關鍵益菌陷入一陣混亂。第三，嘉磷塞基本上就是甘胺酸磷酸甲酯（glycine methyl phosphate），換句話說，它們長得很像我們的簡單胺基酸「甘胺酸」，因此被發現有些蛋白質會用嘉磷塞代替甘胺酸，影響這些蛋白質的正常功能。[8]

因此，雖然目前還在審查嘉磷塞是否會被列為一種神經毒素，但經由理論、流行病學，以及各事件證據的綜合，專家認為我們應該注意自己體內是否有高濃度的嘉磷塞，若真的有暴露，我們應該至少進行排毒療程，減少它的致癌效用。

❖ 你可以透過檢查尿液中的黴菌毒素，確認是否有暴露生物毒素，其中有兩種不同的檢驗常被使用：GPL 的尿液黴菌毒素測試，以及 RealTime Labs 的尿液黴菌毒素測試。若要大致了解自己有沒有接觸到毒素，也可以觀察自己的免疫系統反應：通常補體 C4a、乙型轉化生長因子 1（TGF-beta-1）、基質金屬蛋白酶 9（MMP-9）與瘦體素都會增加；血管內皮生長因子（VEGF）與黑色素細胞刺激素（MSH）則會降低。你也可以檢查視覺對比敏感度（VCS），這是在測試你能否判斷不同的灰色明暗度。暴露在生物毒素中時，通常會失去這些能力，你可以透過你的醫生或在線上進行檢測。

❖ 你可以透過評估自己的飲食與生活方式、生化檢測，以及基因檢測找出解毒途徑，來檢查自己的排毒能力。如果你一天沒有攝取至少 30 g 的纖維，你的排毒能力很有可能不佳；如果你喝的不是經過過濾或逆滲透的水，或沒有吃十字花科蔬菜及其他解毒食物（在手冊 I 即有說明），排毒能力也有可能不佳。在生化檢測方面，你要去了解自己的穀胱甘肽、同半胱胺酸、維生素 C、肝功能（GGT、ALT、AST），以及腎功能（BUN、肌酸酐）的相關資訊。在基因檢測方面，有許多檢驗可供選擇，例如 IntellxxDNA 提供的檢測，能檢查基因體是否有與解毒功能低下有關的突變，如穀胱甘肽過氧化酵素（glutathione peroxidase）。這些基因檢測對於如何計畫最佳療法，尤其對 ApoE4 陰性的人特別有幫助，因為造成認知衰退的常見原因，是排毒功能降低，特別是第三型（毒性型）阿茲海默症。

預防失智原暴露及其治療方式

預防接觸失智原及其治療方式的最重要概念，就是要認知這是一個動態的過程。現今社會很難完全避免暴露於失智原之下，所以最好的策略就是將暴露量降到最低，同時優化解毒能力。記得，你無時無刻都在排掉毒素——透過流汗、尿液、呼氣與排便——用生化的方式排除毒素的危險性，並在脂肪、骨骼、腦部與其他內臟裡阻隔毒素。因此，你正在用許多機制，不斷將毒素的負擔降到最低。然而，每個人身體都有處理能力的極限，超過這個極限，我們的身體就會出現與毒素相關的疾病，像是阿茲海默症、路易氏體失智症、巴金森氏症，與肌萎縮性脊髓側索硬化症（ALS；又稱為漸凍人症）。你可以想像，我們會暴露在各式各樣的失智原之下，基本上任何毒素都能超過身體的耐受性，因此注意身體整體的毒性負擔能力很重要，而不是只注意單一主要毒素的暴露。

第一步：將失智原暴露降到最低。這些毒素可能在你呼吸（空氣汙染、紐約世貿中心坍塌的煙塵汙染、黴菌毒素，以及大樓漏水造成的促發炎因子）或飲食（鮪魚裡的汞、升糖指數高的食物，或促發炎的麩質或乳製品），或接觸到皮膚時（如透過健康與美容產品）進入身體。這些毒素也有可能在身體內形成，如黴菌製造的黴菌毒素會累積在鼻竇或腸胃道裡，或進行牙科或外科手術時被身體吸收，或從體內隔離的部位釋放出來，例如男女都會在接近更年期時釋出汞，開始進入最前期的早期骨質疏鬆症。

要降低失智原暴露，你可以採取以下做法：

- 購買有 HEPA 濾網的空氣清淨機，如 IQAir 等機型。最好是能同時過濾微粒與有毒氣體。由於 HEPA 濾網可能很吵，你會希望不在家時才啟動它，但很多人發現持續運作的效果很好。
- 避免抽菸或吸到二手菸。
- 盡可能避免汙濁的空氣。這不僅包括汽車廢氣，還包括空汙與火災，例如加州野火在過去幾年經常發生，它會破壞空氣品質。還有燃燒蠟燭的煙霧，尤其石蠟蠟燭會釋放大量的毒素，如苯和甲苯。PM2.5 的空汙懸浮微粒尤其有破壞性，使用 N95 或 P100 口罩，讓掛耳貼合面部很重要。你的腦部會感謝你。

❖ 避免長時間用嘴巴呼吸，因為你的鼻腔能過濾微粒。用嘴巴呼吸也會讓罹患齒齦炎的風險增加，降低氧氣吸收，也無法像用鼻子呼吸那樣為吸進的空氣加溫，因此會刺激到肺部。

❖ 檢查你的環境相關黴菌指標（ERMI），[9] 如果數值超過 2，務必設法除去黴菌以補救這個情況。如果計畫施工，記得在工程期間不要待在房子裡。

❖ 如果你家有任何發黴的跡象，就尤其需要多在戶外活動，避免暴露於汙染的空氣中。

❖ 要使用濾水器，如逆滲透濾水器。有各種可裝在水壺上、水槽下，以及整個房屋的系統性濾水器。我們使用 AquaTru 濾水器，因為它同時有碳濾器也有逆滲透，但市面上有很多不同機型。自來水通常有細菌、病毒、各種金屬物質、有機化合毒素、少量的各類藥物及其他汙染物，所以要降低失智原暴露，裝濾水器是非常好的方法。另外，避免接觸水力壓裂地區受汙染的水。

❖ 吃有機蔬果，尤其農藥汙染最嚴重的農作物最好買有機的。草莓、菠菜、羽衣甘藍、甜桃、蘋果、葡萄、水蜜桃、櫻桃、西洋梨、番茄、芹菜與馬鈴薯是美國環境工作組織認定的「骯髒 12」（Dirty Dozen）。相較之下，「乾淨 15」（Clean Fifteen），是指農藥汙染疑慮較低的農作物，因為它們較「骯髒 12」有更多保護，所以不一定要買有機的：酪梨、甜玉米、鳳梨、冷凍青豆、洋蔥、木瓜、茄子、蘆筍、奇異果、高麗菜、白花椰菜、哈密瓜、綠花椰菜、香菇以及甜瓜都是。

- 避免健康與美容營養補充品中的毒素。你可以下載「Think Dirty」app，它能讓你大概了解每種產品裡有哪些毒素。你也可以查詢美國環境工作組織網站上的建議。
- 避免食用汞含量高的魚。這些魚普遍比較長壽、嘴巴較大，如鮪魚、鯊魚、旗魚、馬林魚、大西洋胸棘鯛、馬頭魚、鮭魚、石斑魚和鰆魚。相較之下，應該選擇體型小、汞含量低的「SMASH」魚類：鮭魚（非養殖）、鯖魚、鯷魚、沙丁魚和鯡魚。
- 補牙時避免使用汞齊，因為它們含有大量的無機汞。如果你已經使用汞齊補牙且無機汞含量高，就應該移除它們。如在第十七章所述，應由功能醫學牙醫進行移除，他們受過專業訓練，在移除時能降低你汞暴露的機會。移除過程也應該小心翼翼，一次只移除一到兩顆，而不是一次移除數顆，每幾個月重複數次直到全數移除。
- 避免食物中的失智原。除了鮪魚這類魚的汞，以及非有機類蔬果中的農藥與除草劑（包括嘉磷塞），有些食物來源也充斥毒素。如有些米和雞肉裡含有砷，有些肉類含有抗生素與荷爾蒙，罐頭食品有雙酚 A，許多炸物及烘焙品有反式脂肪，熱狗等加工肉類有硝酸鹽，加工食品含有硫酸鹽類，防腐劑與著色劑等。當然，食物中最常見的失智原，其實是糖、高果糖玉米糖漿，以及其他單一碳水化合物。

- ❖ 烹調方式也很重要！不幸的是，烹調食物的過程很可能製造出失智原。糖化終產物會直接與腦部內的受體（RAGE）結合，從而增加罹患阿茲海默症的病理因素；多環芳香烴（PAHs）、多環胺類（heterocyclic amines），以及丙烯醯胺（acrylamide），一種在薯條與炸薯塊中含量特別高的神經毒素——以上這些全都是透過高溫烹調產生的化學物質。肉類燒黑或有焦痕會產生糖化終產物與多環芳香烴。Crisco 牌烹調油這類產品裡，含有反式脂肪。用植物油烹調會釋放出有毒的醛類。加熱過的油，就會缺乏抗氧化物質，所以冷壓油如橄欖油，比較適合低溫烹調；反之，耐熱的油脂如酪梨油、奶油或印度酥油，就適合進行高溫烹調。請見第二部分關於烹調的建議。
- ❖ 塑膠是多種毒素的來源，像是雙酚 A 及其他內分泌干擾物（endocrine disruptors）、鄰苯二甲酸酯類塑化劑（phthalates）、戴奧辛、氯乙烯、二氯化乙烯、鉛、鎘等。所以，要盡可能用其他的材質例如玻璃做為儲藏容器。
- ❖ 機器列印出來的收據也有雙酚 A，所以請盡量少拿收據紙張。
- ❖ 盡量避免油漆顏料（例如，某些馬克杯上的）或老舊管線裡的鉛。

第二步：優化身體的排毒能力。好消息是，我們的身體透過代謝與排放尿液、糞便、呼吸與流汗，無時無刻不在進行排毒。更好的消息是，我們能透過許多方法來支持這個過程。壞消息則是，即使我們減少毒素暴露，但經年累月累積在內臟的毒素會慢慢釋放，讓我們持續暴露在毒素之中。然而，只要整體平衡是朝向排毒這個目標，就是對的方向，前提是解毒過程不會過於激烈到讓毒素排到血液中時，再度讓我們暴露於高濃度的毒素中。

讓我們從每人都該做的基本事項開始，這能讓身體解毒機制保持健康。

- 喝過濾水，每天喝 1-4 L。
- 攝取纖維，包括水溶性與非水溶性纖維，最好從食物攝取，例如芹菜與生菜（還有許多如酪梨、抱子甘藍、羽衣甘藍、黑巧克力和李子等等），但許多人也喜歡使用營養補充品如有機洋車前子殼或蒟蒻（如 PGX）。目標是每天攝取超過 30 g 的纖維（要知道，我們的祖先可是每天食用 100-150 g 的纖維！），這能幫助你排除毒素。
- 流汗！無論你是喜歡透過運動、桑拿或其他活動流汗，都能排除毒素，流完汗去沖澡並使用無毒肥皂，如橄欖皂，這樣排出的毒素才不會重新進入身體。芬蘭一項關於桑拿的研究發現，一週進行多次桑拿浴的人，罹患失智症的風險大幅下降百分之五十。[10]
- 到戶外走走！將平衡導向排毒，而不是繼續累積毒素，尤其如果你家的環境相關黴菌指標大於 2，或是有新的、還在釋放毒氣的家具，或是有其他危險的有機化合物時。
- 如果有腸漏症（如前述）要先治療好，然後在飲食中加入益生菌（如發酵食物）和益生元（像是豆薯或菊芋，或添加營養補充品）。有些人喜歡補充三果實（Triphala），一種含有餘甘子（Amalaki）、毗黎勒（Bibhitaki）與訶黎勒（Haritaki）的阿育吠陀藥材，它有多重功效，能夠增強腸道微生物群系，以及支援免疫系統。

- 可以透過服用 N- 乙醯半胱胺酸（N-acetylcysteine；一天兩次，一次 500 mg），或脂質體穀胱甘肽（liposomal glutathione；一天兩次，一次 250 mg），或 S- 乙醯穀胱甘肽（S-acetyl glutathione；一天兩次，一次 200-300 mg），或蘿蔔硫素，或食用十字花科蔬菜等，以確保自己的內源性解毒劑如穀胱甘肽，都達到最佳化。
- 支援身體裡最重要的排毒器官——肝臟。許多人喜歡食用奶薊，市面上也有很多肝臟淨化的產品以奶薊為主要原料。還有許多其他食物與營養補充品能提供肝臟支援，如薑黃素（它同時也能抗發炎，也可以和乙型類澱粉蛋白結合）、牛磺熊去氧膽酸（tauroursodeoxycholic acid, TUDCA）、有機蘋果（內含果膠，可以和毒素結合）、核桃、酪梨、放養雞蛋、沙丁魚、十字花科蔬菜、沙拉用的綠色葉菜、朝鮮薊，以及魚油。
- 另一個重要的排毒器官系統——腎臟，也需要支援。支援方法包括幫助血液流向腎臟，因此可以食用甜菜根汁（每天兩次，每次喝約 240 ml）、藍莓（一天一杯）、銀杏（ginkgo biloba；每天兩次，每次 60 mg）、雷公根（gotu kola；每天兩次，每次 100 mg），以及檸檬酸鎂（每天 500 mg）。此外要減少攝取會損害腎臟的食物，如含過多的氮（換句話說，肉類要當作配菜，而不是主食）、磷酸鹽（加工乳酪裡）及鹽巴（像是烤豆子和很鹹的湯品）的食物都應減少。

- 你可以考慮按摩，因為這能增強排毒效果並改善淋巴循環。
- 減壓並且適當管理壓力。我們觀察到，罹患第三型（毒性型）阿茲海默症的病患對壓力特別敏感，因為睡眠不足、病毒感染和其他壓力來源引發的衰退非常明顯。不過，他們也對冥想、修復型運動（避免參加馬拉松）、桑拿，以及優化身體荷爾蒙等介入療法有正向的反應。

第三步：針對特定失智原治療。這本身就是一個專業，所以如果你的檢測結果顯示，曾暴露於黴菌毒素、重金屬汙染，或有機化合毒素（例如高濃度的嘉磷塞、甲苯或農藥），請去看專門解毒的醫療人員。除此之外，也需要一位研究（金屬與有機物）化學毒性，或生物毒性（如黴菌毒素這類生物毒素）的專業人員，因為這些毒物通常都有特定的次專科專家。值得注意的是，解毒過程可能會花上幾個月，甚至是多年的時間才能完成；這個過程也可能很複雜，如果過於激烈，反而可能導致中毒更深，因此必須謹慎處理。但是對因失智原造成的認知衰退病患，尤其對罹患第三型阿茲海默症或阿茲海默前期的病患來說，成功解毒真的是救命良方。

針對重金屬中毒的人，例如汞中毒，有些專家偏好使用螯合劑（chelating agents），如治療汞中毒的 DMSA 與鉛中毒的 EDTA，或多種金屬中毒用的綠藻（chlorella）。但也有專家偏好活化 Nrf2 轉錄因子，如 Quicksilver 公司推出的 Detox Qube 產品。第二步驟裡所描述的基本解毒法，也應該持續進行。

凱是一位六十一歲女性，她開始抱怨自己的組織能力退化，以及要完成工作愈來愈困難。凱的執行功能檢驗分數，落在同齡層裡的第一個百分位，整體認知評分則是同齡層裡的第 33 百分位。她的 ApoE 基因型是 3/3，她的正子斷層造影顯示顳葉裡的葡萄糖代謝降低，符合「腦皮質萎縮症」。她身體裡的汞濃度高到每公升有 14 mg。服用螯合劑七個月後就舒服多了。她體內的汞濃度降到正常偏高的範圍，認知評分裡的執行功能也從第 1 百分位，進步到第 77 百分位，整體認知評估分數從第 33 百分位進步到第 79 百分位。

因為有機化合毒素如苯或甲苯而有化學毒素中毒的人，應該遵循第二步驟裡描述的解毒方法，另外，使用菸鹼酸（niacin）舒張血管應該也有幫助，但只能由醫師指示實行。雖然這些毒素都會破壞腸道微生物群系，但其中「年年春」除草劑裡的嘉磷塞完全是針對微生物群系的毒素，因此在解毒時，不只要使用 Restore（現在叫做「ION* Gut Health」）或沸石（zeolite，Cleardrops 品牌）這類能夠讓腸胃道癒合的營養補充品，也應該要補充益生菌與益生元。

對生物毒素中毒者，如黴菌毒素（新月毒素、赭麴毒素、黴膠毒素、黃麴毒素等），評估並治療你的專家很可能會使用理奇·舒馬克醫師（Ritchie Shoemaker）的療程計畫。[11] 有些人在進行舒馬克計畫時，也會加入抗真菌藥如伊曲康唑（itraconazole）或兩性黴素 B（amphotericin B），因為黴菌可能會侵入鼻竇或腸胃道，繼續在體內滋生黴菌毒素（相關案例，請見尼爾·內森醫師所著的《毒》一書）；不過，舒馬克醫師建議避免使用抗真菌藥，因為這可能導致你對抗生素產生抗藥性，因此應把重點擺在解毒以及療程計畫的其他面向，以下是其療程計畫的重點摘要。

- ❖ 幾乎所有解毒專家都同意，生物毒素疾病的療程中，最重要的是移除毒素來源——你可以想像，只要持續有毒素暴露，病患的情況很少會改善。如前所述，使用 HEPA 濾心可以降低毒素暴露。如果你家或工作場所的環境相關黴菌指標大於或等於 2，可能要先整治環境才會看到改善。整治環境時，務必遠離房屋，在最壞的情況下——遇到那些有毒的黑黴（葡萄穗黴菌）及會導致失智的新月毒素——你可能要認真考慮永久搬遷到毒素較少的住所。

  理奇．舒馬克醫師也撰寫了一本非常好的書《在黴菌世界倖存》（*Surviving Mold: Life in the Era of Dangerous Buildings*，暫譯），任何對黴菌有關疾病感興趣的人，我非常推薦拜讀此著作。

- ❖ 下一步就是處置這些製造生物毒素的微生物。採檢鼻腔深處通常會看到這些細菌的生物膜，它們就像圓頂的冰屋，保護細菌，使抗生素無法消滅它們。這些生物膜裡，通常包含多重抗藥性凝固酶陰性葡萄球菌（MARCoNS），而這些葡萄球菌對多種抗生素有抗藥性。這類細菌能用 Biocidin 或 BEG 廠牌鼻噴劑，內含百多邦（Bactroban）／莫匹羅星（mupirocin）0.2%、乙二胺四乙酸（edetate disodium, EDTA）1%，以及慶大黴素（gentamicin）3%，或銀離子（colloidal silver）來治療。也可以搭配 SinuClenz 洗鼻劑及

Xlear 洗鼻劑，以降低灼傷、幫助癒合。另外，噴劑裡加入百分之十五的黏膜附著劑聚合物凝膠（MAPG）效果更好。有時候治療黴菌感染會用伊曲康唑（前面有提到），但有些人認為使用心葉青牛膽（英文俗名 guduchi）提升免疫力的效果也很好。

將與病原體相關的生物毒素去活性並排除是治療關鍵，並且有多種技巧可以達成此事。靜脈注射穀胱甘肽後，精神狀態會很快有改善，雖然效果只是暫時的（一般能持續幾小時），每週兩次靜脈注射能使效果持續。增加穀胱甘肽，也能用口服「S-乙醯穀胱甘肽」或「脂質體穀胱甘肽」或「N-乙醯半胱胺酸」的方式。之後，鼻內血管活性腸肽（vasoactive intestinal peptide, VIP）能幫助支援腦部營養，一般只要 MARCoNS（一種耐藥性葡萄球菌）培養為陰性即可給予。給予這類藥物經常與改善認知狀態有關。

我們之前有提到，有些食物能促進排毒，像是香菜、十字花科蔬菜（白花椰菜、綠花椰菜、各類捲心菜、羽衣甘藍、蘿蔔、抱子甘藍、蕪菁、西洋菜、球莖甘藍、蕪菁甘藍、芝麻菜、辣根、瑪卡、甘藍菜苗、白蘿蔔、山葵、青江菜等），以及酪梨、朝鮮薊、甜菜根、蒲公英、大蒜、薑、葡萄柚、檸檬、橄欖油和海苔。要加強排除效果，可讓毒素結合消膽胺（cholestyramine，藥名可利舒散）、Welchol（藥名維爾克爾）、膨土（bentonite clay）、木炭、沸石（如 Cleardrops 品牌），或印度沒藥（Guggul）；或是在桑拿浴排汗後用無毒肥皂（如橄欖油皂）沖澡，就能乳化並移除與汗水一起排出的毒素；也能喝過濾水，排尿時也會排毒。最後，當療程中包含荷爾蒙優化療法時，通常能讓患有生物毒素相關疾病的病患症狀得到明顯改善，這可能是因為適當的黃體素濃度有助於達成最佳解毒效果。

- 以上治療完成之後，就像讓腸道微生物群系處於最佳狀態對人體非常有益一樣，我們也應該讓鼻竇、鼻腔與口腔的微生物群系回到最佳狀態。可以使用含有沙克乳酸桿菌（*Lactobacillus sakei*），或 ProbioMax ENT，或其他針對鼻竇的益生菌。使用這些營養補充品和優化腸道微生物群系的目的相同，是要藉由具保護力的微生物群系預防傷害性微生物群系再次出現。少了這個步驟，多重抗藥性凝固酶陰性葡萄球菌可能會一再復發。

我們需要特別提到一種失智原：麻醉藥劑。我們很常聽到病患在開刀進行全身麻醉後出現認知衰退的情形，尤其如果麻醉時間長，或經歷多次麻醉。全身麻醉透過多種機制會導致認知衰退。首先，是因為整體的毒性負擔造成穀胱甘肽減少、解毒系統有壓力（不過還是要提到，麻醉藥劑仍有些許神經保護效果）。[12] 其次，是全身麻醉時經常發生的低氧症（缺氧情況）和低血壓，會加劇麻醉藥劑的毒性。第三，是手術過程的嚴重壓力。第四，是手術時經常使用的抗生素會改變體內微生物群系，也可能讓腸道滲透率增加。第五，是手術時及傷口癒合時會發生發炎的情況。因此全身性麻醉及其相關的手術代表了一種超強的傷害過程，使罹患失智症的風險倍增。[13]

因此，如果你考慮使用全身麻醉，或需要全身麻醉，你要考量的幾點有：

❖ 提早與外科醫師討論。全身麻醉真的有必要嗎？能否只要局部麻醉？麻醉的時間大概會多久？令人意外的是，脊椎麻醉並沒有比全身麻醉好到哪去，之後發展出失智症的風險反而可能更高。[14]

❖ 提早和麻醉醫師討論。全身麻醉期間讓血壓下降是很常見的，但下降過快會減少臨界血流量；因此，你的麻醉醫師可以確保你在手術期間，血壓不會驟降過多並持續保持在最佳狀態。麻醉醫師也能選擇短效的麻醉劑，也就是手術完成後能更快讓你恢復意識清醒的藥劑。另外，務必與麻醉醫師討論目前正在服用的藥物。

❖ 為全身麻醉做好準備的方法，就是先讓自己身體的排毒機制呈現最佳運作狀態，這樣就能在接觸麻醉劑後盡快清除，讓內臟受損程度降到最低。要讓排毒機制最佳化，可以服用解毒劑：穀胱甘肽（可服用穀胱甘肽前驅物，N-乙醯半胱胺酸，一天兩次 500 mg，或脂質體穀胱甘肽，每天兩次 250 mg，或 S-乙醯穀胱甘肽，每天兩次 300 mg）、奶薊（一天三次 70 mg）、膽鹼（一天 1g），以及甲硫胺酸（一天 1g），同時補充含有維生素 C（至少 500 mg）和維生素 B 的高效綜合維生素。這些營養補充品應在手術前至少服用一週，術後服用兩週。

❖ 手術前（一般是一週前）應該避免服用的營養補充品（請

務必與醫師討論）包括：魚油、乙醯左旋肉鹼（acetyl-L-carnitine, ALCAR）、維生素 E、大蒜、銀杏與薑，因為它們有抗凝血的功用。其他營養補充品如聖約翰草與纈草根，應該在手術前幾天停用，因為它們會延長麻醉的效果。務必確保外科醫師有你的完整營養補充品與用藥清單。離手術日期很久之前，就要先詢問哪些應該停用，以及哪些可以持續服用。

❖ 另外，請考慮在手術後的幾週（當然，是在你的腸胃道功能回復正常時），採取清除麻醉藥劑的飲食（例如「有酮彈性 12/3」）：一開始先吃易消化的大骨高湯，提供身體更多蛋白質與膠原蛋白，幫助修復及傷口癒合。接著再加入多纖飲食，多吃十字花科植物如花椰菜（最好是煮熟的才好消化）、少酒精，並且一天喝 1-4 L 的過濾水。許多麻醉藥劑是脂溶性的，所以攝取健康油脂持續保持輕微的酮症，能讓你維持在燃燒脂肪的模式中，可以協助解毒並且減少發炎。同時，我們也推薦一週進行多次桑拿浴，出浴後再用橄欖皂沖洗。

第二十章

微生物與微生物群系

要說指甲緣有足夠殺死病患的物質或氣體，這事不大可能。

——十九世紀的「專家」針對醫師未洗手造成產科病患因感染死亡時發表的言論。

就像十九世紀專家們懷疑細菌會不會致病一樣，現在的專家也懷疑認知衰退能不能被逆轉，也懷疑功能醫學療程能否超越單一藥物治療法，即便愈來愈多證據浮現證實這些事。最近在一個引人注意的實驗當中，科學家在老鼠的血液中注入了念珠菌屬，一種常見的酵母菌。[1] 一開始的假設是酵母菌無法進入腦部，因為鼎鼎大名的血腦障壁，會阻擋大部分的蛋白質及其他大型分子（這些物質本身都比酵母菌的分子還小）進入腦部。但令人意外的是酵母菌還是進入了腦部，即使它們的分子很大，並且這些酵母菌造成了類似阿茲海默症早期的病理性發炎反應。這個實驗再次指出，可治療的感染及腦部對於這些感染的反應，都可能是導致阿茲海默症的誘發因素。再者，這個發現意義也非常重大，因為至少有幾例阿茲海默症病患的腦部中，確實被發現藏有念珠菌。

我們每時每刻都可能接觸到會造成認知衰退的生物，因為過去幾十年我們愈來愈明白，人類不是我們想像中那麼獨立的物種。反而，我們是一個村落的一部分——超過一千種不同的生物（細菌、病毒、噬菌體、酵母菌、黴菌、螺旋體和寄生蟲——天啊！）住在我們的腸胃道、皮膚、鼻竇、口腔等身體部位裡。這些生物都會影響我們的思想、情緒、自我意識與生病的過程。

因此我們並不是真正的個體，而是與眾多生物合作共生，當互助關係開始崩壞，尤其隨著我們老化，就會導致一些現在常見的疾病，包括阿茲海默症、憂鬱症、發炎性腸道疾病與第二型糖尿病。

患有認知衰退或有認知衰退風險的人，我們的腸胃道微生物群系，也就是腸胃道裡各種細菌和微生物的組成特別重要。因為人類的腸胃道微生物群系，在幾乎所有造成認知衰退的重大風險因子與驅動因素當中，都具有重要的作用，例如：發炎、自體免疫、胰島素抗性、脂質代謝、肥胖症、營養吸收、類澱粉沉積（amyloidogenesis）、神經化學、睡眠、壓力反應與解毒機制。舉例而言，特定的細菌：乳酸桿菌和比菲德氏菌（*Bifidobacteria*），會幫助麩胺酸轉換成神經傳導物 γ - 胺基丁酸，如果它們不平衡，就可能發生阿茲海默症。[2] 更進一步說，我們的腸胃道會不斷與腦部對話，無論是透過化學物質或電流！

觀察阿茲海默症患者的腸胃道時，我們會看到什麼？他們腸胃道細菌的組成發生改變，變成類似患有肥胖症或第二型糖尿病患者腸胃道的狀態。[3] 那「導正」微生物群系後，會發生什麼事呢？實驗室裡這方面的實驗成果看來非常有希望，因為改變患有阿茲海默症老鼠（稱之為「老鼠阿茲海默症」）的腸胃道細菌後，會根據創造出什麼樣的微生物群系使得問題改善或加劇。[4] 另一個研究發現，在患有阿茲海默症的老鼠身上使用益生菌[5]，認知衰退情況減少，促發炎因子被抑制，蛋白質處理機制也恢復正常。益生菌療法啟動了 SIRT1 途徑，這是重要的長壽與抗阿茲海默症途徑。[6] 更進一步治療腸胃道，以及讓微生物群系最佳化，在許多方面都有非常好的效用，從發炎、營養吸收、神經傳導物質，到胰島素抗性。因此，這是對認知衰退整體治療方案一個非常有希望的部分。

既然阿茲海默症患者的微生物群系「被擾亂」，到底是什麼擾亂了它？剖腹產（因為母體的微生物群系未經由自然生產傳給新生兒）、壓力、抗生素、酒精、纖維質攝取不足、精緻澱粉、老化、發炎與寄生蟲，是影響腸胃道微生物群系的諸多因素。[7] 另一方面，益生菌、益生元、療癒腸胃道，以及糞便微生物移植（fecal transplants），都能做為改善腸胃道微生物群系的有潛力療法。因此，因發炎服用抗生素後，最好記得我們的腸胃道微生物群系已被改變，所以要回到正常狀態，需要益生菌與益生元的幫助。

的確，照顧及「餵養」我們的微生物群系，對於保持最佳認知狀態非常重要！這不只能避免發炎、支援營養吸收，以及提供關鍵的代謝物，也能幫助解毒。[8] 餵養微生物群系益生元，會影響毒素分解與排出的速度。你也能想像，如果腸胃蠕動變慢，毒素通過腸胃道排出的速度也會變慢，所以腸道動得快（少於 24 小時）比動得慢好。按照互換模式，特定的毒素也會改變我們的微生物群系，像是三氯沙、農藥、嘉磷塞（那無處不在的除草劑）、塑化劑、重金屬與一些藥物（如抗生素、氫離子幫浦阻斷劑與人造雌激素）。[9]

微生物群系除了有代謝、免疫和毒性作用，對認知衰退也有影響，腸胃道的微生物群系甚至可能產生自己的類澱粉蛋白，進而影響我們自己的乙型類澱粉蛋白產生、衰退與清除。[10] 有證據顯示由細菌產生的類澱粉蛋白，確實可能沉積在腦部裡，影響整體類澱粉蛋白的產生。[11]

因此，我們可以很清楚知道，要預防與逆轉認知衰退，必須支持並且優化我們的微生物群系。一般而言，我們會使用益生菌、益生元，以及盡可能遠離會破壞微生物群系的事物以達到這個目標。更確切地說，目前發展中的情況令人興奮：我們開始從多種細菌當中，慢慢找出哪一些對關鍵認知功能有重大影響，因此「整治」我們的微生物群系應該會更精準、更有效力。舉例來說，在一項研究當中，神經滋養因子的增加與比菲德氏菌當中特定的一株細菌有關聯。[12] 在另一項研究裡，某一特定細菌種類——牝牛分枝桿菌（*Mycobacterium vaccae*），與降低受試者壓力反應相關，且可以減少微膠細胞活化，並激發中樞神經的抗發炎反應。[13] 由於細菌種類繁多，因此在神經退化障礙裡，運用神經化學與免疫相關效用治療的機會無可限量，敬請期待！

感染與認知衰退

當然，除了形成腸胃道微生物群系的微生物以外，我們也會接觸到來自四面八方的感染源。多年來，已有許多人懷疑這些感染源對阿茲海默症的影響，但一直找不到真正的凶手。不過，最近這種懷疑已經變成一種控訴[14]，因為愈來愈多證據開始將慢性感染及隨之而來的發炎反應與認知衰退連結。急性感染如肺炎鏈球菌感染或尿道發炎，也經常讓已經有認知衰退症狀的人病情加劇，對於認知情況因治療而逐漸改善的人，這類感染也是造成病情倒退的常見阻礙。

理論上，會啟動內在免疫系統反應的感染，都可能與阿茲海默症有關；不過，許多研究一再指向特定的病原。疱疹病毒如單純疱疹病毒 1 會造成唇疱疹，並棲息在與臉部感知相關的主要神經——三叉神經上，也很有可能與增加罹患阿茲海默症的風險高度相關。是的，抑制疱疹發作與降低失智風險有關。[15] 方法有很多種，通常多試幾種，找出最適合你的方法很有幫助。你可以服用離胺酸（lysine），或伐昔洛韋或阿昔洛韋。這些藥物普遍接受度高，很多人服用多年也未出現重大副作用。你也可以服用腐植質酸或富里酸。你也能詢問醫師自己能不能使用轉移因子 PlasMyc，尤其如果你目前正有病毒感染的症狀。

造成齒列情況不佳的微生物——最著名的是牙齦卟啉單胞菌，但其他細菌如具核梭桿菌、齒垢密螺旋體、中間普氏菌、齧蝕艾肯氏菌（*Eikenella corrodens*）等——都與和牙周病相關的阿茲海默症有關聯性。[16] 因此，任何有齒列不佳問題的人，都應與功能醫學牙醫談談相關的治療。含有唾液鏈球菌和沙克乳桿菌活菌的口服益生菌愈來愈普遍，這些益生菌能有效降低口腔裡與牙周病相關的微生物數量，間接降低牙周病相關的認知衰退風險。

由壁蝨傳播的生物，經常與長期感染和認知衰退有關。超過一半以上有伯氏疏螺旋體（造成萊姆病的病菌）的人，同時也被其他同樣由壁蝨傳播的細菌感染，像是巴倍蟲、巴東體、艾利希體或邊蟲。巴倍蟲是最常與萊姆病菌伯氏疏螺旋體同時出現的病菌，它是一種會感染紅血球的寄生蟲，與造成瘧疾的寄生蟲是親戚。巴東體、艾利希體及邊蟲，都是由壁蝨傳播的細菌，都能透過適當的抗生素，以及天然療法治癒。不過，這些長期感染通常難以根除，除非努力持續治療及謹慎追蹤。

真菌類——如麴菌之類的黴菌及念珠菌屬的酵母菌——也是造成認知衰退的可能因素，不只是因為它們會釋放黴菌毒素、能直接感染病患，也是因為這種病菌會干擾人體的免疫反應。念珠菌[17]，以及其他酵母菌和黴菌[18]，確實曾在阿茲海默症患者的腦部中被發現。在慢性炎症反應綜合症（chronic inflammatory response syndrome, CIRS）與第三型阿茲海默症病患身上，常見的黴菌是葡萄穗黴菌（有毒的黑黴）、青黴菌、麴菌、毛殼菌（*Chaetomium*）和節擔菌（*Wallemia*）。漏水的大樓是這些黴菌的躲藏處，也讓我們暴露在易散發有機化合物的有害氣體、各種細菌片段、孢子和其他促發炎物質之下——簡直是讓人失智的大鍋湯。

第三型阿茲海默症病患，不只是被黴菌產生的黴菌毒素感染，還有保護細菌的生物膜。這些生物膜讓被包住的細菌更難被抗生素殺死。有這種生物膜的細菌，最常見的是多重抗藥性凝固酶陰性葡萄球菌（MARCoNS），這些是深藏在鼻咽裡的葡萄球菌，對多種抗生素有抗藥性。MARCoNS 可以用 BEG、Biocidin 鼻噴劑或銀離子進行治療。

結論：住在我們體內的生物——那些形成我們的全息生物群系（holobiome，腸胃道、皮膚和鼻竇裡的微生物群系總和）及那些侵入並感染我們的——是決定我們認知狀態、認知衰退風險，以及認知衰退發展的關鍵因素。與阿茲海默症息息相關的乙型類澱粉蛋白其中一種作用，其實就是抗菌劑，因此考慮並且處理免疫系統、各種微生物及神經系統之間的互動關係，對讓療效最佳化非常重要。

第二十一章

營養補充品：打造生機的根源

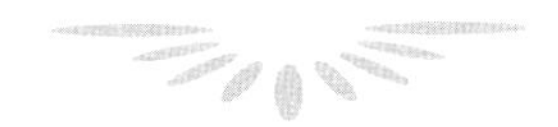

你的動力不是幫助病人，就是幫助自己的事業。

——R. F. 羅布（R. F. Loeb）

因為沒看到成果而不相信新療法的人，只是資訊不足；
即使看到成果卻仍不相信的人，我們稱為「專家」。

——R. F. 羅布

最近收到一封信寫著：

> 我的太太今年六十九歲，一年前開始出現記憶衰退的症狀，隨後被診斷罹患阿茲海默症。你可以想像，我們聽到這消息如晴天霹靂。我太太的姊姊幾年前因為阿茲海默症去世，她的母親也因為阿茲海默症去世，所以這是家族遺傳的疾病。內人的主治醫師叫她要服用愛憶欣，但跟我們說這疾病沒有藥醫，健康狀態只會每況愈下。
>
> 內人當時連最簡單的對話都無法進行，根本不算一個「完人」，令人不勝唏噓。

我的兒子在今年十月打電話給我，向我描述您所說的布萊迪森療程。一開始我很懷疑，因為這聽起來「好得不真實」。

二〇一八年十一月，我們與坎崔爾醫師（Deborah Cantrell）約診，進行抽血檢驗、磁振造影與 ApoE 檢測。ApoE 檢測結果是 3/4。我們收到一整份要服用的維生素、益生菌、薑黃與舌下含服補充品的清單。內人在今年一月開始服用這些補充品，現在已經改善百分之九十五！每一個看過我太太惡化情況的人，現在看到她都會問：「她的阿茲海默症現在已經治好了嗎？」我都會簡單解釋：「她現在吃的維生素等食療養生法，徹底讓生活有了一百八十度的轉變。」

我無法跟你說我太太、我自己、我兒子和孫兒們，有多麼感謝你和坎崔爾醫師介紹這套療程，我太太再次迎回自己的人生了。

營養補充品對認知衰退，真的像有些人說的「毫無用處」嗎？[1] 第一件事是要釐清，從字面來看，營養補充品真的就是「補充品」。許多病患都避開此一療程的其他部分，只專注在營養補充品的推薦上，這些病患的改善幅度不大。這套療程的準則，是利用所有現有的方法，改變腦部的生化訊號傳遞，從阿茲海默症的破突觸訊號傳遞，變成正常腦部的成突觸訊號傳遞。因此，這裡的重點並不是營養補充品有沒有用，而是我們該怎麼做，才能在每個病患的致病原因不同的情況下，為預防與逆轉認知衰退所需的神經化學帶來關鍵性的改變。既然阿茲海默症是非常嚴重的疾病，我們必須像處理緊急事故一樣，無所不用其極；因此整體療程的一部分，就是利用高品質的補充品，針對每個病患的個別需求提供支援，而且此舉一再被證實是有效的。再者，我們也有無數個案例，在停止服用這些補充品——像是準備開刀之前，或去旅行之時，或是剛好吃完的時候——結果接下來幾週，狀況就出現明顯的衰退。這些觀察指出，營養補充品是最佳個人療程計畫中，很重要的一部分。

由於造成認知衰退的背後因素非常多，每個人的情況也不一樣，儲備的補充品內容也因此非常龐大以及個人化。舉例而言，如果醫師聲稱是在治療認知衰退，卻沒能評估出並且治療胰島素抗性，就是在提供水準欠佳的醫療照護；如果我們未能評估並治療全身發炎，我們就是在提供水準欠佳的照護；如果我們未能評估並治療腸道通透性增加（腸漏症），我們就是在提供水準欠佳的照護；如果我們未能評估並治療阿茲海默症相關的病原體（如疱疹病毒或牙齦卟啉單胞菌）；我們就是在提供水準欠佳的照護；如果我們未能評估並治療黴菌毒素，我們就是在提供水準欠佳的照護；如果我們未能評估並治療化學毒素暴露，我們就是在提供水準欠佳的照護；如果我們未能評估並治療睡眠呼吸中止症，以及其他造成氧氣飽和度下降的原因，我們就是在提供水準欠佳的照護；如果我們未能評估並治療異常的微生物群系，我們就是在提供水準欠佳的照護。如果我們未能評估並治療荷爾蒙缺乏，我們就是在提供水準欠佳的照護；如果我們未能評估並治療營養方面的缺乏，我們就是在提供水準欠佳的照護；如果我們未能評估並治療心血管疾病，我們就是在提供水準欠佳的照護；如果我們未能評估並治療甲基化作用的缺陷，我們就是在提供水準欠佳的照護；因此，既然營養補充品能有效處理這些關鍵性的誘發因素，這些補充品就是全套配備的重要一環。

那麼，讓我們來看看有哪些補充品能滿足這些生物化學的目標——換句話說，我們打算達成什麼，才能改善認知狀態？當我們一個一個討論這些事項時，要記得透過食用特定食物，以及改變生活型態，通常也能達成幾乎相同的生物化學目標。確實，如果可以選擇，盡可能減少攝取補充品較好。用最自然的方式達成生物化學目標，就是最好的方式。舉例來說，你可以透過吃發酵食物如泡菜或德國酸菜，支持自己的微生物群系，但也可以吞一顆益生菌膠囊——選擇權在你手上。在上面的案例中，新的營養補充品能提供特定的菌株，以及期望的效果；在消化過程中，有些細菌比發酵食物中的細菌更易存活；特定的菌群也有不同效益，所以發酵食物與益生菌膠囊其實是相輔相成的關係。不過，確實有時候食物無法提供需要的營養——例如，許多素食者缺乏維生素 B_{12}，導致同半胱胺酸濃度過高，這是阿茲海默症的重要風險因子，因此對這些案例而言，營養補充品非常重要。

關於營養補充品的來源：市面上有很多高品質的香藥草與營養補充品來源，找到值得信賴的賣家很重要。香藥草方面，Banyan Botanicals、Gaia Herbs、Natura Health Products、Metagenics 與 Cytoplan，都是我們非常推薦的品牌（這不是說其他品牌沒有提供高品質的香藥草，而是我們推薦的品牌是值得信賴，且持續提供高品質產品的品牌）。營養補充品方面，我們信賴的品牌有 Pure Encapsulations、Garden of Life、LifeSeasons、Metagenics、Cytoplan 與 Thorne 等。

記住這些重點之後，這些提供腦部突觸支援的營養補充品，有哪些目標要達成呢？以下是這些產品針對的關鍵問題：

❖ 要如何降低同半胱胺酸？

最佳的同半胱胺酸是低於 7 μM 濃度，這可能要再加上每天攝取 1 mg 維生素 B_{12}（透過服用甲基鈷胺素〔methylcobalamin〕、S- 腺嘌呤胺素〔S-adenosylcobalamin〕，或者羥鈷胺〔hydroxocobalamin〕）、每天 0.8 mg 甲基葉酸（methylfolate；不過有些人會攝取到 15 mg），以及每天 20 mg 的吡哆醛磷酸鈣（pyridoxal-5-phosphate, P5P；注意，劑量若超過 150 mg 可能造成神經損壞，讓腳麻以至於行走困難）。如果同半胱胺酸維持高濃度，有些人會加入 500 mg（最多 3 g）的甜菜鹼（trimethylglycine）。適當補充膽鹼也有幫助，你能透過飲食（如蛋黃、肝臟）攝取，或經由補充胞磷膽鹼、甘油磷酸膽鹼（GPC choline），或卵磷脂取得。

❖ 我要如何減少全身性發炎？

對於大部分遵循此計畫第一部分所描述「有酮彈性 12/3」飲食法的人，飲食法的抗發炎效果足以預防全身性發炎。不過，對於高敏感性 C 反應蛋白仍高於 0.9 mg/dL 的人，降低發炎極為重要，因此補充營養品非常重要。這個過程有三步驟：（1）找出造成發炎的原因，有可能是腸漏症、長期感染、代謝症候群或其他原因。（2）要解決發炎現象，可透過服用「特異化促炎症消退介質」（簡稱 SPM，由 Metagenics 生產。這是根據查爾斯．索罕教授〔Charles Serhan〕革命性的研究設計的一款名為 SPM Active 產品；每天服用二至四顆膠囊長達一個月，能緩解持續的發炎症狀），或 omega-3 脂肪如 DHA 及 EPA，總劑量是 1-3 g 的 omega-3 脂肪。（3）每天 1 g 薑黃素，亦或每天 1 g omega-3，亦或每天 1-3 g 薑，亦或每天兩次 300-500 mg 乳香（Boswellia），亦或每天 250-350 mg 的鉤藤（Uncaria tomentosa），又名貓爪藤（Cat's Claw），且有多種其他效果，如能降低乙型類澱粉蛋白）進一步預防發炎惡化。如果可以，應避免阿斯匹靈造成的胃部與腎臟損害，以及乙醯胺酚（普拿疼）可能帶來的肝臟損害。

❖ 要如何擁有胰島素敏感度？

與發炎的處理方式相同，手冊第一部分所描述的飲食與生活方式，應該能緩解胰島素抗性，並讓大部分的人擁有胰島素敏感度。不過同樣的，這個做法也能用許多非處方的常見有效化合物補充：（1）小蘗鹼，一天服用三次 500 mg，能有效控制血糖；（2）吡啶甲酸鋅（或別的形式的鋅）能改善胰島素分泌與作用。補充品對於缺乏鋅的人，也就是全球十億人口，特別重要，因為許多缺鋅的人會服用氫離子幫浦阻斷劑幫助改善胃食道逆流症狀（又稱為胃灼熱）。吡啶甲酸鋅的劑量是每天 20-50 mg；（3）每天 1⁄4 小匙肉桂；（4）每天兩次 500 mcg 的吡啶甲酸鉻；（5）硫辛酸（或者最好補充右旋硫辛酸〔R-lipoic acid〕，能降低糖化終產物，因為它能增加保護酵素乙二醛酶（glyoxalase），同時也有抗氧化作用，一般每日服用劑量是 100-500 mg；（6）苦瓜與蘆薈也會被當成營養補充品，因為它們對糖化血色素能發揮適度的作用；（7）如前所述，高纖飲食與營養補充品能改善血糖控制。

❖ 要如何進入酮症？

與提升胰島素敏感度的做法相同，大部分的人採取「有酮彈性

12/3」調整飲食、運動、提升睡眠品質、避免壓力過大，都能進入酮症。這種內源性的酮症比較好。不過，對有些人來說，這樣的酮症程度可能還不夠（至少 0.5 mM β- 羥基丁酸，最好是 1.0-4.0 mM β- 羥基丁酸）；此時可以加入 MCT 油，一天三次，每次 1 小匙到 1 大匙，通常會有幫助。一開始先加 1 小匙，接著幾週慢慢增量，才能避免腹瀉。

你也能服用酮鹽或酮酯類，以進入同樣範圍的酮症。你可以使用 Precision Xtra 血酮機，或 Keto-Mojo 或 Keto Guru，測量自己的血酮值。另一個做法是測量尿液中的酮（測乙醯乙酸的濃度），或使用呼氣檢測（測量丙酮），雖然比較不準確，但至少也能幫助你開始。

❖ 我要如何增加神經滋養的訊號？

神經滋養因子是生長因子，能透過與神經元上的特定受體結合，支援神經元。例如，腦源性神經滋養因子能藉由運動增加，並且有抗阿茲海默症的功效。類似的神經生長因子會支援腦部的膽鹼性神經元（cholinergic neurons），這對記憶形成非常重要。不只運動與酮能讓腦源性神經滋養因子增加，全咖啡果萃取物（whole coffee fruit extract, WCFE；又稱為 Neurofactor）也有幫助；並且看來，在早上或晚上服用 100 或 200 mg，最有效果。LifeSeasons 或 Garden of Life 等品牌，都有推出此產品。

另一個方法，是服用能與腦源性神經滋養因子結合，並增加訊號傳遞的促效劑 7,8- 二羥基黃酮。最佳劑量目前還不清楚；可能最好的做法是：連續服用 25 mg 三天，之後一週每天服用兩次，再增加到每天三次。

每天服用 50 mg 的紫檀芪（pterostilbene）也能增加腦源性神經滋養因子，同時增加多巴胺。每天服用兩次 5-10 mg 的乳清酸鋰（lithium orotate）也能增加腦源性神經滋養因子，同時擁有其他有益的效果。

乙醯左旋肉鹼能將脂肪酸送到粒線體做為能量使用，並且被證實能增加神經生長因子。一般劑量是每天一到三次，500-1,000 mg。

猴頭菇（*Hericium erinaceus*；英文俗名為 lion's mane mushroom，又稱為 Yamabushitake），顯示能增加神經生長因子、減少發炎，以及改善輕度認知功能障礙者的認知。[2] 每天隨餐服用三次 250-500 mg 是常見的做法。有些人也喜歡用這種菇泡茶。

除了這些營養補給品及草藥外，鼻腔吸入式滋養因子（intranasal trophic factors）也有非常大的潛力，希望未來能愈來愈容易取得。某些製劑，如胰島素及神經生長因子，如果採用鼻腔吸入的方式能有效地由鼻腔輸送到腦部。但也有一些，如 netrin-1（會與類澱粉前驅蛋白結合），鼻腔輸送的效果並不好。不過，對於鼻腔輸送效果不佳的因子，通常可使用其較易滲透的具活性的小片段胜肽來解決。因此，無論是使用完整的胰島素或神經生長因子，或是 netrin-1 及其他較難滲透的因子的活性片段，都很有潛力能成為醫療的兵器庫。

❖ 我要如何提升專注力？

有認知衰退的人最常抱怨的，是無法專心與保持專注力。專注能力是形成記憶的第一個步驟，專注新的資訊並賦予重要性非常重要，因為不重要的細節會被優先遺忘掉。咖啡因是大家熟知的專注力促進劑。100-200 mg 的泛酸（pantothenic acid），也可能有幫助，但因為它有刺激性，不應該太晚服用。每天服用一或兩次 100-500 mg 的雷公根也有效果。牛磺酸（taurine）對降低焦慮及增進專注力都有效，每天服用劑量是 500-2,000 mg；300-600 mg 的檸檬香蜂草，也能降低焦慮感並且增進專注力。有些人喜歡聞嗅胡椒薄荷，這也能增進專注力並改善思緒清晰度。乙醯左旋肉鹼 500 mg 也能增加專注力。

❖ 我要如何增強記憶力？

記憶力是大腦最典型的功能，複雜且驚人，受許多不同的因素影響。影響學習與記憶力的因素有：專注能力、神經傳導物質（尤其是乙醯膽鹼、麩胺酸，以及對獎勵有正面反應的多巴胺）、滋養因子（神經生長因子和腦源性神經滋養因子）、環腺苷單磷酸傳遞的訊號、DNA 中與記憶相關的蛋白質、神經突觸的形成與強化、荷爾蒙、營養素與基因。所有這些程序（除了你自己的基因），都能透過各種營養補充品與香藥草進行調節。

如前所述，集中力與注意力可以透過多種補充品增強，從咖啡因、茶胺酸、牛磺酸、泛酸、乙醯左旋肉鹼，到檸檬香蜂草（當然還有整晚好睡、運動、酮症，以及避免胰島素飆升）都有幫助；乙醯膽鹼可以透過每天服用兩次 200-500 mg 的胞磷膽鹼（CDP-choline）、甘油磷酸膽鹼（500-1,200 mg）、磷脂醯膽鹼（一天三次；400-1,500 mg）、假馬齒莧（隨餐食用 250 mg）、甲氯芬酯（centrophenoxine）500-1,000 mg、二甲基乙醇胺（dimethylaminoethanol, DMAE）50-200 mg、番紅花（每天 25-

30 mg），或瑪卡（maca；每天 0.5-5 g，來自安地斯山脈，要注意其他來源為仿冒品）；要增加多巴胺可以透過攝取其前驅物如酪胺酸（tyrosine）與苯丙胺酸（phenylalanine），輔助因子如吡哆醇（pyridoxine），前驅物如刺毛黧豆（Mucuna pruriens；又名虎爪豆）裡的左旋多巴（L-dopa），或多巴胺抑制劑如希利治林（selegiline，藥名巴可癒錠）或燕麥草提取物（oat straw extract；每天 800-1,600 mg）。

膽鹼性麩胺酸的訊號傳遞，可以透過拉西坦類（racetams）補充品增強，包括吡拉西坦（piracetam；每天三次 250-1,500 mg）、阿尼西坦（aniracetam；一天兩次 375-750 mg）、奧拉西坦（oxiracetam；一天三次 250-500 mg），以及苯丙拉西坦（phenylpiracetam；一天兩次 100 mg）。有些人在服用拉西坦類補充品時，會同時每天服用 200-5,000 mg 的肌酸（creatine）提供能量支援。100-400 mg 黃芩（Shankhpushpi）補充品的效果，類似這些拉西坦保健品。

如第 354 頁所描述，增加神經滋養因子可以透過攝取乙醯左旋肉鹼、猴頭菇、全咖啡果萃取物、紫檀芪或 7,8-二羥基黃酮等方式。

加強環腺苷單磷酸的訊號傳遞，可以藉由攝取咖啡因（50-100 mg）及左旋茶胺酸（L-theanine，200 mg；兩者經常同時服用，因為能減緩單獨攝取咖啡因時造成的心跳加速），也可以攝取毛喉素（forskolin；每天 150-250 mg），或朝鮮薊萃取物 500 mg，內含葉黃酮（luteolin）。神經元突觸的形成，能由每天攝取 DHA（一種 omega-3 脂肪酸）1 g，搭配每天攝取兩次 250-500 mg 膽鹼。

蘇糖酸鎂 2 g（內含 144 mg 的鎂），可以晚上服用，或改成一天三次 667 mg，能支持突觸傳導，同樣地，每天服用 100-300 mg 的磷脂絲胺酸（phosphatidylserine）也可以。一天兩次 150-300 mg 苯磷硫胺（benfotiamine）可能幫助缺乏硫胺素（維生素 B_1）者的記憶形成；這是一種對學習與記憶形成至關重要的營養素。

❖ 我要如何支持粒線體的功能？

粒線體是細胞的「電池」，如果受到損害，會是造成神經退化的關鍵原因。它們可能因為 DNA 受損，或代謝異常，或它的膜或組成成分受損而受到損害。我們晚上睡覺時，身體會啟動細胞自噬，移除受損的細胞，粒線體自噬（mitophagy）也一樣會清除受損的粒線體，生成新的粒線體，以支援最佳的神經功能。

輔酶 Q（CoQ）或它的還原型（Ubiquinol）都常被使用，劑量是 90-200 mg。咯奎（pyrroloquinoline quinone, PQQ）的作用是增加粒線體的數量，服用劑量是 10-20 mg。菸鹼醯胺腺嘌呤二核苷酸（nicotinamide adenine dinucleotide, NAD+）是粒線體的重要能量來源，也會啟動長壽基因 SIRT1，能增加成突觸的訊息傳遞，支援認知功能。

一天服用 200-300 mg 的煙醯胺核糖（nicotinamide riboside, NR）能讓 NAD+ 增加，另一個啟動 SIRT1 的機制是服用 150-500 mg 的白藜蘆醇。

要保護粒線體，通常會服用右旋硫辛酸 100 mg、維生素 C 1-4 g、生育酚（tocopherols）與生育三烯酚（tocotrienols）混合物 400 IU，活力支援方面則會服用乙醯左旋肉鹼 500 mg、前述劑量的還原型輔酶 Q、前述劑量的煙醯胺核糖，以及每天 200-5,000 mg 的肌酸。

❖ 我要如何支持腎上腺？

本書關於壓力的章節裡，提供了許多減壓、避免壓力，以及管理壓力的好方法。然而，腎上腺方面的補充支援對壓力也有幫助，常用的有紅景天（Rhodiola rosea）300-600 mg（這是適合肉桂醇〔rosavin〕含量 1% 的劑量；如果含量是 2%，劑量要降低成 150-300 mg）。每餐搭配 1-3 g 五味子（schisandra），及每天三次的 200-600 mg 聖羅勒（holy basil）。這些通常會與每天 0.5-5 g 的去甘草素之甘草根萃取物配合使用。

孕烯醇酮或脫氫異雄固酮濃度低的人，每天從 10-25 mg 低劑量開始補充，通常有助於回復自己的正常腎上腺功能。

❖ 我要如何改善排毒功能？

這部分我們在第十九章已有討論。

❖ 我要如何治癒腸胃道？

利用大骨高湯治療腸胃道的部分已經在第九章詳細說明。另外，也能使用許多營養補充品達到這個目的，像是左旋麩醯胺酸、高麗菜汁（內含左旋麩醯胺酸）、丁酸補充品 ProButyrate、去甘草素之甘草根萃取物、榆樹皮、三果實，以及褐煤萃取物（品牌是 Restore，後改名為 ION* Gut Health）。腸道健康改善大概要花一、兩個月，之後就能停止攝取這些補充品，或是間歇性地攝取。

❖ 我要如何優化自己的微生物群系？

如前所述，腸道微生物群系有多達一千種不同的種類（我們先不去談全息生物群系的其他部分，如皮膚微生物群系、鼻竇內微生物群系，以及陰道微生物群系），雖然我們大致看得出與阿茲海默症、二型糖尿病等類似疾病有關的微生物群系變化樣貌，但還有更多細節待釐清。因此，我們目前能做的就是提供不同的微生物菌屬，如乳酸桿菌屬和比菲德氏菌屬，再以豆薯或菊芋裡找得到的益生元，餵養這些微生物菌叢。

來自食物的益生菌與益生元是最好的，這部分在第二十章已有詳細解釋。不過，市面上仍有營養補充品可供選擇。有些人喜歡 VSL#3 益生菌（有人成功用此產品治療發炎性腸道疾病），有些人比較喜歡 Garden of Life 益生菌，也有一些人偏好 Schiff 或 LifeSeasons 等品牌的益生菌。一天兩到四次 250-500 mg 的布拉酵母菌（*Saccharomyces boulardii*）是一種常見的輔助手段，尤其是有腸道感染問題，如幽門螺旋桿菌或困難梭狀芽孢桿菌（*Clostridium difficile*）的人。如果你服用抗生素因此而破壞了腸道微生物群系，在停止服用抗生素後及重新服用益生菌之前，服用孢子益生菌（sporebiotics；源自孢子，而不是活的益生菌）也有幫助。

有些人會建議吃金印草（goldenseal；又名北美黃連），它有抑制細菌耐藥性的作用，這樣可以殺死一些致病菌，留下一些對微生物群系友善的物種。

如第九章以及第二十章所說，我們的微生物群系也需要營養，可以透過高纖飲食或吃抗性澱粉來補充，或吃益生元補充品，如有機洋車前子殼或蒟蒻（以 PGX 纖維素膠囊形式補充）。

❖ 我要如何支援免疫功能？

與阿茲海默症有關的乙型類澱粉蛋白，屬於先天免疫系統反應的一部分，但阿茲海默症患者的腦部裡也已發現有許多病原體，如螺旋體、口腔細菌、疱疹病毒及真菌類。因此，支援免疫系統能幫助降低先天免疫系統長期處於啟動狀態，並過度產生類澱粉蛋白的情況。阿育吠陀醫師用了幾世紀的一個配方是餘甘子（500-1,000 mg；一天兩次）、青牛膽（300 mg；一天三次），和南非醉茄（500 mg；隨餐服用）。另外，基本的營養補充品，如維生素 A、D 和鋅，也對免疫系統有幫助。

腐植酸與富里酸可以刺激免疫系統，也經常用於治療如疱疹病毒或巨細胞病毒等慢性病毒感染，或其他慢性感染症如萊姆病。另一個治療慢性感染的方法，是使用轉移因子 PlasMyc 補充品。

多種香藥草與營養補充品能提供免疫方面的支援，包括 AHCC（活性多醣體相關化合物，一種蕈菇類提取物，一般劑量是每天 3-6 g）、愛維麥（Avemar；一種小麥萃取物）、黃耆、β-1,6-葡聚醣（beta-1,6-glucan）、甘草根（licorice root）、黑接骨木果（black elderberry）、紫錐菊、橄欖葉、蜂膠和奧勒岡。

❖ 我要如何補充維生素D？

維生素 D 的最佳含量目前仍有爭議。有一派人認為，體內維生素 D 的含量單純只是反應待在戶外的時間，對任何健康方面的數據並沒有機制上的影響；另一派人則認為維生素 D 影響數百個基因的轉錄過程，因此會影響身體的許多關鍵程序，如神經可塑性，免疫系統、腫瘤形成、心血管疾病，以及調節鈣質。

補充維生素 D 的最佳量可以採取「一百法」：將目標含量，減掉目前的含量，再乘以 100，得出適合自己的大概量。例如，如果目標是 60（我推薦將目標設在 50-80 ng/ml），目前的含量是 25（這其實是常見的水準），那就是 60－25 ＝ 35，意思是你要服用 3,500 IU 的維生素 D。請記得同時要服用至少 100 mcg 的維生素 K_2，才能使鈣移動並且預防鈣質進入動脈。要讓維生素 D 和 K 吸收好，記得要與好脂肪（酪梨或堅果）一起食用。整體而言，維生素 D 劑量應該保持在低於 10,000 IU 以避免中毒，滴劑量應該少於 100 ng/ml——還有，務必用晒太陽的方式補充一些維生素 D ！

❖ 我能如何增加通往腦部的血流？

我們檢視過世失智症病患的腦部時，阿茲海默症是最常見的，第二常見的則是血管型失智症。此外，血管性疾病在阿茲海默症中也很常見，在第五型阿茲海默症中無所不在。因此，改善腦血流的幫助非常大，市面上也有很多支援性產品：一氧化氮能幫助血管擴張，可以透過食用芝麻菜、甜菜根萃取物，或每天服用一到兩次一錠 Neo40，或每天一到三次 3-6 g 的 L- 精胺酸（L-arginine），或每天配水服用一勺（5g）普精耐左旋精胺酸粉末（ProArgi-9），或每天三次，一次最多 100 mg 的松樹皮萃取物（Pycnogenol，又名碧蘿芷）補充，以上任何產品都可以使用。其他還有每天服用三次 40-120 mg 的銀杏，或一天一到三次 100 mg 的納豆激酶（Nattokinase），或一天三次 5-20 mg 的長春西汀（vinpocetine），或一天三次 1-3 mg 的喜得鎮錠（Hydergine）。最後，因為血管疾病造成認知衰退的人，要考慮採取全素或素食飲食，也可以考慮利用運動氧療輔助。

❖ 我要如何保護神經？

可惜，大家把「抗氧化物」這個詞與保護效果混為一談，其實抗氧化物質過於活躍，可能會干擾細胞代謝過程，例如在我們對抗感染時。因此，得到最適當而不是最大量的抗氧化效果，才是我們的目標。其中最基本的包括：用維生素 E（混合生育酚與生育三烯酚劑型，400 IU）保護細胞膜，每天 1-4 g 的維生素 C，蔬菜裡許多有保護效果的植物營養素（在第四章到第十二章有討論），以及穀胱甘肽（關鍵的抗氧化、解毒與細胞保護劑）。一種針對粒線體的抗氧化物——米托喹諾（mitoquinol），因其潛力，已經被開發用於對抗神經退化疾病。[3] 牛磺熊去氧膽酸也被證實可以做為神經保護劑，[4] 一般用量是每天 300-1,000 mg。

有許多方法可以補充穀胱甘肽：可補充穀胱甘肽的前驅物 N-乙醯半胱胺酸（一天一到三次，500-600 mg）。此外，由於穀胱甘肽本身的吸收效率不佳，也可以一天兩次服用 250 mg 的脂質體穀胱甘肽，或一天兩次 100 mg 的 S-乙醯穀胱甘肽，或是用穀胱甘肽的吸入劑或透過靜脈注射。

除了這些基本的補充品，仍有數十種途徑及上百種化合物能提供神經保護效果，所以最適合你的神經保護方式，要看你的疾病型態——是否有持續發炎症狀、萎縮、毒素暴露、血管損傷，或有過任何創傷。維生素 D 是很好的抗發炎物質。薑黃素、omega-3 脂肪酸，以及其他在第 351 頁所列出的化合物，也有同樣的特質。降低發炎對保護神經具有關鍵性作用。雌二醇是另一種神經保護劑，此外，保護性的神經類固醇如孕烯醇酮與脫氫異雄固酮不需要處方箋即可購買。

之前討論過的神經滋養因子，也是最有效的神經保護物質之一。事實上，酮類的保護作用，是透過向上調控腦源性神經滋養因子得到。不過，要達到最佳效果，就必須降低發炎狀況，並且用 γ-胺基丁酸平衡麩胺酸。

第二十二章

排除障礙：如果一開始不成功

問題並不是該停止的訊號，而是行動方針。

——羅伯特·舒樂（Robert H. Schuller）

這是我每天起床的動力：

> 我寫信給您是想告訴您，我太太在二〇一八年一月被診斷罹患阿茲海默症，而自從她開始採取 ReCODE 療法後，病情有了不可思議的進展。到現在，她還是持續保持進步。這套療法真的是救了她的命。我的太太回到我的身邊，我們的孩子以及孫子們的母親與奶奶，也再次回到了他們的身邊。

而這些讀者的來信，卻讓我輾轉不寐：

> 我覺得非常沮喪，因為我們做了這麼多努力，我先生的病情完全沒有出現改善的跡象。

要怎麼知道一切都在順利進行呢？要怎麼知道自己是否走在正確的道路上？基本上，需要花幾週的時間才能取得實驗室報告並開始啟動療程，又再花幾個月才能將此個人化療程的各個部分最佳化。完成這一切之後，還要記得：造成阿茲海默症背後的退化性原因可能已進行了十幾二十年才被診斷出來，所以這個過程要花較多時間才能見效其實不令人意外，但一般來說，大家表示三到六個月內會看到情況改善。我們曾在四天內看到改善，但也有一年多的，不過三到六個月是常態。

貝西是一名七十九歲女性，她第一次出現記憶喪失時是在六十六歲為了切除子宮施打麻醉劑之後。她在七十四歲被診斷罹患阿茲海默症，開始服用愛憶欣，後來停藥，因為非但沒有幫助，反而讓她變得具有攻擊性。即便因為糖尿病而大幅改變了生活方式，但她的失智症症狀仍持續惡化，包括在七十五歲時出現黃昏症候群，以致每天大約下午四點時她會變得非常躁動，一直打包行李想搬回娘家住（她的母親已經去世幾十年了）。這個情況持續了三年，直到她改由威斯．楊柏格醫師（Wes Youngberg）進行評估，進行完整的布萊迪森療程檢測。即使貝西的認知評估分數非常低（MoCA 分數是 0/30，簡易心智量表分數是 1/30），但當她先生開始給她服用特定的營養補充品，希望降低非常高濃度的同半胱胺酸（當時濃度值是 15），以及之前未被診斷出的自體免疫系統症狀時，她的認知狀態也出現非常戲劇性的轉變。最明顯的改善是開始每天服用 10 mg 的乳清酸鋰後，經過三年不識字的歲月，她恢復到能夠閱讀電視上的文字、新聞標題及路標了。令貝西的先生感到無比欣慰的是，貝西開始這個策略僅一個月後，她的黃昏症候群就消失了，只剩每週一到兩次會提到自己的母親。這些巨大的挑戰得以解決，都是因為他們有仔細注意到療程中之前未完全處理的部分。

對療程反應不佳最常見的原因，就是未能依照療程的建議執行。請務必不要為難自己——要搞定療程的每一個部分確實很困難，我們的確在盡可能簡化這些事，但不幸的是，造成疾病的過程非常複雜。好消息是，不一定要遵循每一個步驟就能看到病情改善，因為最重要的是要讓自己跨過一道門檻，才能往正確的方向前進。但是這道門檻無法直接測量，你只能持續調整，直到出現改善。

療程反應不佳，第二常見的原因是未能找出、並且針對造成疾病的因素進行處理，例如某種感染、腸漏症或毒素暴露。所以，請不要只嘗試前幾週就放棄。請持續優化你的反應，並且配合醫師或健康教練的指示調整。

除了是否確實遵守規則及遺漏致病因素外，確實重新檢視以下幾個重點，能幫助病情改善：

❖ 你有測量血酮嗎？血酮濃度有在1.0-4.0之間嗎？

達到這個濃度值後會有最明顯的改善。血酮值低至 0.2-0.5（mM BHB）並不是好情況。你可能要攝取 MCT 油或酮鹽或酮酯，才能達到這個數值。你可能要考慮每個禮拜找一天改吃少許地瓜之類的食物以破除這個循環，但酮症達這個程度，最能有效改善認知情況。

❖ BrainHQ或MoCA評估的分數是平穩、降低，還是有改善？

對大部分人而言，主觀上的改善例如注意到記憶力變好、討論事情時參與度增加及組織能力改善等，與客觀的評估分數例如MoCA 評估、BrainHQ 或 CNS Vital Signs 評估，彼此相關。換句話說，兩者通常攜手並進。有時候大家並不會注意到自己究竟改善了多少，因此再次進行評估能幫助你了解目前的狀態。請記得，阿茲海默症的自然發展就是無止境的退化，所以僅只是極少的改善或維持穩定不惡化，就表示你正在往對的方向前進。

❖ 已經排除睡眠呼吸中止症的可能性嗎？血氧機是否顯示晚上都沒有出現不飽和的情況？

認知衰退最常見也最常未被診斷出來的致病因素之一，就是睡眠呼吸中止症，也就是我們晚上睡覺時有時會暫停呼吸，以至於血氧量下降。我們總認為這是體重過重、會打呼的男性才有的病症，但其實無論男女、任何體重、會不會打呼，晚上的血氧濃度都可能會下降（有時不一定是睡眠呼吸中止症造成），所以這是否是造成你認知衰退的原因非常重要，即便你認為你的認知狀態是「正常的」也一樣。測量方式很簡單，你的醫師或許能借你血氧機使用幾晚，你也可以直接買一台。測出來的夜間血氧濃度最好是保持在百分之九十六至九十八，不應該出現低於百分之九十四的情況。另外，每小時呼吸中止發生的頻率應該少於五次，換句話說：睡眠呼吸中止指數（AHI）應低於五，最好是零次。

❖ 你的腸道健康嗎？治療腸道後，有（透過食物或營養補充品）攝取益生菌和益生元嗎？

好消息是，療癒腸胃道並改善腸道微生物群系，是相對容易的事，無論從營養、免疫、排毒到改善情緒。這麼做對你有非常多的幫助。壞消息是，大部分的醫師會忽略你的腸胃道狀態，所以如果還沒有檢查這部分，且你的認知情況並未改善，請務必解決這個重要區塊。目標應該是沒有腸漏症（可以用 Cyrex Array 2 檢測進行評估），以及沒有微生態失調（腸道菌叢異常）的情況。

❖ 你有每週至少運動四次嗎？是否已同時進行有氧與肌力訓練？

正如第十三章中所說，從增加腦源性神經滋養因子的支援、改善胰島素敏感度，到改善血管健康，運動有非常多改善認知的機制。如果你的運動頻率非常低，甚至沒有運動，那麼跨出這一步可能就有幫助。或許可以試試找健身教練，看看自己喜不喜歡，但是無論如何，每週至少運動四次、每次 45 分鐘以上，會很有幫助。

❖ 是否有健康教練幫助你保持最佳狀態？（或者有另一半或其他重要同伴能幫忙？）

肯是我的患者，肯告訴我：「我需要一位控制我的主人！」我告訴他，他找錯人了，不過我知道他的意思——有些人就是需要有獎賞做為誘因，但有些人有懲罰反而更有動力，所以明白自己的傾向與偏好也會有幫助。有些人雇用健康教練的成效良好，有些人喜歡找團體教練；有些人喜歡面對面教學，而另一些人則喜歡遠距指導；有些人反而喜歡另一半成為他們的指導顧問——只要對你有效，怎麼樣都好。對了，肯最後找了重訓教練，偶爾搭配健康教練，他目前的狀況非常好。

❖ 你的醫師理解這個療程嗎？

這一點很重要，尤其如果遇到的醫師並沒有進行正確的評估檢測，沒有針對造成認知衰退的關鍵誘發因素進行治療，或是過於悲觀都不適合。你或許聽過「安慰劑效應」（placebo effect），但你可能沒有聽過「反安慰劑效應」（nocebo effect）。會發生這種狀況是因為如果有負面期待，對健康也會產生負面效果。當醫師或其他具有權威性的人告訴病患他的疾病無藥可醫，病患就容易形成這種負面的期待。

❖ 你採取了「有酮彈性12/3」飲食法（或類似的飲食方式）嗎？

這種飲食方式帶來的諸多效果——酮症、自噬作用、胰島素敏感度、營養支援、粒線體支援、免疫力支援與排毒——都能夠改善認知狀態，並且預防認知衰退。所以，你如果還沒有開始採取這種飲食，你的認知狀態改善程度可能會大打折扣。

❖ 你已經優化所有生化參數了嗎？

你現在的高敏感度 C- 反應蛋白（hs-CRP）<0.9、空腹胰島素值介於 3.0-5.0、糖化血色素 4.0-5.3、維生素 D 介於 50-80 之間嗎？荷爾蒙與營養素全都處於最佳狀態了嗎？同半胱胺酸≦ 7 ？ B_{12} 在 500-1,500 之間？ RBC Mg >5.2 ？優化這些代謝數據，對傳遞成突觸訊息非常重要，有了成突觸訊號傳遞，我們才能逆轉認知衰退。所以，如果你的這些數據仍不理想，讓它們達到適當的範圍就變得很重要了。

❖ 代謝數據都優化之後，你是否已嘗試WCFE了？

WCFE 是「全咖啡果萃取」的縮寫，它能大幅增加腦源性神經滋養因子（能支援神經元）。當你的代謝狀態已經優化，腸道健康已經改善，並且解決慢性發炎的問題後，你應該能開始重建自己的神經突觸，而腦源性神經滋養因子有關鍵性的貢獻（其他有貢獻的包括維生素 D、雌二醇、睪固酮、甲狀腺荷爾蒙、胞磷膽鹼與 DHA 等）。另外，埃默里大學（Emory University）的葉克強博士辨認出一個稱為 7,8- 二羥基黃酮（不需要處方箋即可取得）的化合物，能夠與腦源性神經滋養因子的受體結合，因此能提供與 WCFE 類似的效果。

❖ 你已經找出並且治療所有病原體了嗎？

如果你長期受到伯氏疏螺旋體、巴倍蟲、巴東體與其他病原體感染，應該先接受治療——最好不要使用抗生素（若使用了抗生素，務必小心觀察對認知狀態的影響，稍有造成退化的跡象，就改用非抗生素的療法）。病原體可能藏在血液、鼻竇、口腔（如牙周病）、腸胃道、腦部、皮膚等器官裡。除了消滅病原體之外，在這些部位重建出最佳的微生物群系，是打造最好認知狀態的重要支援。

❖ 你已找出並治療暴露的毒素（金屬中毒、有機化合毒素與生物毒素），讓排毒效率呈現最佳狀態了嗎？

現在新生兒的臍帶血裡有上百種毒素——顯示人類的毒素暴露程度是歷史上前所未見的。這些常常導致認知衰退。好消息是，我們可以識別這些毒素——如汞之類的重金屬，甲苯或甲醛這種有機化合毒素，或生物毒素新月毒素等，並能隨著時間將這些毒素從身體移除。但關鍵重點是，過於激烈的排毒（解毒）反而可能讓症狀惡化，因此配合醫師指示（最好是解毒專家），調整排毒速度是非常重要的。最近市面上有些關於解毒的優秀書籍，例如約瑟夫．皮佐諾醫師（Joseph Pizzorno）所著的《環境毒害》（*The Toxin Solution*），對處理化學毒物，如苯、氰化物、雙酚A與苯二甲酸酯類塑化劑，很有幫助；以及尼爾．內森醫師所著的《毒》，對於處理生物毒素，如黴菌產生的毒素新月毒素等，也特別有幫助。

❖ 如果你體內有黴菌毒素，你已經接受消膽胺（或其他結合劑，如Welchol或膨土、木炭或沸石）的治療了嗎？使用過血管活性腸肽鼻腔噴劑了嗎？清除掉多重抗藥性凝固酶陰性葡萄球菌了嗎？你的補體C4a回到正常值了嗎？基質金屬蛋白酶-9（MMP-9）回到正常值了嗎？

如果你接觸過黴菌毒素（透過尿液檢測可以確認），降低毒素暴露並且排除這些毒素，對優化認知狀態應該非常重要。這些黴菌產生的毒素不只會直接破壞你的腦部，也會損害免疫系統，正是有阿茲海默症時，應極力避免的事情。

❖ 你的穀胱甘肽已是最佳值了嗎？

穀胱甘肽就像個好照顧者一樣，能保護你免受許多敵人的襲擊。穀胱甘肽對排毒機制很重要，也是關鍵的抗氧化物質。穀胱甘肽務必須調整到最佳值，穀胱甘肽過低，是慢性中毒的常見症狀，因為你的排毒機制真的已精疲力竭。因此，務必讓穀胱甘肽保持在最佳數值：目標最少是 250 mcg/ml（814 μmol）。要增加穀胱甘肽，可以補充它的前驅物：N-乙醯半胱胺酸，或攝取脂質體穀胱甘肽，或 S-乙醯穀胱甘肽，或穀胱甘肽鼻噴劑，有些中毒嚴重的人，會使用靜脈注射穀胱甘肽或吸入式穀胱甘肽。另外，如第十九章所述，也有許多成分能幫助排毒，像是蘿蔔硫素、二吲哚基甲烷（diindolylmethane, DIM），以及抗壞血酸（ascorbate）。

❖ 療程中有加入大腦刺激嗎？

研究結果發現，獲得最優秀成果的病患，往往是因為有加入某種形式的大腦刺激，例如光照療法（Vielight）、雷射刺激、磁刺激如電磁諧振療法，或透過其他方式刺激大腦。當然，大腦訓練也是大腦刺激的一種方法，但是在整體療程中，若能加入至少一種這類物理性的刺激，尤其如果生物化學已達最佳狀態，可能具有輔助效果。

❖ 是時候考慮移植幹細胞了嗎？

如果各方面已經進行治療並已優化，病情卻仍然沒有改善，或許是病情已進入停滯期，你可能會想考慮使用幹細胞。但請注意，說到幹細胞，市場上有許多江湖郎中。不過，目前持續有使用幹細胞治療阿茲海默症的實驗，在美國達拉斯、紐約以及巴拿馬等地，都有非常好的團隊。

但是，如果我們都已及早採用此計畫中所有的準則，並持續優化，並使用此章節所列出的所有排除障礙法，我們就應該能降低全世界在失智症上的負擔，讓阿茲海默症退回罕見疾病的行列，也應該能在這個世代，徹底終結阿茲海默症。

結語

二十一世紀醫學的勝利

她成為處女之前，我就認識她了。

——奧斯卡．萊萬特（Oscar Levant），

在描述桃樂絲．黛（Doris Day）時所表示

你或許不記得桃樂絲．黛是誰——她是一九五〇及一九六〇年代紅遍一時的美國演員與歌手，她的形象清純到被譏笑為「世界上最老的處女」。而刻薄的鋼琴家奧斯卡．萊萬特卻說，在桃樂絲的形象被塑造成那樣之前，自己就認識她了，所以才說：「她成為處女之前，我就認識她了。」

這聽起來可能前後不連貫，但這正是我對醫學的感想。沒錯，聽起來很荒謬，但醫學界開始注重健康之前，我就認識它了。以前醫學是解決實際導致疾病的原因，但現在醫師會對他們自己和他們的病人所做的那些可怕的不健康的事，實在很令人難以相信。可悲的是，許多人仍在做這些事。以前醫師不只抽菸抽得很凶，還在電視廣告上賣菸！這些醫師通常不運動，而且愈來愈肥胖，因此容易罹患早期心血管疾病；他們的飲食習慣非常可怕，甚至還會跟病人說營養對治療疾病不重要；雖然他們非常需要準確的判斷力，但他們經常熬夜不睡覺；他們在試圖治療疾病時，會忽略不去評估那些造成疾病的過程；他們會用無效的藥物治療慢性複雜型疾病；並很少注意病患需要的是什麼，只注意醫院為盈利所推行的政策或業務向他們推銷的東西。

我在念醫學院時，我們讀書、實習，並且學習「末期醫學」——我們學會辨識癌症轉移、心臟衰竭與失智症的徵兆，而這些跡象距離我們應該識別和治療相關疾病的時間已經過去了好幾年。

現在回頭看當時的慘況，實在令人很困惑。這就像是花好多年的時間成為指導冥想的老師，結果卻無時無刻都在對自己的學員大吼大叫——毫無道理可言。最糟糕的是，這些過時的做法也傳給了每一屆的醫學院學生，如一位教育界的領袖人物所說：「我們知道我們在向醫學系學生撒謊，但他們一直相信這些謊言，所以我們就繼續講。」這實在不是什麼進步的做法！

我是在一九六〇年代中長大的，那是社會經歷巨變的時期。那是總統多挖一勺冰淇淋，也不會登上媒體版面的年代。當時，許多草根運動漸漸改變了社會結構、音樂、藝術與戰爭。我們現在需要這樣的運動，才能對健康照護有結構性的改變——改變我們對健康的想法、學習方法、執行方式，以及可以如何從中受益。

幸好，至少在一些專業裡，改變已開始萌芽。二十一世紀醫學注重的是疾病背後的原因與誘發因素，採取的是計畫性治療，而不是單一藥物療法。這代表二十世紀醫學已發生了典範轉移。這些改變帶來前所未見、更好的結果——尤其對於認知衰退、第二型糖尿病、高血壓、類風濕性關節炎、狼瘡、憂鬱症、腸漏症、泛自閉症障礙，以及其他慢性疾病。然而，對我們所有人都不利的是，這些變化只是勉強地被採納——儘管結果有所改善，但醫學院一直拒絕教授這種二十一世紀的醫學。因此，絕大部分的醫療人員，還是在進行快速看診、開一個藥方就解決一切的醫療行為，完全忽視病程背後的生理學。因為這些行為，我們現在正在進行的醫療改革至今未被宣傳且很少被討論。但這可說是歷史上最血腥的革命，因為直到我們把這些醫學行為現代化及優化，直到醫學與科學能整合得天衣無縫，直到醫學與健康能被劃上等號，以及直到醫療人員與病患和我們所有人都做到為全球健康共同擔負責任，這場革命會持續帶走十幾億慢性病患的性命。

如同二十世紀見證了小兒麻痺、梅毒與痲瘋病等禍害幾乎結束一樣，二十一世紀將會見證我們實際終結阿茲海默症、巴金森氏症、路易氏體失智症、多發性硬化症、自閉症、精神分裂症、類風濕性關節炎、狼瘡、潰瘍性結腸炎等複雜慢性病。這些疾病會在歷史上被記載為二十一世紀的病症。記載上也會顯示，這些疾病由於各種致命的因素結合，而有了戲劇性地增長。這些因素包括：未被診斷出來的慢性病原體，史無前例的各類毒素衝擊，供應的食物不符生理需求，免疫系統缺乏抵抗力，長期壓抑的生活方式，以及整體而言，我們企圖追求一種與人類生物演化背道而馳的生活型態，卻終究徒勞無功。

因此，眼前的藍圖變得非常清楚。我們已知道該在每個人身上觀察哪些徵兆，知道該如何辨識誘發因素，也知道該如何進行對應的處置。現在，我們只需要實際執行、精進並且量化。治療認知疾病會變得像矯正牙齒一樣普通。

我的女兒今年結婚了。這讓我不禁想到她所成長的世界是由電子郵件、社群網絡、推特、智慧手機、搜尋引擎、電子商務和雲端儲存服務組成的。這是一個與我長大的世界截然不同的世界。 謝天謝地，她將在這樣一個世界裡撫養她的孩子，在這個世界裡，阿茲海默症不再是我們這一代人的禍害。

我們每一個人都是獨一無二的單人交叉臨床實驗（N-of-1 experiment）。祝福你的這場試驗能成功，充實、充滿快樂並且能長久保持。

＊關於此書中所有註解，請前往 endofalzheimersprogram.com。

致謝

首先，我要感謝我的太太阿伊達，她始終專注於改善病患的生活，以及我們兩位女兒，Tara 與 Tess 的生活。感謝茱莉・葛瑞格里與阿伊達對此書的重要貢獻。我很感謝 Phyllis 與 Jim Easton，以及 Diana Merriam 和伊凡希亞基金會（Evanthea Foundation），感謝他們為阿茲海默症病患所做的一切。我也要感謝 Katherine Gehl、Jessica Lewin、Wright Robinson、Dr. Patrick Soon-Shiong、Douglas Rosenberg、Beryl Buck、Dagmar 與 David Dolby、Stephen D. Bechtel Jr.、Gayle Brown、Lucinda Watson、Tom Marshall 和 Joseph Drown Foundation，Bill Justice、Dave Mitchell、Josh Berman、Marcus Blackmore、Hideo Yamada，以及 Jeffrey Lipton。

我非常感謝以下諸位教授給予的寶貴培訓：Stanley Prusiner、Mark Wrighton（院長）、Roger Sperry、Robert Collins、Robert Fishman、Roger Simon、Vishwanath Lingappa、William Schwartz、Kenneth

McCarty Jr.、J. Richard Baringer、Neil Raskin、Robert Layzer、Seymour Benzer、Erkki Ruoslahti、Lee Hood，以及 Mike Merzenich。

我也很感激各位功能醫學先鋒醫師與專家，正在努力改革醫療與健康照護：Jeffrey Bland、David Perlmutter、Mark Hyman、Dean Ornish、Ritchie Shoemaker、Neil Nathan、Joseph Pizzorno、Ann Hathaway、Kathleen Toups、Deborah Gordon、Jeralyn Brossfield、Kristine Burke、Ilene Naomi Rusk、Jill Carnahan、Sara Gottfried、David Jones、Patrick Hanaway、Terry Wahls、Stephen Gundry、Ari Vojdani、Prudence Hall、Tom O'Bryan、Chris Kresser、Mary Kay Ross、Edwin Amos、Susan Sklar、Mary Ackerley、Sunjya Schweig、Sharon Hausman-Cohen、Nate Bergman、Kim Clawson Rosenstein、Wes Youngberg、Craig Tanio、Dave Jenkins、Miki Okuno、Ari Vojdani、Elroy Vojdani、Chris Shade 醫師們，健康教練 Amylee Amos、Aarti Batavia 與 Tess Bredesen，以及來自十幾個國家和美國各地超過一千五百位醫師，感謝他們的參與，並對此書裡的療程所做出的貢獻；也要感謝以下勇敢的幾位朋友：Kristin、Deborah、Edna、Lucy、Frank 與 Edward，他們透過自身的專業與熱忱，持續幫助許多同樣有認知衰退的人。另外，我也要感謝 Lance Kelly、Sho Okada、Bill Lipa、Scott Grant、Ryan Morishige、Ekta Agrawal、Jane Connelly、Lucy Kim、Melissa Manning、Gahren Markarian，以及 Apollo Health 的團隊成員，感謝他們在 ReCODE 療法演算法、編碼與報告中的傑出表現；感謝 Darrin Peterson 以及 LifeSeasons 的團隊；感謝 Taka Kondo 以及 Yamada Bee 團隊；也感謝 Hideyuki Tokigawa 以及他的紀錄片團隊。

若不是因為與我共事超過三十年的實驗室成員與同事，本書中所描述的成就，根本不可能成真。為了那些引人入勝的討論，許多白板會議，無數個小時的實驗，對重複再重複的實驗的耐心，以及對提高人類健康和知識的不懈奉獻，我感謝 Shahrooz Rabizadeh、Patrick Mehlen、Varghese John、Rammohan Rao、Patricia Spilman、Jesus Campagna、Rowena Abulencia、Kayvan Niazi、Litao Zhong、Alexei Kurakin、 Darci Kane、Karen Poksay、Clare Peters-Libeu、Veena Theendakara、Veronica Galvan、Molly Susag、Alex Matali， 和布萊迪森實驗室現役與過去的成員，美國加州巴克老化研究所（Buck Institute for Research on Aging）、加州大學舊金山分校、桑福德－伯納姆普利比斯醫學研究院（Sanford Burnham Prebys Medical Discovery Institute），以及加州大學洛杉磯分校的所有同事。

我要感謝 Shahrooz Rabizadeh、Patrick Mehlen、Michael Ellerby、David Greenberg、John Reed、Guy Salvesen、Tuck Finch、Nuria Assa-Munt、Kim 與 Rob Rosenstein、 Eric Tore 與 Carol Adolfson、Akane Yamaguchi、Judy 與 Paul Bernstein、Beverly 與 Roldan Boorman、Sandy 與 Harlan Kleiman、Philip Bredesen 和 Andrea Conte、 Deborah Freeman、Peter Logan、Sandi 與 Bill Nicholson、Mary McEachron、以及 Douglas Green 與我之間的友誼，以及多年來的溝通討論。

最後，我非常感謝與我共同撰寫此書的出色團隊：寫作與編輯的 Corey Powell 與 Robin Dennis；負責數據的 Joe LeMonnier；校正手稿的 Deirdre Moynihan；ParkFine 公司作家經紀人 John Maas 與 Celeste Fine；編輯 Caroline Sutton；發行人 Megan Newman，以及企鵝蘭登書屋的 Avery Books 書系出版社。

關於此書中所有註解，請前往 endofalzheimersprogram.com。

國家圖書館出版品預行編目 (CIP) 資料

阿茲海默症預防、逆轉全書：第一個擁有最多實證，能成功逆轉阿茲海默症，提高認知能力的整體療法 / 戴爾．布萊迪森 (Dale E. Bredesen) 著；王心宇譯．-- 二版．-- 新北市：如果出版：大雁出版基地發行，2024.11
面；　公分
ReCODE 療法終極版
譯　自：The end of Alzheimer's program : the first protocol to enhance cognition and reverse decline at any age.
ISBN 978-626-7498-39-2(平裝)
1.CST: 阿茲海默氏症

415.9341　　113014375

阿茲海默症預防、逆轉全書——

【ReCODE 療法終極版】擁有最多實證，能成功逆轉阿茲海默症，提高認知能力的整體療法

The End of Alzheimer's Program:
The First Protocol to Enhance Cognition and Reverse Decline at Any Age

作　　者——戴爾・布萊迪森（Dale E. Bredesen, MD）
譯　　者——王心宇
責任編輯——劉素芬、張海靜
封面設計——萬勝安
行銷業務——王綬晨、邱紹溢、劉文雅
行銷企劃——黃羿潔
副總編輯——張海靜
總 編 輯——王思迅
發 行 人——蘇拾平
出　　版——如果出版
發　　行——大雁出版基地
地　　址——231030 新北市新店區北新路三段 207-3 號 5 樓
電　　話——（02）8913-1005
傳　　真——（02）8913-1056
讀者傳真服務——（02）8913-1056
讀者服務信箱 E-mail——andbooks@andbooks.com.tw
劃撥帳號——19983379
戶　　名——大雁文化事業股份有限公司
出版日期——2024 年 11 月二版
定　　價——650 元
I S B N——978-626-7498-39-2

This edition published by arrangement with the Avery, an imprint of Penguin Publishing Group, a division of Penguin Random House LLC.

歡迎光臨大雁出版基地官網
www.andbooks.com.tw
訂閱電子報並填寫回函卡

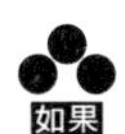